实用 汉日英 中医药词典

主　编　李国栋　李永安　范海翔

副主编　戴　敏　刘雨桐　王青瑛

编　委　（以姓氏汉语拼音为序）
戴　敏　范海翔　关铠含　侯　茜
李国栋　李珊珊　李永安　刘雨桐
牛晨雨　王　璐　王青瑛　朱　珊

人民卫生出版社
·北　京·

图书在版编目（CIP）数据

实用汉日英中医药词典 / 李国栋，李永安，范海翔
主编 . —北京：人民卫生出版社，2022.11
ISBN 978-7-117-33928-5

Ⅰ . ①实… Ⅱ . ①李…②李…③范… Ⅲ . ①中国医
药学－词典－汉、日、英 Ⅳ . ①R2-61

中国版本图书馆 CIP 数据核字（2022）第 202817 号

人卫智网	www.ipmph.com	医学教育、学术、考试、健康，购书智慧智能综合服务平台
人卫官网	www.pmph.com	人卫官方资讯发布平台

实用汉日英中医药词典
Shiyong Han-Ri-Ying Zhongyiyao Cidian

主　　编：李国栋　李永安　范海翔
出版发行：人民卫生出版社（中继线 010-59780011）
地　　址：北京市朝阳区潘家园南里 19 号
邮　　编：100021
E - mail：pmph @ pmph.com
购书热线：010-59787592　010-59787584　010-65264830
印　　刷：北京汇林印务有限公司
经　　销：新华书店
开　　本：710×1000　1/16　印张：31
字　　数：590 千字
版　　次：2022 年 11 月第 1 版
印　　次：2023 年 1 月第 1 次印刷
标准书号：ISBN 978-7-117-33928-5
定　　价：118.00 元
打击盗版举报电话：**010-59787491**　E-mail：**WQ @ pmph.com**
质量问题联系电话：**010-59787234**　E-mail：**zhiliang @ pmph.com**
数字融合服务电话：**4001118166**　E-mail：**zengzhi @ pmph.com**

前　言

　　中医药学包含着中华民族几千年的健康养生理念及其实践经验，是中华民族的伟大创造和中国古代科学的瑰宝。加强中医药文化传播，展示中医药文化魅力，是我们外语人应承担的责任和历史赋予的使命。为了进一步促进我国中医药文化的对外传播，加强国际交流，我们组织国内从事医学外语教学和研究的专家学者，经过三年的不懈努力，编写了《实用汉日英中医药词典》。

　　《实用汉日英中医药词典》共收录中医药词汇 1.3 万余条。词条的收录和翻译主要参考世界中医药学会联合会发布的《中医基本名词术语中英对照国际标准》、WHO 颁布的《传统医学名词术语国际对照标准》、《汉日医学大辞典》及其他多部汉英与汉日中医词典。

　　本词典采用汉、日、英三语种对照，为广大医学工作者提供了极大的便利。日语词条尽量采用直译的方法，避免了以往词典中释义冗长的现象。每个词条都标注了日语读音，方便读者使用。词典还附有"常用中药名""常用针灸穴位名"2 个附录，均为汉、日、英三语种对照的形式。

　　中医药词条、常用中药名、常用针灸穴位名由李永安编写整理。主编李国栋、李永安和范海翔负责词典的总体策划、编写分工、体例制定和统稿。副主编除承担自己的编写任务外，还协助主编统稿。编委按分工负责自己的编写任务。具体编写任务（按照汉语词条汉语拼音标注）分配如下：范海翔（黑龙江大学）（A～LENG）、关铠含（许昌学院）（LI～PEI）、侯茜（陕西中医药大学）（PI～RE）、李国栋（西安交通大学）（REN～SHI）、李珊珊（陕西中医药大学）（SHOU～TAI）、李永安（陕西中医药大学）（TAN～XIN）、刘雨桐（湖南大学）（XING～ZHENG）、牛晨雨（西安交通大学）（ZHI～ZUO）、王璐（中国医科大学）（附录 1 A～D）、王青瑛（陕西中医药大学）（附录 1 E～R）、朱珊（北京第二外国语学院）（附录 1 S～W）、戴敏（湖北民族大学）（附录 1 X～Z，附录 2）。

　　词典选词科学、实用，译词简洁、准确，对从事医学外语教学及研究、中医药翻译、医学外语考试等，都有一定的参考价值。

　　词典编写得到西安交通大学、陕西中医药大学、黑龙江大学、杏林大学（日本）、北京中医药大学、中国医科大学、广州中医药大学等十余所高等医学院校

专家的大力支持和帮助。杨思敏、尚童雨也为词典的编写提供了帮助，在此一并表示感谢！

　　由于编者水平有限，词典难免存在不当和错误之处，恳请广大读者批评指正，以便今后对词典进行修订完善。

编者

2022 年 10 月

目 录

汉日英中医常用词汇 ·· 1
A ··· 1
B ··· 3
C ·· 20
D ·· 34
E ·· 45
F ·· 48
G ·· 62
H ·· 77
J ·· 93
K ·· 111
L ·· 117
M ··· 131
N ··· 140
O ··· 148
P ··· 149
Q ··· 159
R ··· 176
S ··· 185
T ··· 221
W ·· 236
X ··· 252
Y ··· 280
Z ··· 294

附录 1 常用中药名 ·· 319
附录 2 常用针灸穴位名 ··· 475

汉日英中医常用词汇

A 阿

ā 阿

阿是穴　阿是穴（あぜけつ）　ashi point，tenderness point

AI 艾嗳

ài 艾嗳

艾卷灸　棒灸（ぼうきゅう）　moxibustion with the moxa roll，moxa roll moxibustion
艾条灸　棒灸（ぼうきゅう）　moxibustion with the moxa stick，moxa stick moxibustion
艾炷灸　ひねり灸（ひねりきゅう）　moxibustion with the moxa cone，moxa cone moxibustion
艾灼法　焦灼灸（しょうしゃくきゅう）　moxa cauterization
嗳气　嗳気（あいき）　belching

AN 安按暗

ān 安

安宫牛黄丸　安宫牛黄丸（あんきゅうごおうがん）　Calculus Bovis Resurrection Bolus

1

A

安蛔　安蛔（あんかい）　quietening ascaris, dispelling ascaris

安蛔止痛　安蛔止痛（あんかいしつう）　quieting ascaris to relieve pain

安神剂　安神剤（あんしんざい）　sedative; tranquilizing formula

安神丸　安神丸（あんしんがん）　Sedative Bolus/Pill

安神药　安神薬（あんしんやく）　tranquilizer, tranquilizing medicinal

安胎　安胎（あんたい）　calming fetus, preventing miscarriage

安胎药　安胎薬（あんたいやく）　medicinal for preventing miscarriage, miscarriage-preventing medicinal

àn 按暗

按法　按法（あんぽう）　pressing manipulation

按脉　按脈（あんみゃく）　pulse palpation, pulse-feeling, pulse-taking

按摩　按摩（あんま）　massage, tuina

按摩疗法　按摩療法（あんまりょうほう）　massotherapy, massage therapy

按压法　按圧法（あんあつほう）　pressure-massage, pressing manipulation

暗经　暗経（あんけい）　latent menstruation, invisible menstruation

AO 敖熬

áo 敖熬

敖氏伤寒金镜录　敖氏傷寒金鏡録（ごうししょうかんきんきょうろく）　*Ao's Golden Mirror of Exogenous Febrile Diseases*

熬　煎じる（せんじる）　boiling, decocting

B

BA 八拔

bā 八

八法　八法（はっぽう）　eight methods，eight therapeutic methods

八纲　八綱（はちこう）　eight principles，eight diagnostic principles

八纲辨证　八綱弁証（はちこうべんしょう）　eight-principle syndrome differentiation，eight-principle pattern identification

八会穴　八会穴（はちえけつ）　eight meeting points

八脉交会穴　八脈交会穴（はちみゃくこうえけつ）　confluence points of eight extraordinary meridians/channels，confluence points of the eight vessels

八仙长寿丸　八仙長寿丸（はっせんちょうじゅがん）　Eight-Immortal Longevity Bolus

八珍汤　八珍湯（はっちんとう）　Decoction of Eight Precious Ingredients

八正散　八正散（はちしょうさん）　Heat-Dispersing and Diuresis-Promoting Powder，Ba Zheng Powder

bá 拔

拔毒　拔毒（ばっどく）　drawing out toxin，extracting toxin

拔罐法　拔罐法（ばっかんほう）　cupping method

拔伸复位　拔伸復位（ばっしんふくい）　reduction by traction and counter-traction

拔伸牵引　拔伸牽引（ばっしんけんいん）　traction by pulling and extension，pulling-extension traction

BAI 白百柏败

bái 白

白缠喉　纏喉風（てんこうふう）　diphtheria

白虎加苍术汤　白虎加蒼朮湯（びゃっこかそうじゅつとう）　White Tiger Decoction with Rhizoma Atractylodis Macrocephalae

白虎加桂枝汤 白虎加桂枝湯（びゃっこかけいしとう） White Tiger Decoction with Ramulus Cinnamomi

白虎加人参汤 白虎加人参湯（びゃっこかにんじんとう） White Tiger Decoction with Radix et Rhizoma Ginseng

白虎汤 白虎湯（びゃっことう） White Tiger Decoction，Bai Hu Decoction

白虎摇头法 白虎揺頭法（びゃっこようとうほう） white-tiger-shaking-head method

白睛 白睛（はくせい） white of the eye

白睛红赤 白睛紅赤（はくせいこうせき） hyperemia of ocular conjunctiva

白睛混赤 白睛混赤（はくせいこんせき） turbid hyperemia of ocular conjunctiva

白睛青蓝 白睛青藍（はくせいせいらん） blue white of the eye，late-stage scleritis，bluish discoloration of sclera

白睛外膜 強膜（きょうまく） sclera

白睛溢血 白睛溢血（はくせいいっけつ） subconjunctival hemorrhage

白膜 白膜（はくまく） white membrane

白膜蔽睛 白膜蔽睛（はくまくへいせい） white membrane invading the eye

白膜侵睛 白膜侵睛（はくまくしんせい） white membrane invading the eye，invasion of white membrane into the cornea

白内障针拨术 白内障の鍼治療（はくないしょうのしんちりょう） cataractopiesis with the metal needle，the metal needle cataractopiesis

白眼 白目（しろめ） white of the eye；ocular dryness

白珠俱青 後期強膜炎（こうききょうまくえん） blue white of the eye，late-stage scleritis

白珠外膜 強膜（きょうまく） sclera

白痦 白い汗疹（しろいあせも） miliaria alba

bǎi 百柏

百病生于气 百病は皆気より生ず（ひゃくびょうはみなきよりしょうず） all diseases resulting from qi disorders，all diseases originating from qi disorders

百骸 百骸（ひゃくがい） skeleton

百合固金汤 百合固金湯（びゃくごうこきんとう） Bulbus Lilii Decoction for Strengthening the Lung，Bulbus Lilii Lung-Strengthening Decoction

百节 百節（ひゃくせつ） all joints of the body

百脉一宗 百脈一宗（ひゃくみゃくいっしゅう） all vessels originating from the same origin，all vessels originating from one origin

百日咳　百日咳（ひゃくにちぜき）　pertussis，whooping cough

柏子养心汤　柏子養心湯（はくしようしんとう）　Heart-Nourishing Decoction with Semen Platycladi，Semen Platycladi Heart-Nourishing Decoction

bài 败

败毒散　敗毒散（はいどくさん）　Antiphlogistic Powder，Toxin-Removing Powder

败血冲肺　敗血衝肺（はいけつしょうはい）　lochiostasis surging the lung，lochiostasis invading the lung

败血冲胃　敗血衝胃（はいけつしょうい）　lochiostasis surging the stomach，lochiostasis invading the stomach

败血冲心　敗血衝心（はいけつしょうしん）　lochiostasis surging the heart，lochiostasis invading the heart，lochiostasis attacking the heart

BAN 扳斑瘢半绊瓣

bān 扳斑瘢

扳法　扳法（はんぽう）　pulling manipulation

斑疹　斑疹（はんしん）　macula and papule，macula

瘢痕灸　瘢痕灸（はんこんきゅう）　scarring moxibustion

bàn 半绊瓣

半表半里证　半表半裏証（はんぴょうはんりしょう）　semi-exterior semi-interior syndrome/pattern，semi-exterior and semi-interior syndrome/pattern

半刺　半刺（はんし）　half needling，hemiacupuncture

半身多汗　半身多汗（はんしんたかん）　profuse hemihidrosis，hyperhemihidrosis

半身汗出　半身汗っかき（はんしんあせっかき）　hemilateral sweating，hemihidrosis，half-body sweating

半身无汗　半身無汗（はんしんむかん）　hemilateral anhidrosis，half-body absence of sweating

半身麻木　半身麻木（はんしんまもく）　hemianesthesia

半夏白术天麻汤　半夏白朮天麻湯（はんげびゃくじゅつてんまとう）　Decoction of Rhizoma Pinelliae，Rhizoma Atractylodis Macrocephalae and Rhizoma Gastrodiae

半夏厚朴汤　半夏厚朴湯（はんげこうぼくとう）　Decoction of Rhizoma Pinelliae and Cortex Magnoliae Officinalis

半夏泻心汤　半夏瀉心湯（はんげしゃしんとう）　Rhizoma Pinelliae Decoction for Purging Stomach Fire

绊舌　舌小帯短縮症（ぜつしょうたいたんしゅくしょう）　ankyloglossia

瓣晕苔　舌苔（ぜったい）　petalled coating

B

BANG 傍

bàng 傍

傍针刺　傍針刺（ぼうしんし）　straight and side needling，proximate needling

BAO 包胞保报抱豹暴

bāo 包胞

包煎　包煎（ほうせん）　wrap-boiling，decocting with medicinals wrapped

胞　胞（ほう）　uterus；placenta；urinary bladder；eyelid

胞痹　胞痺（ほうひ）　bladder impediment

胞宫　胞宮（ほうきゅう）　uterus with appendages，uterus

胞宫积热证　胞宮積熱証（ほうきゅうせきねつしょう）　syndrome/pattern of accumulated heat in the uterus，syndrome/pattern of heat accumulation in the uterus

胞宫湿热证　胞宮湿熱証（ほうきゅうしつねつしょう）　uterine dampness-heat syndrome/pattern，dampness-heat syndrome/pattern of the uterus

胞宫虚寒证　胞宮虚寒証（ほうきゅうきょかんしょう）　syndrome/pattern of deficiency-cold of the uterus，uterine deficiency-cold syndrome/pattern，deficiency-cold syndrome/pattern of the uterus

胞睑　胞瞼（ほうけん）　eyelid

胞漏　胞漏（ほうろう）　vaginal bleeding during pregnancy

胞轮震跳　胞輪震跳（ほうりんしんちょう）　twitching eyelid，blepharospasm

胞门　胞門（ほうもん）　cervical orifice；vaginal orifice

胞生痰核　胞生痰核（ほうせいたんかく）　phlegm node in the eyelid，phlegm node of the eyelid，chalazion

胞虚如球　胞虚如球（ほうきょじょきゅう）　ball-like swelling of the eyelid，non-inflammatory edema of the eyelid

胞衣　胞衣（ほうい）　placenta

胞衣不下　胞衣不下（ほういふげ）　retention of placenta

胞衣先破　前期破水（ぜんきはすい）　premature rupture of fetal membrane

胞肿　胞腫（ほうしゅ）　swelling of the eyelid

胞肿如桃　胞腫、桃の如し（ほうしゅ、もものごとし）　peach-like eyelid swelling，inflammatory edema of the eyelid，inflammatory swelling of the eyelid

胞阻　胞阻（ほうそ）　abdominal pain during pregnancy，uterine obstruction

bǎo 保

保和丸　保和丸（ほうわがん）　Bao He Digestion-Promoting Pill

保婴撮要　保嬰撮要（ほえいさつよう）　*Essentials for Infantile Care*

bào 报抱豹暴

报刺　報刺（ほうし）　successive trigger needling

抱轮红赤　抱輪紅赤（ほうりんこうせき）　ciliary hyperemia

抱头火丹　抱頭火丹（ほうとうかたん）　head erysipelas

豹文刺　豹文刺（ひょうもんし）　leopard-spot needling

暴崩下血　暴崩下血（ぼうほうげけつ）　sudden onset of metrorrhagia

暴赤生翳　露出性角膜炎（ろしゅつせいかくまくえん）　fulminant red eye with nebula，epidemic keratoconjunctivitis，acute conjunctivitis with nebula

暴赤眼后急生翳外障　露出性角膜炎（ろしゅつせいかくまくえん）　fulminant red eye with acute nebula，epidemic keratoconjunctivitis

暴喘　急性呼吸困难（きゅうせいこきゅうこんなん）　sudden dyspnea

暴发火眼　暴発火眼（ぼうはつかがん）　epidemic hemorrhagic conjunctivitis

暴风客热　暴風客熱（ぼうふうきゃくねつ）　fulminant wind and invading fever，sudden attack of wind-heat on the eye

暴厥　暴厥（ぼうけつ）　sudden syncope

暴聋　暴聾（ぼうろう）　sudden deafness

暴盲　暴盲（ぼうもう）　sudden blindness

暴仆　暴仆（ぼうふ）　sudden syncope

暴热　暴熱（ぼうねつ）　sudden attack of high fever

暴脱　暴脱（ぼうだつ）　sudden collapse

暴痫　暴癇（ぼうかん）　epilepsy with sudden onset

暴泻　暴瀉（ぼうしゃ）　fulminant diarrhea
暴注　暴注（ぼうちゅう）　acute diarrhea

B 　BEI 悲贝备背

bēi 悲

悲　悲（ひ）　sorrow
悲则气消　悲則気消（ひそくきしょう）　sorrow causing qi consumption

bèi 贝备背

贝母瓜蒌散　貝母栝楼散（ばいもかろさん）　Powder of Bulbus Fritillariae and Fructus Trichosanthis
备急千金要方　備急千金要方（びきゅうせんきんようほう）　*Essentially Treasured Prescriptions for Emergencies*
背法　背法（はいほう）　back-carrying manipulation，back-packing manipulation
背偻　背傴僂（せいうる）　kyphosis，hunchback
背痈　背癰（はいよう）　back carbuncle

BEN 奔贲本

bēn 奔贲

奔豚气　奔豚気（ほんとんき）　running-swine sensation
贲门　噴門（ふんもん）　cardia

běn 本

本草　本草（ほんぞう）　materia medica
本草备要　本草備要（ほんぞうびよう）　*Essentials of Herbology/Materia Medica*
本草从新　本草従新（ほんぞうじゅうしん）　*New Compilation of Herbology/Materia Medica*
本草纲目　本草綱目（ほんぞうこうもく）　*Compendium of Herbology/Materia Medica*
本草纲目拾遗　本草綱目拾遺（ほんぞうこうもくしゅうい）　*Supplement to the Compendium of Herbology/Materia Medica*

本草经集注　本草経集注（ほんぞうきょうしっちゅう）　*Variorum of Classic of Herbology/Materia Medica*

本草衍义　本草衍義（ほんぞうえんぎ）　*Amplified Herbology/Materia Medica*

本草学　本草学（ほんぞうがく）　materia medica，herbology

本寒标热　本寒標熱（ほんかんひょうねつ）　cold as the primary and heat as the secondary

本经配穴法　循経配穴法（じゅんけいはいけつほう）　point combination on the same meridian/channel，point combination of the same meridian

本经自病　正経自病（せいけいじびょう）　direct invasion of meridian/channel

本热标寒　本熱標寒（ほんねつひょうかん）　heat as the primary and cold as the secondary

本实标虚　本実標虚（ほんじつひょうきょ）　excess as the primary and deficiency as the secondary

本虚标实　本虚標実（ほんきょひょうじつ）　deficiency as the primary and excess as the secondary

BENG 崩

bēng 崩

崩漏　崩漏（ほうろう）　metrorrhagia and metrostaxis，flooding and spotting

崩中　崩中（ほうちゅう）　metrorrhagia，flooding

崩中漏下　崩中漏下（ほうちゅうろうか）　metrorrhagia and metrostaxis

BI 鼻闭草蓖痹呷碧蔽避髀臂

bí 鼻

鼻疮　鼻瘡（びそう）　nasal vestibulitis，nasal sore

鼻疔　鼻疔（びちょう）　nasal furuncle，nasal boil

鼻风　鼻風（びふう）　severe stuffy nose in infants，severe infantile stuffy nose

鼻疳　鼻疳（びかん）　nasal vestibulitis，nasal sore

鼻疳疮　鼻疳瘡（びかんそう）　nasal vestibulitis

鼻槁　鼻槁（びこう）　atrophic rhinitis

鼻鼾　鼾（いびき）　snoring

鼻洪　鼻洪（びこう）　profuse nasal bleeding

鼻漏　鼻漏（びろう）　nasal fistula

鼻苗　鼻苗（びびょう）　nose vaccination

鼻衄　鼻衄（はなじく）　epistaxis，nosebleed，rhinorrhagia

鼻鼽　鼻鼽（びきゅう）　allergic rhinitis

鼻塞　鼻塞（びそく）　nasal congestion，nasal obstruction

鼻塞灼热　鼻塞灼熱（びそくしゃくねつ）　obstruction and burning sensation of nose

鼻痠　鼻痠（びさん）　irritating sensation of nose

鼻隧　鼻隧（びずい）　nasal passage

鼻息肉　鼻茸（はなたけ）　nasal polyp

鼻翼　鼻翼（びよく）　wing of nose

鼻翼扇动　鼻翼呼吸（びよくこきゅう）　flaring of nares

鼻渊　鼻渊（びえん）　sinusitis

鼻针　鼻針（びしん）　nose acupuncture，rhino-acupuncture

鼻针疗法　鼻針療法（びしんりょうほう）　nose acupuncture therapy

鼻针麻醉　鼻針麻酔（びしんますい）　nose acupuncture anesthesia

鼻痔　鼻痔（びじ）　nasal polyp

鼻窒　鼻窒（びちつ）　stuffy nose，nasal obstruction，nasal congestion

bì 闭萆蓖痹睥碧蔽避髀臂

闭藏　閉蔵（へいぞう）　hiding and storing

闭合性损伤　非開放性損傷（ひかいほうせいそんしょう）　closed injury

闭经　閉経（へいけい）　amenorrhea

闭癃　癃閉（りゅうへい）　dysuria

萆薢分清饮　萆薢分清飲（ひかいぶんせいいん）　Decoction of Rhizoma Dioscoreae Septemlobae for Clearing Turbid Urine

蓖麻子灸　蓖麻子灸（ひましきゅう）　castor seed moxibustion

痹　痺（ひ）　bi-syndrome；arthralgia；obstruction

痹病　痺病（ひびょう）　impediment disease；arthralgia

痹气　痺気（ひき）　qi stagnation

睥翻粘睑　睥翻粘瞼（へいはんねんけん）　ectropion

睥肉粘轮　睥肉粘輪（へいにくねんりん）　symblepharon

睥生痰核　睥生痰核（へいせいたんかく）　chalazion

睥虚如球　睥虚如球（へいきょじょきゅう）　swelling of the eyelid

碧玉散　碧玉散（へきぎょくさん）　Jasper Jade Powder

蔽心骨　剣状突起（けんじょうとっき）　xiphoid

蔽心骨伤　剣状突起の損傷（けんじょうとっきのそんしょう）　injury of xiphoid

避年　年次月経（ねんじげっけい）　annual menstruation

髀　髀（ひ）　thigh; upper half of thigh

髀骨　髀骨（ひこつ）　femur

髀关　髀関（ひかん）　anterior upper portion of thigh

臂丛神经损伤　腕神経叢損傷（わんしんけいそうそんしょう）　brachial plexus nerve injury

臂骨伤　臂骨傷（ひこつしょう）　fracture of ulna and radius

臂内廉　臂内廉（ひないれん）　medial margin of upper limb

臂痈　臂癰（ひよう）　pyogenic infection of the arm

BIAN 边砭扁变便辨

biān 边砭

边头风　片頭痛（へんずつう）　migraine, hemicrania

砭刺　砭刺（へんし）　stone needling, stone needle therapy

砭镰法　砭鎌法（へんれんほう）　stone needle therapy

砭石　石針（いしはり）　healing stone, stone needle

biǎn 扁

扁瘊　扁平疣贅（へんぺいゆうぜい）　flat wart, verruca plana

biàn 变便辨

变瘫　痙攣後の麻痺（けいれんごのまひ）　paralysis following convulsion

变痫　痙攣後の癲癇（けいれんごのてんかん）　epilepsy following convulsion

变喑　痙攣後の失声（けいれんごのしっせい）　aphonia following convulsion

变证　変証（へんしょう）　deteriorated syndrome/pattern

便秘　便秘（べんぴ）　constipation, dry stool

便脓血　便膿血（べんのうけつ）　purulent bloody stool, stool with pus and blood

便溏　軟便（なんべん）　loose stool, sloppy stool

便血　血便（けつべん）　bloody stool, hematochezia

B

辨络脉　辨絡脈（べんらくみゃく）　observation on superficial venule

辨证论治　弁証論治（べんしょうろんち）　syndrome differentiation/pattern identification and treatment, syndrome/pattern differentiation for treatment, treatment with syndrome differentiation

辨证求因　弁証求因（べんしょうきゅういん）　syndrome differentiation/pattern identification to determine disease causes, syndrome differentiation/pattern identification for determination of disease causes

辨证取穴　弁証取穴（べんしょうしゅけつ）　point selection based on syndrome differentiation/pattern identification

BIAO 标瘭表

biāo 标瘭

标　標（ひょう）　the incidental, the secondary

标本　標本（ひょうほん）　the secondary and the primary, the incidental and the fundamental

标本同治　標本同治（ひょうほんどうち）　treating the primary and secondary aspects of disease at the same time

瘭疽　瘭疽（ひょうそ）　panaris, whitlow, felon

biǎo 表

表寒　表寒（ひょうかん）　exterior cold

表寒里热　表寒裏熱（ひょうかんりねつ）　exterior cold and interior heat, exterior cold with interior heat

表寒里热证　表寒裏熱証（ひょうかんりねつしょう）　syndrome/pattern of exterior cold and interior heat, syndrome/pattern of exterior cold with interior heat

表寒证　表寒証（ひょうかんしょう）　exterior cold syndrome/pattern

表里辨证　表裏弁証（ひょうりべんしょう）　exterior-interior syndrome differentiation/pattern identification

表里配穴法　表裏配穴法（ひょうりはいけつほう）　exterior-interior point combination/selection

表里俱寒　表裏俱寒（ひょうりぐかん）　dual exterior and interior cold, cold in both exterior and interior

表里俱寒证　表裏俱寒証（ひょうりぐかんしょう）　syndrome/pattern of both

exterior and interior cold

表里俱热　表裏倶熱（ひょうりぐねつ）　dual exterior and interior heat，heat in both exterior and interior

表里俱热证　表裏倶熱証（ひょうりぐねつしょう）　syndrome/pattern of both exterior and interior heat

表里俱实　表裏倶実（ひょうりぐじつ）　excess in both the exterior and interior，dual excess of the exterior and interior

表里俱实证　表裏倶実証（ひょうりぐじつしょう）　syndrome/pattern of both exterior and interior excess

表里俱虚　表裏倶虚（ひょうりぐきょ）　deficiency of both exterior and interior，dual deficiency of the exterior and interior

表里俱虚证　表裏倶虚証（ひょうりぐきょしょう）　syndrome/pattern of both exterior and interior deficiency

表里配穴法　表裏配穴法（ひょうりはいけつほう）　exterior-interior acupoint pairing

表里双解　表裏双解（ひょうりそうかい）　relieving both interior and exterior syndromes/patterns

表里双解剂　表裏双解剤（ひょうりそうかいざい）　exterior-interior dually releasing formula，exterior-interior releasing formula

表里同病　表裏同病（ひょうりどうびょう）　disease involving both exterior and interior，dual disease of the exterior and interior

表气不固　衛気不固（えいきふこ）　insecurity of exterior qi，unconsolidation of exterior qi

表热　表熱（ひょうねつ）　exterior heat

表热里寒　表熱裏寒（ひょうねつりかん）　exterior heat and interior cold，exterior heat with interior cold

表热里寒证　表熱裏寒証（ひょうねつりかんしょう）　syndrome/pattern of exterior heat and interior cold，syndrome/pattern of exterior heat with interior cold

表热证　表熱証（ひょうねつしょう）　exterior heat syndrome/pattern

表实　表実（ひょうじつ）　exterior excess，exterior sthenia

表实里虚　表実裏虚（ひょうじつりきょ）　exterior excess and interior deficiency，exterior sthenia with interior asthenia

表实里虚证　表実裏虚証（ひょうじつりきょしょう）　syndrome/pattern of exterior excess and interior deficiency，syndrome/pattern of exterior sthenia with interior asthenia

表实证 表実証（ひょうじつしょう） exterior excess syndrome/pattern，exterior sthenia syndrome/pattern

表邪 表邪（ひょうじゃ） exterior pathogen，exogenous pathogenic factor

表邪内陷 表邪内陥（ひょうじゃくないかん） inward invasion of exterior pathogen

表邪入里 表邪入裏（ひょうじゃにゅうり） inward penetration of exterior pathogen，exterior pathogen entering the interior

表虚 表虚（ひょうきょ） exterior deficiency，exterior asthenia

表虚里实 表虚里実（ひょうきょりじつ） exterior deficiency and interior excess，exterior asthenia with interior sthenia

表虚里实证 表虚里実証（ひょうきょりじつしょう） syndrome/pattern of exterior deficiency and interior excess，syndrome/pattern of exterior asthenia with interior sthenia

表虚证 表虚証（ひょうきょしょう） exterior deficiency syndrome/pattern，exterior asthenia syndrome/pattern

表疹发疱 表疹発疱（ひょうしんはっぽう） promoting eruption and vesiculation

表证 表証（ひょうしょう） exterior syndrome/pattern

BIE 憋别

biē 憋

鳖甲煎丸 鼈甲煎丸（べっこうせんがん） Turtle-Shell Bolus，Bolus of Prepared Carapace Trionycis

bié 别

别异比类 類推法（るいすいほう） analogy

别煮 別煮（べつせん） separately decocted，separate decoction

BIN 濒

bīn 濒

濒湖脉学 頻湖脈学（ひんこみゃくがく） *Bin Hu's Pulsology*

BING 并病

bìng 并病

B

并病　併病（へいびょう）　overlap of diseases

并月　併月（へいげつ）　bimonthly menstruation

病发于阳　病発于陽（びょうはつうよう）　disease arising from yang, disease originating from yang

病发于阴　病発于陰（びょうはつういん）　disease arising from yin, disease originating from yin

病后多眠　病後多眠（びょうごたみん）　sleepiness during convalescence

病候　病状（びょうじょう）および症状（しょうじょう）　symptoms and signs, manifestations of disease

病缓起　病緩起（びょうかんき）　gradual onset of disease

病机　病機（びょうき）　mechanism of disease, pathogenesis

病机十九条　病機十九条（びょうきじゅうくじょう）　nineteen items of pathogenesis

病机学说　病機学説（びょうきがくせつ）　theory of mechanism of disease, theory of pathogenesis

病脉　病脈（びょうみゃく）　abnormal pulse, morbid pulse

病入膏肓　病入膏肓（びょうにゅうこうこう）　critical disease

病色　病色（びょうしょく）　morbid complexion

病色相克　病色交錯（びょういろこうさく）　restraint between disease and complexion

病势　病勢（びょうせい）　tendency of disease, development of disease

病位　病位（びょうい）　location of disease

病性　病症（びょうしょう）　nature of disease

病因　病因（びょういん）　disease cause, cause of disease

病因辨证　病因弁証（びょういんべんしょう）　disease cause syndrome differentiation, disease cause pattern identification

病因学说　病因学（びょういんがく）　disease cause theory, etiology, theory of causes of disease

病骤起　病骤起（びょうしゅうき）　sudden onset of disease

病状　病状（びょうじょう）　condition of disease

BO 拨剥帛薄

bō 拨剥

拨法 撥法（はつほう）　kneading method
剥苔 剥苔（はくたい）　peeling coating

bó 帛薄

帛片包缚 絹貼付剤（きぬちょうふざい）　binding with broad bandage
薄白苔 薄白苔（はくはくたい）　thin and whitish fur
薄黄苔 薄黄苔（はくおうたい）　thin and yellowish fur
薄厥 薄厥（はくけつ）　emotional syncope, flopping syncope
薄苔 薄苔（はくたい）　thin coating, thin fur
薄贴 薄貼（はくちょう）　plaster

BU 补哺不布

bǔ 补哺

补法 補法（ほほう）　tonifying method, tonification
补肺 補肺（ほはい）　tonifying the lung
补肺阿胶汤 補肺阿膠湯（ほはいあきょうとう）　Colla Corii Asini Decoction for Tonifying the Lung, Donkey Hide Gelatin Lung-Tonifying Decoction
补肺固卫 補肺固衛（ほはいこえい）　tonifying the lung to consolidate defensive qi
补肺益气 補肺益気（ほはいえっき）　tonifying the lung and replenishing qi, tonifying the lung to replenish qi
补肺止咳 補肺止咳（ほはいしがい）　tonifying the lung and relieving cough
补肝肾 補肝腎（ほかんじん）　tonifying the liver and kidney
补肝阴 補肝虚（ほかんきょ）　tonifying the liver yin
补火助阳 補火助陽（ほかじょよう）　tonifying fire and assisting yang; tonifying fire to assist yang
补剂 補剤（ほざい）　tonic formula, warm-tonifying formula; tonic
补母泻子法 補母瀉子法（ほぼしゃこほう）　mother-tonifying and child-reducing method, mother-supplementing and child-draining method

补脑肾　補脳腎（ほのうじん）　tonifying the brain and kidney

补脾摄血　補脾摂血（ほひせっけつ）　tonifying the spleen to contain blood

补脾胃　補脾胃（ほひい）　tonifying the spleen and stomach

补脾益肺　補脾益肺（ほひえきはい）　tonifying the spleen to benefit the lung

B

补脾益气　補脾益気（ほひえきき）　tonifying the spleen to replenish qi

补气　補気（ほき）　tonifying qi

补气安神　補気安神（ほきあんしん）　invigorating qi and tranquilizing the mind

补气固表　補気固表（ほきこひょう）　invigorating qi and strengthening the exterior

补气健脾　補気健脾（ほきけんぴ）　tonifying qi and invigorating the spleen; tonifying qi to invigorate the spleen

补气摄血　補気摂血（ほきせっけつ）　tonifying qi and controlling blood; tonifying qi to control blood

补气生血　補気生血（ほきせいけつ）　tonifying qi and generating blood; tonifying qi to engender blood

补气药　補気薬（ほきやく）　qi tonic, qi-tonifying medicinal

补肾安神　補腎安神（ほじんあんしん）　tonifying the kidney to relieve mental strain

补肾固精　補腎固精（ほじんこせい）　tonifying the kidney to arrest spontaneous emission

补肾健骨　補腎健骨（ほじんけんこつ）　tonifying the kidney to strengthen the bone

补肾阳药　補腎陽薬（ほじんようやく）　kidney-yang tonic, kidney yang-tonifying medicinal

补肾止血　補腎止血（ほじんしけつ）　tonifying the kidney and arresting hemorrhage

补肾助阳　補腎助陽（ほじんじょよう）　tonifying the kidney to support yang

补肾滋阴　補腎滋陰（ほじんじいん）　tonifying the kidney to replenish yin

补土派　補土派（ほとは）　school of strengthening earth, earth-strengthening school, spleen-enhancing school

补泻　補瀉（ほしゃ）　reinforcing-reducing method

补虚固表　補虚固表（ほきょこひょう）　relieving deficiency syndrome and strengthening exterior

补虚固涩　補虚固渋（ほきょこじゅう）　curing deficiency and arresting discharge; curing deficiency to arrest discharge

补虚平喘　補虚平喘（ほきょへいぜん）　relieving deficiency to calm panting

17

B

补虚药　補虚薬（ほきょやく）　tonic, tonifying medicinal

补血　補血（ほけつ）　tonifying blood

补血安胎　補血安胎（ほけつあんたい）　tonifying blood to prevent miscarriage

补血养肝　増血養肝（ぞうけつようかん）　tonifying blood and nourishing the liver; tonifying blood to nourish the liver

补血养心　増血養心（ぞうけつようしん）　tonifying blood and nourishing the heart, tonifying blood to nourish the heart

补血药　補血薬（ほけつやく）　blood tonic, blood-tonifying medicinal

补血止血　補血止血（ほけつしけつ）　tonifying blood and arresting bleeding

补阳　補陽（ほよう）　tonifying yang

补阳还五汤　補陽還五湯（ほようかんごとう）　Yang-Strengthening Recuperation Decoction

补阳药　補陽薬（ほようやく）　yang tonic, yang tonifying medicinal

补养剂　補養剤（ほようざい）　tonifying formula

补养气血　補養気血（ほようきけつ）　tonifying and nourishing qi and blood

补养心气　補養心気（ほようしんき）　tonifying qi and nourishing the heart

补养药　補養薬（ほようやく）　tonic, tonifying medicinal

补益法　補益法（ほえきほう）　tonifying therapy

补益肺气　補益肺気（ほえきはいき）　invigorating lung qi

补益肝肾　補益肝腎（ほえきかんじん）　tonifying the liver and kidney

补益剂　補益剤（ほえきざい）　tonifying formula, tonifying and replenishing formula; tonic

补益心脾　補益心脾（ほえきしんひ）　tonifying and replenishing the heart and spleen

补益药　補益薬（ほえきやく）　tonic, tonifying medicinal, tonifying and replenishing medicinal

补阴　補陰（ほかげ）　tonifying yin

补阴药　補陰薬（ほかげやく）　yin tonic, yin-tonifying medicinal

补元气　補元気（ほげんき）　invigorating primordial qi

补中　補中（ほちゅう）　strengthening the middle energizer, strengthening the spleen and stomach

补中益气　補中益気（ほちゅうえっき）　tonifying the middle and replenishing qi

补中益气汤　補中益氣湯（ほちゅうえっきとう）　Decoction for Strengthening Middle Energizer and Replenishing Qi

哺露　哺露（ほろ）　infantile cyclic vomiting

哺露疳　哺露疳（ほろかん）　severe infantile malnutrition due to dyspepsia

哺乳疳　哺乳疳（ほにゅうかん）　lactational malnutrition

bù 不布

不辨香臭　嗅覚障害（きゅうかくしょうがい）　anosmia

不传　不伝（ふでん）　non-transmission

不得前后　排尿排便障害（はいにょうはいべんしょうがい）　dysuria and consti-
pation，incontinence of urination and defecation

不得偃卧　偃卧を得ざる（えんがをえざる）　inability to lie flat, prostrate inability

不服水土肿　水土に服せず腫す（すいどにふくせずはなす）　edema due to
unacclimatization

不更衣　便秘（べんぴ）　constipation

不换金正气散　不換金正気散（ふかんきんしょうきさん）　Priceless Health-Re-
storing Powder

不拘时服　時に拘ることなしに服す（ときにかかわることなしにふくす）
taken at any time

不寐　不寐（ふび）　insomnia

不乳　不乳（ふにゅう）　inability to suck milk, milk-sucking inability

不时泪溢　流涙症（りゅうるいしょう）　epiphora

不食　不食（ふしょく）　anorexia

不省人事　人事不省（じんじふせい）　unconsciousness

不欲食　食欲不振（しょくよくふしん）　anorexia

不孕　不孕（ふよう）　sterility/ infertility

不治之症　不治の病（ふじのやまい）　incurable disease, fatal disease

布托牵引　布で引っ張る治療法（ぬのでひっぱるちりょうほう）　cloth-wrap-
ping traction

布指　布指（ふし）　finger positioning

C

C

CA 擦

cā 擦

擦法　擦法（さつほう）　scrubbing manipulation
擦剂　擦剤（さつざい）　liniment
擦伤　擦傷（さっしょう）　abrasion

CAI 踩

cǎi 踩

踩跷法　踩蹻法（さいきょうほう）　treading manipulation

CAN 参蚕

cān 参

参伍　参伍（さんご）　synthetic analysis
参伍不调　参伍不調（さんごふちょう）　irregular pulse

cán 蚕

蚕矢汤　蚕矢湯（さんしとう）　Feculae Bombycis Decoction

CANG 仓苍藏

cāng 仓苍

仓廪之官　倉廩の官（そうりんのかん）　barn organ, stomach
苍耳子散　蒼耳子散（そうじしさん）　Fructus Xanthii Powder
苍龙摆尾法　蒼龍擺尾法（そうりゅうはいびほう）　green-dragon-shaking-tail method

cáng 藏

藏而不泄 蔵して瀉さない（ぞうしてしゃさない） storing but not discharging, storage without discharge

CAO 操糙嘈槽草

cāo 操糙

操纵 操縦（そうじゅう） technique of pulse-feeling, pulse-feeling technique
糙苔 糙苔（ぞうたい） rough coating, rough fur

cáo 嘈槽

嘈杂 嘈雑（そうざつ） epigastric upset, gastric upset
槽牙 臼歯（きゅうし） premolar tooth, bicuspid tooth

cǎo 草

草药医生 薬草師（やくそうし） herbalist

CHA 叉插茶搽察

chā 叉插

叉喉风 叉喉風（さこうふう） laryngeal wind obstruction
插药 挿薬（そうやく） medicated strip insertion
插针 挿針（そうしん） inserting the needle, insertion of the needle

chá 茶搽察

茶剂 茶剤（ちゃざい） medicated tea, medicinal tea
搽药 搽薬（ちゃやく） applying ointment/lotion
察病指南 察病指南（さつびょうしなん） *A Guide to Diagnosis of Diseases*
察目 察目（さつもく） observation of eyes

CHAI 柴

chái 柴

柴葛解肌汤 柴葛解肌湯（さいかつげきとう）　Decoction of Radix Bupleuri and Radix Puerariae for Dispelling Pathogenic Factors from Muscle

柴胡达原饮 柴胡達原飲（さいこたつげんいん）　Radix Bupleuri Decoction for Eliminating Phlegm-Dampness

柴平汤 柴平湯（さいへいとう）　Minor Radix Bupleuri Decoction in Combination with Stomach-Regulating Powder

CHAN 掺缠产颤

chān 掺

掺药 掺薬（さんやく）　medicinal powder

掺药法 掺薬法（さんやくほう）　dusting medicinal powder

chán 缠

缠缚疗法 包帯療法（ほうたいりょうほう）　bandaging therapy

缠喉风 纏喉風（てんこうふう）　entwining throat wind, throat-entwining wind

缠腰火丹 纏腰火丹（てんようかたん）　herpes zoster

缠扎法 結紮法（けっさつほう）　ligation

chǎn 产

产后病 産後病（さんごびょう）　postpartum disease

产后三病 産後三病（さんごさんびょう）　three postpartum diseases

产后三冲 産後三衝（さんごさんしょう）　three severe postpartum disorders, three postpartum crises

产后三急 産後三急（さんごさんきゅう）　three postpartum crises, three postpartum emergencies

产后三禁 産後三禁（さんごさんきん）　three postpartum contraindications

产后三审 産後三審（さんごさんしん）　three postpartum inspections

产后三脱 産後三脱（さんごさんだつ）　three kinds of postpartum symptoms of exhaustion

产后身痛　産後身体痛（さんごしんたいつう）　postpartum body pain

产后血崩　産後血崩（さんごけっぽう）　postpartum metrorrhagia

产后血晕　産後血暈（さんごけつうん）　postpartum fainting due to hemorrhage

产后郁冒　産後鬱冒（さんごうつぼう）　postpartum depression and dizziness，postpartum fainting

产后中风　産後中風（さんごちゅうふう）　postpartum apoplectoid attack

产门　産門（さんもん）　vaginal orifice，vagina

产难　難産（なんざん）　difficult delivery，dystocia

产褥　産褥（さんじょく）　puerperium

产育　産育（さんいく）　delivery and feeding of infant

chàn 颤

颤动舌　顫動舌（せんどうぜつ）　trembling tongue

颤震　振戦（しんせん）　tremor

CHANG 长肠常

cháng 长肠常

长脉　長脈（ちょうみゃく）　long pulse

肠痹　腸痹（ちょうひ）　intestine impediment，intestinal impediment

肠道湿热证　腸道湿熱証（ちょうどうしつねつしょう）　intestinal dampness-heat syndrome/pattern

肠风　腸風（ちょうふう）　bloody defecation，bloody stool

肠垢　腸管の垢（ちょうかんのあか）　putrid stool

肠鸣　腸鳴（ちょうめい）　borborygmus

肠澼　腸澼（ちょうへき）　dysentery，hemafecia

肠热腑实证　腸熱腑実証（ちょうねつふじつしょう）　syndrome/pattern of intestinal heat and fu-organ excess，syndrome/pattern of intestinal heat and bowel excess，syndrome/pattern of intestinal heat and fu-organ sthenia

肠覃　腸覃（ちょうたん）　lower abdominal lump in woman，ovarian cyst

肠痈　腸癰（ちょうよう）　acute appendicitis；periappendicular abscess

肠燥津亏证　腸燥津虧證（ちょうそうしんきしょう）　syndrome/pattern of intestinal dryness and fluid consumption，syndrome/pattern of intestinal dryness and fluid deficiency

常毒　常毒（じょうどく）　medicinal with little toxicity

CHAO 潮炒

C

cháo 潮炒

潮热　潮熱（ちょうねつ）　tidal fever, hectic fever
炒黄　炒黄（しゃおう）　stir-frying to yellow
炒焦　炒焦（しゃしょう）　stir-frying to brown
炒炭　炒炭（しゃたん）　stir-frying to scorch

CHE 掣

chè 掣

掣痛　掣痛（せいつう）　pulling pain

CHEN 臣沉

chén 臣沉

臣药　臣薬（しんやく）　minister medicinal, minister drug, adjuvant medicinal
沉脉　沈脈（ちんみゃく）　deep pulse

CHENG 成

chéng 成

成方　成方（せいほう）　set prescription
成方加减法　成方加減法（せいほうかげんほう）　method of modifying a set prescription, set prescription modification
成方切用　成方切用（せいほうせつよう）　*Practical Conventional Formulary*
成骨不全　骨形成不全症（こつけいせいふぜんしょう）　myeloplastic malacia, osteogenesis imperfecta

CHI 眵痴迟持尺齿赤瘛

chī 眵痴

眵　眵（し）　ophthalmic gum，eye discharge
眵干涩痒　眵乾渋癢（しかんじゅうよう）　itch with caked secretion in the eye
眵泪　眵涙（しるい）　eye secretion and tears
眵泪胶黏　眵涙膠粘（しるいこうねん）　tears with mucopurulent secretion
痴呆　痴呆（ちほう）　dementia，weak-mindedness

chí 迟持

迟脉　遅脈（ちみゃく）　slow pulse
持续劳损　持続的な損傷（じぞくてきなそんしょう）　persistent strain
持续痛　持続的な痛み（じぞくてきないたみ）　persistent pain

chǐ 尺齿

尺脉　尺脈（しゃくみゃく）　*chi* pulse
尺神经损伤　尺骨神経損傷（しゃっこつしんけいそんしょう）　ulnar nerve
　　injury
齿迟　歯遅（しち）　retardation in dentition
齿槁　歯槁（しこう）　lusterlessness of tooth
齿更　歯更（しこう）　dental transition
齿痕舌　歯痕舌（しこんぜつ）　teeth-marked tongue
齿焦　歯焦（ししょう）　severe dryness of tooth
齿落　歯落（しらく）　dedentition，shedding of tooth
齿衄　歯衄（しじく）　gum bleeding
齿龋　龋歯（うし）　dental caries
齿龈结瓣　歯龈結瓣（しぎんけっべん）　petaloid gum
齿龈宣露　歯肉退縮（しにくたいしゅく）　gingival atrophy

chì 赤瘛

赤白带下　赤白帯下（せきはくたいげ）　leukorrhagia with reddish discharge
赤白肉际　赤白肉際（せきはくにくさい）　red-white boundary of the hand/ foot
赤白游风　赤白游風（せきはくゆうふう）　red and white wandering wind，
　　angioneurotic edema

C

赤白浊　赤白濁（せきはくだく）　reddish and whitish turbid urine

赤崩　赤崩（せきほう）　metrorrhagia with deep red blood

赤带　赤帯（せきたい）　leukorrhagia with bloody discharge

赤痘　面皰（にきび）　red chickenpox

赤痢　赤痢（せきり）　dysentery with bloody stool

赤脉传睛　赤脉伝睛（せきみゃくでんせい）　red vessels crossing white eye，angular conjunctivitis

赤脉贯睛　赤脉貫睛（せきみゃくかんせい）　red vessels crossing white eye，angular conjunctivitis

赤脉贯目　赤脉貫目（せきみゃくかんもく）　red vessels crossing white eye，angular conjunctivitis

赤脉下垂　赤脉下垂（せきみゃくかすい）　drooping pannus，trachomatous pannus

赤膜　赤膜（せきまく）　red membrane

赤膜下垂　赤膜下垂（せきまくかすい）　drooping pannus，trachomatous pannus

赤石脂禹余粮汤　赤石脂禹餘糧湯（せきせきしうよりょうとう）　Decoction of Halloysitum and Limonitum

赤小豆当归散　赤小豆當歸散（しゃくしょうずとうきさん）　Powder of Semen Phaseoli and Radix Angelicae Sinensis

赤游丹　赤游丹（せきゆうたん）　wandering erysipelas

赤浊　赤濁（せきだく）　red turbid urine，dark cloudy urine

瘈疭　瘈疭（けいしょう）　convulsion

CHONG 冲虫重

chōng 冲

冲风泪出　衝風涙出（しょうふうるいしゅつ）　wind-induced epiphora

冲服　衝服（ちょうふく）　taking infused，taking drenched

冲剂　衝服剤（ちょうふくざい）　infusion granule，soluble granule

冲脉者经脉之海　衝脉は十二経の海（しょうみゃくはじゅうにきょうのうみ）　thoroughfare vessel being sea of meridians/channels，thoroughfare vessel as sea of meridians/channels

冲任不固证　衝任不固（しょうにんふこ）　syndrome/pattern of insecurity of thoroughfare and conception vessels，syndrome/pattern of unconsolidation of thoroughfare and conception vessels

冲任失调证　衝任失調（しょうにんしっちょう）　syndrome/pattern of dishar-
mony of thoroughfare and conception vessels

冲任损伤　衝任損傷（しょうにんそんしょう）　damage to thoroughfare and
conception vessels，impairment of thoroughfare and conception vessels

冲洗法　洗い方（あらいかた）　irrigation，douche，rinsing

chóng 虫重

虫积肠道证　虫積腸道証（ちゅうしゃくちょうどうしょう）　intestinal worm
accumulation syndrome/pattern，syndrome/pattern of worm accumulation in the
intestine

虫积腹痛　虫積腹痛（ちゅうしゃくふくつう）　abdominal pain due to enterosite

虫积化疳证　虫積化疳証（ちゅうしゃくかかんしょう）　syndrome/pattern of
worm accumulation and malnutrition，syndrome/pattern of worm accumulation
with malnutrition

虫积证　虫積証（ちゅうしゃくしょう）　worm accumulation syndrome/pattern

虫痫　虫癇（ちゅうかん）　parasitogenic epilepsy

重寒伤肺　重寒傷肺（じゅうかんしょうはい）　double cold damaging the lung

重舌　重舌（じゅうぜつ）　sublingual swelling

重言　重言（じゅうげん）　stuttering

CHOU 抽

chōu 抽

抽搐　抽搐（ちゅうちく）　convulsion

抽气罐　吸い玉（すいだま）　suction cup

抽气罐法　吸い玉療法（すいだまりょうほう）　suction cupping

CHU 出初除畜搐触

chū 出初

出针法　出針法（しゅつしんほう）　needle-withdrawing method，needle withdrawal
method

初生不尿　初生不尿（しょせいふにょう）　anuria in newborns

初生不乳　初生不乳（しょせいふにゅう）　milk-sucking inability in newborns

初生不啼　初生不啼（しょせいふてい）　asphyxia neonatorum

初生目烂　初生目爛（しょせいもくらん）　tarsitis in newborns

初生乳核　初生乳核（しょせいにゅうかく）　mastoplasia in newborns

C

chú 除

除湿散满　除湿散満（じょしつさんまん）　removing dampness and relieving abdominal fullness

除湿止痒　除湿止痒（じょしつしよう）　removing dampness to relieve itching

除痰剂　去痰剤（きょたんざい）　phlegm-eliminating formula, phlegm-dispelling formula; emetic

chù 畜搐触

畜门　畜門（ちくもん）　nostril

搐搦　搐搦（ちくごき）　convulsion

触摸法　触摸法（しょくもほう）　digital palpation

CHUAN 穿传

chuān 穿

穿拐痰　穿拐痰（せんかいたん）　tuberculous arthritis of ankle joint

穿踝疽　穿踝疽（せんかそ）　ankle joint fistula

穿腮毒　穿腮毒（せんさいどく）　maxillary osteomyelitis

穿腮发　穿腮発（せんさいはつ）　maxillary osteomyelitis

穿伤　穿傷（せんしょう）　perforating wound

穿臀漏　穿臀漏（せんでんろう）　multiple anal fistula

chuán 传

传变　伝変（でんへん）　transmission and change, transmission and transformation

传导之官　伝導之官（でんどうのかん）　officer in charge of transportation, large intestine

传化　伝化（でんか）　transmission and transformation

传化之腑　伝化之腑（でんかのふ）　house of transportation and transformation （referring to stomach, large intestine, small intestine, triple energizer and bladder）

传染　伝染（でんせん）　infection

CHUANG 疮

chuāng 疮

C

疮　瘡（そう）　sore

疮家　瘡家（そうか）　person particularly liable to skin disease

疮痂　瘡痂（そうか）　sore scab

疮溃不敛　瘡潰不斂（そうかいふれん）　unhealing ulcer

疮生胬肉　瘡生胬肉（そうせいどにく）　luxuriant granulation on a sore

疮疡　瘡瘍（そうよう）　sore and ulcer

疮疡补法　瘡瘍補益法（そうようほえきほう）　tonifying therapy for sore

疮疡补益法　瘡瘍補益法（そうようほえきほう）　tonifying therapy for sore

疮疡和营法　瘡瘍和営法（そうようわえいほう）　treating sore by regulating nutrients

疮疡解表法　瘡瘍解表法（そうようげひょうほう）　relieving exterior syndrome of sore

疮疡经验全书　瘡瘍経験全書（そうようけいけんぜんしょ）　*A Complete Manual of Experiences in Sore Treatment*

疮疡理湿法　瘡瘍除湿法（そうようじょしつほう）　treating sore by removing dampness

疮疡清热法　瘡瘍解熱法（そうようげねつほう）　treating sore by clearing heat

疮疡祛痰法　瘡瘍去痰法（そうようきょたんほう）　treating sore by expelling phlegm

疮疡通里法　瘡瘍通裏法（そうようつうりほう）　treating sore with purgative therapy

疮疡透脓法　瘡瘍去膿法（そうようきょのうほう）　treating sore by draining pus

疮疡托法　瘡瘍托法（そうようたくほう）　promoting pustulation of sore by strengthening vital qi

疮疡托里法　瘡瘍托裏法（そうようたくりほう）　promoting pustulation of sore by strengthening vital qi

疮疡温通法　瘡瘍温通法（そうようおんつうほう）　treating sore by warming and dredging methods

疮疡消法　瘡瘍消散法（そうようしょうさんほう）　sore-resolving method

疮疡行气法 瘡瘍散気法（そうようさんきほう） treating sore by promoting qi flow

CHUI 吹垂

chuī 吹

吹鼻 吹鼻（すいび） nasal insufflation
吹花癣 吹花癬（すいかせん） pityriasis facialis
吹奶 吹奶（すいだい） mammary abscess
吹药 吹薬（すいやく） insufflation of medicinal powder

chuí 垂

垂帘翳 垂簾翳（すいれんえい） drooping pannus，trachomatous pannus
垂前 前耳蓋（まえみみぶた） anterior ear lobe

CHUN 春纯唇

chūn 春

春温 春温（しゅんおん） spring warmth
春应中规 春は規に応じる（はるはきにおうじる） pulse appearing smooth in spring

chún 纯唇

纯阴结 便秘（べんぴ） pure yin constipation
唇风 唇風（しんふう） exfoliative cheilitis

CI 磁刺

cí 磁

磁朱丸 磁朱丸（じしゅがん） Bolus of Magnetitum and Cinnabaris，Medicated Leaven Bolus

cì 刺

刺法灸法学　刺法灸法学（しほうきゅうほうがく）　acupuncture and moxibustion

刺烙术　刺烙術（しらくじゅつ）　puncturing cauterization

刺络拔罐法　刺絡抜罐法（しらくばっかんほう）　pricking and cupping method，pricking-cupping bloodletting method

刺络法　刺絡法（しらくほう）　collateral pricking，pricking bloodletting method，collateral-pricking therapy

刺手　刺手（さしで）　needling hand

刺痛　刺痛（しつう）　stabbing pain

刺血拔罐法　刺血抜罐法（しけつばっかんほう）　pricking and cupping，pricking-cupping bloodletting method

刺血疗法　刺血療法（しけつりょうほう）　blood-pricking bloodletting therapy

刺针法　刺針法（ししんほう）　needling technique

CONG 葱从丛

cōng 葱

葱豉汤　葱豉湯（そうしとう）　Decoction of Bulbus Allii Fistulosi and Semen Sojae Praeparatum

cóng 从丛

从化　従化（じゅうか）　transformation in accord with constitution，constitutionally-influenced transformation

从者反治　従なる者は反治（じゅうなるものははんち）　contrary treatment in compliance with pseudo-symptom

丛刺　叢針（そうしん）　cluster needling

COU 腠

còu 腠

腠理　腠理（そうり）　striae and interstice，interstices，striae

CU 粗猝卒促

cū 粗

粗末　粗末（そまつ）　crude powder

cù 猝卒促

猝发　卒発病（そつはつびょう）　sudden onset，sudden outbreak
卒病　卒病（そつびょう）　disease with acute onset，newly-contracted disease
卒倒　卒倒（そっとう）　apoplectic stroke
卒喉痹　卒喉痺（そつこうひ）　acute pharyngitis
卒厥　卒厥（そっけつ）　sudden syncope
卒疝　卒疝（そつさん）　abrupt pain and swelling of testes
卒腰痛　卒腰痛（そつようつう）　sudden onset of lumbago
卒喑　卒喑（そついん）　sudden onset of aphonia
卒心痛　卒心痛（そつしんつう）　sudden heart pain
卒中　卒中（そっちゅう）　sudden stroke，apoplexy，wind stroke
促脉　促脈（そくみゃく）　irregular-rapid pulse，skipping pulse

CUAN 窜

cuàn 窜

窜痛　走窜痛（そうかんつう）　scurrying pain

CUI 催瘁

cuī 催

催气手法　催気法（さいきほう）　manipulation for hastening qi，qi-hastening manipulation
催乳　催乳（さいにゅう）　promoting lactation
催吐剂　催吐剤（さいとざい）　emetic formula
催吐药　催吐薬（さいとやく）　emetic，emetic medicinal，emetic drug

cuì 焠

焠刺　火針（かはり）　red-hot needling

CUN 寸

cùn 寸

寸关尺　寸関尺（すんかんじゃく）　cun，guan，chi；inch，bar and cubit
寸口　寸口（すんこう）　wrist pulse
寸口诊法　寸口診法（すんこうしんぽう）　wrist pulse-taking method，cun
　　pulse-taking method
寸脉　寸脈（すんみゃく）　cun pulse

CUO 搓撮挫锉错

cuō 搓撮

搓柄法　搓柄法（つうべんほう）　handle-twisting method
搓法　搓法（さほう）　twisting manipulation，foulage
搓滚舒筋　搓滾舒筋（さこんじょきん）　foulage and rolling for relaxing tendon，
　　kneading-rolling tendon-relaxing manipulation
搓针　搓針（さしん）　needle twisting，twisting the needle
撮口　撮口（さつこう）　lockjaw
撮药　撮薬（さつやく）　filling out a prescription

cuò 挫锉错

挫伤　挫傷（ざしょう）　contusion
锉　銼（ざ）　filing
锉散　銼散（ざさん）　powdering by filing or pounding
错语　錯語（さくご）　paraphasia，incoherent speech

D

DA 达大

dá 达

达原饮 達原飲（たつげんいん） Origin-Reaching Decoction

达邪透表 達邪透表（たつじゃとうひょう） dispelling pathogen from exterior

dà 大

大安丸 大安丸（だいあんがん） Great Ease Pill

大便干燥 大便乾燥（だいべんかんそう） dry stool, constipation

大便滑脱 大便失禁（だいべんしっきん） fecal incontinence

大便硬结 大便硬結（だいべんこうけつ） hard stool, hard bound stool

大补阴丸 大補陰丸（たいほいんがん） Powerfully Yin-Replenishing Bolus

大补元气 大補元気（たいほげんき） powerful tonification of primordial qi

大柴胡汤 大柴胡湯（だいさいことう） Major Radix Bupleuri Decoction

大肠寒结 大腸寒結（だいちょうかんけつ） large intestine cold accumulation, large intestinal cold bind, cold accumulation of large intestine

大肠滑脱 大腸滑脱（だいちょうかつだつ） prolapse of rectum

大肠咳 大腸咳（だいちょうがい） large intestinal cough

大肠热 大腸熱（だいちょうねつ） large intestine heat, large intestinal heat

大肠热结 大腸結熱（だいちょうけつねつ） large intestine heat accumulation, heat accumulation of large intestine, large intestinal heat bind

大肠湿热 大腸湿熱（だいちょうしつねつ） large intestine dampness-heat, large intestinal dampness-heat

大肠实 大腸実（だいちょうじつ） large intestine excess, large intestinal excess

大肠实热 大腸実熱（だいちょうじつねつ） large intestine excess heat, large intestinal excess heat

大肠虚 大腸虚（だいちょうきょ） large intestine deficiency, large intestinal deficiency

大肠虚寒 大腸虚寒（だいちょうきょかん） large intestine deficiency cold, large intestinal deficiency cold

大肠液亏 大腸液虧（だいちょうえきき） liquid insufficiency of large intestine, insufficiency of the large intestinal humor

大肠痈 大腸癰（だいちょうよう） acute appendicitis

大肠胀 大腸脹（だいちょうちょう） flatulence of large intestine

大定风珠 大定風珠（だいていふうしゅ） Bolus for Serious Endogenous Wind Syndrome

大方 大方（だいほう） large formula, major formula, large prescription, potent formula

大骨枯槁 大骨枯槁（だいこつここう） cachexia with withering bones

大汗 大汗（たいかん） profuse sweating

大汗淋漓 大汗淋漓（たいかんりんり） profuse dripping sweating

大黄附子汤 大黄附子湯（だいおうぶしとう） Decoction of Radix et Rhizoma Rhei and Radix Aconiti Lateralis Praeparata

大黄牡丹汤 大黄牡丹湯（だいおうぼたんとう） Decoction of Radix et Rhizoma Rhei and Cortex Moutan

大建中汤 大建中湯（だいけんちゅうとう） Major Decoction for Potently Warming Middle Energizer

大结胸 大結胸（だいけっきょう） accumulation of fluid and heat in the chest

大结胸证 大結胸証（だいけっきょうしょう） major chest bind syndrome/pattern

大厥 大厥（だいけつ） major syncope

大脉 大脈（だいみゃく） large pulse

大秦艽汤 大秦艽湯（だいじんぎょうとう） Major Radix Gentianae Macrophyllae Decoction

大青龙汤 大青龍湯（だいせいりゅうとう） Major Green Dragon Decoction

大肉陷下 大肉陥下（だいにくかんげ） emaciation with sagging flesh, severe emaciation

大实有羸状 大実に羸状有り（だいじつにるいじょうあり） deficiency manifestation in extreme excess

大头瘟 大頭瘟（だいとうおん） swollen-head infection, erysipelas facialis

大陷胸汤 大陥胸湯（だいかんきょうとう） Thoracic Phlegm-Resolving and Heat-Clearing Decoction

大邪 大邪（だいじゃ） sthenic pathogen, pathogenic wind

大泻刺 大瀉刺（だいしゃし） drainage needling, great drainage needling

大医 大医（たいい） great doctor

大眦 大眦（だいじ） inner canthus

大眦脓漏 大眦膿漏（だいじのうろう） dacryocystitis with pyorrhea

DAI 呆代带戴

dāi 呆

呆病　呆病（ほうびょう）　dementia

dài 代带戴

代脉　代脉（だいみゃく）　regularly intermittent pulse，intermittent pulse
带脉　带脉（たいみゃく）　belt vessel/BV
带脉失约　带脉失約（たいみゃくしつやく）　belt vessel failing to regulate meridians/channels
带下　带下（たいげ）　leukorrhea，vaginal discharge，leukorrhagia，gynecological disease
带下病　带下病（たいげびょう）　leukorrheal disease，gynecological disease
带下医　带下医（たいげい）　gynecological doctor
戴阳证　戴陽証（たいようしょう）　floating yang syndrome，upcast yang pattern/syndrome

DAN 丹单胆但淡澹

dān 丹单

丹毒　丹毒（たんどく）　erysipelas
丹剂　丹剤（たんざい）　pellet
丹痧　丹痧（たんさ）　scarlatina
丹参饮　丹参飲（たんじんいん）　Radix Salviae Miltiorrhizae Decoction
丹药　丹薬（たんやく）　vermilion pill
单按　単按（たんあん）　pulse-taking with one finger，pressing with one finger
单煎　単煎（たんせん）　decocted alone，decocted separately
单手进针法　単手進針法（たんしゅしんしんぽう）　single-hand needle insertion，needle insertion with one hand

dǎn 胆

胆瘅　胆癉（たんたん）　heat in the gallbladder meridian
胆寒　胆寒（たんかん）　gallbladder cold

胆蛔汤　胆蛔湯（たんかいとう）　Ascaris-Expelling Decoction from Biliary Tract

胆咳　胆咳（たんがい）　gallbladder cough

胆气　胆気（たんき）　gallbladder qi

胆气不足　胆気不足（たんきふそく）　gallbladder qi insufficiency, insufficiency of gallbladder qi

胆热　胆熱（たんねつ）　gallbladder heat

胆热多睡　胆熱多睡（たんねつたすい）　somnolence due to gallbladder-heat

胆实热　胆実熱（たんじつねつ）　excess heat in gallbladder, gallbladder excess heat

胆虚不得眠　胆虚、眠を得ず（たんきょ、みんをえず）　insomnia due to insufficiency of gallbladder qi

胆虚气怯　胆虚気怯（たんきょききょう）　gallbladder insufficiency with timidity

胆郁痰扰证　胆鬱痰擾証（たんうつたんじょうしょう）　syndrome/pattern of gallbladder depression and harassing phlegm, syndrome/pattern of depressed gallbladder with harassing phlegm

胆胀　胆脹（たんちょう）　gallbladder distension

胆主决断　胆は決断を主る（たんはけつだんをつかさどる）　gallbladder dominating decision

dàn 但淡澹

但寒不热　但寒不熱（たんかんふねつ）　chill without fever

但热不寒　但熱不寒（たんねつふかん）　fever without chill

但欲寐　ただ寐んと欲す（ただいねんとよくす）　somnolence

淡白舌　淡白舌（たんぱくぜつ）　pale tongue

淡红舌　淡紅舌（たんこうぜつ）　light red tongue, pale red tongue

淡渗利湿　淡滲利湿（たんしんりしつ）　eliminating dampness with bland medicinal

澹饮　澹飲（たんいん）　fluid-retention disease

DANG 当

dāng 当

当归补血汤　当帰補血湯（とうきほけつとう）　Decoction of Radix Angelicae Sinensis for Enriching Blood

D

当归建中汤　当帰建中湯（とうきけんちゅうとう）　Decoction of Radix Angel-
　　icae Sinensis for Rehabilitating Middle Energizer

当归六黄汤　当帰六黄湯（とうきりくおうとう）　Decoction of Radix Angel-
　　icae Sinensis with Six Ingredients

当归四逆汤　当帰四逆湯（とうきしぎゃくとう）　Yang-Restoring Decoction of
　　Radix Angelicae Sinensis

D

DAO 导道倒盗

dǎo 导

导赤散　導赤散（どうせきさん）　Diuretic Powder

导痰汤　導痰湯（どうたんとう）　Phlegm-Expelling Decoction

导引　導引（どういん）　conduction exercise

导滞通便　導滞通便（どうたいつうべん）　removing stagnation by purgation

导滞通腑　導滞便腑（どうたいつうふ）　removing stagnation and dredging
　　fu-organs

dào 道倒盗

道地药材　道地薬材（どうちやくざい）　genuine regional materia medica

倒饱　倒飽（とうほう）　distension of stomach

倒经　倒経（とうけい）　vicarious menstruation, inverted menstruation

盗汗　盗汗（とうかん）　night sweat, night sweating

DE 得

dé 得

得气　得気（とくき）　obtaining qi, acuesthesia

得神　得神（とくしん）　presence of vitality

得神者生　神を得る者は生きる（しんをえるものはいきる）　presence of vitality
　　indicating favorable prognosis

DENG 灯

dēng 灯

灯草灸　灯草灸（とうそうきゅう）　burning-rush moxibustion

灯火灸　灯火灸（とうかきゅう）　burning-rush moxibustion

DI 滴涤地蒂

dī 滴

滴酒法　滴酒法（てきしゅほう）　alcohol fire cupping

滴丸　滴丸（てきがん）　drop pill

dí 涤

涤痰　滌痰（じょうたん）　clearing up phlegm

涤痰祛瘀　滌痰祛瘀（じょうたんきょお）　clearing up phlegm and dispelling stasis

涤痰汤　滌痰湯（じょうたんとう）　Phlegm-Removing Decoction

涤痰息风　滌痰熄風（じょうたんそくふう）　removing phlegm and stopping wind

dì 地蒂

地道药材　地道薬材（ちどうやくざい）　genuine regional medicinal，authentic medicinal

地黄饮子　地黄飲子（じおういんし）　Radix Rehmanniae Decoction

蒂丁　蒂丁（ていちょう）　uvula

DIAN 颠癫点电垫

diān 颠癫

颠疾　巓疾（てんしつ）　epilepsy

癫病　癲病（てんびょう）　depressive psychosis

diǎn 点

点刺法　点刺法（てんしほう）　point-pricking method

点刺舌　点刺舌（てんしぜつ）　spotted tongue

点穴法　点穴法（てんけつほう）　acupoint-pressing manipulation，digital acupoint pressure

点穴弹筋法　点穴弾筋法（てんけつだんきんほう）　acupoint-massaging and tendon-flicking technique

点压推拿法　点穴推拿法（てんけつすいなほう）　digitally-pressing massage on acupoint

点眼药法　点眼薬法（てんがんやくほう）　putting medicine in eyes

diàn 电垫

电按摩法　電按摩法（でんあんまほう）　electromassage

电磁综合疗法　電磁総合療法（でんじそうごうりょうほう）　magneto-electric therapy

电光性眼炎　電光性眼炎（でんこうせいがんえん）　electronic ophthalmia

电灸　電灸（でんきゅう）　electric moxibustion

电烙器　電烙器（でんらくき）　electrocautery

电烙术　電烙術（でんらくじゅつ）　electrocautery

电热针　電熱針（鍼）（でんねつしん）　electrothermic needle

电兴奋疗法　電興奮療法（でんこうふんりょうほう）　electric stimulation therapy

电针麻醉　電針麻酔（でんしんますい）　electric acupuncture anesthesia

电针仪　通電器（つうでんき）　electric stimulator，electro-acupuncture device

电灼疗法　電気焼灼療法（でんきしょうしゃくりょうほう）　fulguration，electric cauterization

垫棉法　墊棉法（てんめんほう）　cotton pad drainage

DIE 跌

diē 跌

跌打损伤　跌打損傷（てつだそんしょう）　traumatic injury

跌仆伤胎　跌撲傷胎（てつぼくしょうたい）　injury of the fetus by trauma

跌仆胁痛　跌撲脇痛（てつぼくきょうつう）　hypochondriac pain due to trauma

跌闪血崩　跌閃血崩（てつせんけつほう）　metrorrhagia due to trauma

DING 丁疔耵酊定锭

dīng 丁疔耵酊

丁蔻理中丸 丁蔻理中丸（ちょうこうりちゅうがん） Pill of Flos Caryophylli and Fructus Amomi Rotundus for Regulating Middle Energizer

丁奚疳 丁奚疳（ちょうけいかん） T-shaped infantile malnutrition，T-shaped malnutrition

丁香柿蒂汤 丁香柿蒂湯（ちょうこうしていとう） Decoction of Flos Caryophylli and Calyx Kaki

疔疮 疔瘡（ちょうそう） furuncle

疔疮走黄 疔瘡走黄（ちょうそうそうこう） furunculosis complicated by septicemia

疔疽 疔疽（ちょうそ） boil in the lower cheek or below the nose

耵耳 耵耳（ていじ） impacted cerumen

酊剂 酊剤（ていざい） tincture

dìng 定锭

定喘汤 定喘湯（ていぜんとう） Asthma-Relieving Decoction

定喘助阳 定喘助陽（ていぜんじょよう） relieving asthma and reinforcing yang

定惊 定驚（ていきょう） relieving convulsion; calming the frightened

锭剂 錠剤（じょうざい） lozenge

DONG 冬动洞

dōng 冬

冬温 冬温（とうおん） winter warmth

冬应中权 冬は権に応じる（ふゆはけんにおうじる） pulse appearing deep in autumn

冬月伏暑 冬月伏暑（とうげつふくしょ） disease of latent summerheat in winter

dòng 动洞

动脉 動脈（どうみゃく） stirred pulse; arterial pulsation; artery

洞泄 洞泄（どうせつ） through-flux diarrhea

DOU 抖痘

dǒu 抖

抖法 抖法（とうほう） shaking manipulation

dòu 痘

痘 痘（とう） pox，small pox
痘疮 痘瘡（とうそう） smallpox
痘风疮 痘風瘡（とうふうそう） post-eruptive furunculosis
痘风眼 痘風眼（とうふうがん） smallpox complicated by conjunctivitis
痘疹心法 痘疹心法（とうしんしんぽう） *Personal Insight of Smallpox and Eruptive Diseases*

DU 督毒独

dū 督

督脉 督脈（とくみゃく） governor vessel/GV
督脉阳气不足 督脈の陽気不足（とくみゃくのようきぶそく） yang qi insufficiency of governor vessel

dú 毒独

毒火攻唇证 毒火攻唇証（どくかこうしんしょう） syndrome/pattern of toxic fire attacking tongue，syndrome/pattern of toxic fire attacking the lips
毒气攻心 毒気攻心（どくきこうしん） pathogenic factor attacking the heart
毒壅上焦证 毒壅上焦証（どくようじょうしょうしょう） syndrome/pattern of toxin congestion in upper energizer，syndrome/pattern of toxin congesting the upper energizer
毒证 毒証（どくしょう） toxin syndrome/pattern
独活寄生汤 独活寄生丸（どっかつきせいがん） Decoction of Radix Angelicae Pubescentis and Herba Taxilli
独语 独語（どくご） soliloquy

DUAN 端短断煅

duān 端

端法　端法（たんほう）　holding manipulation

端，提，挤，按　端、提、擠、按（たん、てい、せい、あん）　holding，lifting，squeezing and pressing

端提捺正　端提捺正（たんていなつせい）　holding，lifting and restoring to right location

duǎn 短

短刺　短刺（たんし）　short needling，short thrust needling

短脉　短脈（たんみゃく）　short pulse

短气　短気（たんき）　shortness of breath

短缩舌　短縮舌（たんしゅくぜつ）　shortened tongue，contracted tongue

duàn 断煅

断耳疮　断耳瘡（だんじそう）　pyogenic auricular perichondritis

断骨接续　断骨接続（だんこつせつぞく）　union of fractured bone

断骨接整　断骨接整（だんこつせつせい）　reduction of fractured bone

断裂伤　断裂傷（だんれつしょう）　rupture

断乳　断乳（だんにゅう）　terminating lactation

断针　折鍼（せっしん）　breaking the needle during acupuncture；broken needle

断绪　断緒（だんしょ）　sterility

煅　煅（たん）　calcining

DUI 对

duì 对

对证取穴　対証選穴（たいしょうせんけつ）　point selection according to syndromes，syndrome-targeted point selection

对症下药　対症下薬（たいしょうかやく）　prescribing medicine specifically for the corresponding disease

D

DUN 钝顿炖

dùn 钝顿炖

钝麻痛 鈍麻痛（どんまつう） dull pain and numbness
钝痛 鈍痛（どんつう） dull pain
顿服 頓服（とんぷく） administered at a draught，taking in one single dose
顿咳 頓咳（とんがい） whooping cough
顿呛 頓嗆（とんそう） whooping cough
顿嗽 頓嗽（とんそう） whooping cough，paroxysmal cough
炖药 燉薬（とんやく） preparing decoction by stewing

DUO 多夺堕

duō 多

多汗 多汗（たかん） hyperhidrosis
多梦 多夢（たむ） dreaminess，dream-disturbed sleep
多尿 多尿（たにょう） polyuria
多胎妊娠 多胎妊娠（たたいにんしん） multiple pregnancy
多言证 多弁症（たべんしょう） polylogia
多针浅刺 多針浅刺（たしんせんし） multiple-needle superficial insertion

duó 夺

夺精 奪精（だつせい） exhaustion of vital renal essence
夺血 奪血（だっけつ） massive hemorrhage，loss of blood，depletion of blood

duò 堕

堕胎 堕胎（だたい） abortion
堕胎药 堕胎薬（だたいやく） aborticide，abortient，abortifacient

E

E 阿鹅恶呃恶腭颟

ē 阿

阿胶鸡子黄汤 阿膠鶏子黄湯（あきょうけいしおうとう） Decoction of Colla

Corii Asini and Vitellus Ovi Galli

E

é 鹅

鹅口 鵞口（がこう） thrush
鹅口疮 鵞口瘡（がこうそう） thrush
鹅掌风 鵞掌風（がしょうふう） goose-web wind, tinea manuum

ě 恶

恶心 悪心（おしん） nausea

è 呃恶腭颟

呃逆 呃逆（あくぎゃく／やくぎゃく） hiccup, hiccough
呃酸 呃酸（やくさん） acid regurgitation
恶疮 悪瘡（あくそう） malignant boil
恶核 悪核（しいね） obstinate nodule
恶露 悪露（おろ） lochia
恶露不尽 悪露不尽（おろふじん） lochiorrhea
恶露不绝 悪露不絶（おろふぜつ） lochiorrhea, persistent flow of the lochia
恶露不下 悪露不下（おろふげ） lochiostasis, retention of lochia
恶露不止 悪露不止（おろふし） lochiorrhea, persistent flow of the lochia
恶脉 悪脈（あくみゃく） thrombotic phlebitis
恶气 悪気（あくき） malignant qi; filthy substance
恶色 悪色（あくしょく） unfavorable complexion, malign complexion
恶阻 悪阻（おそ） morning sickness
腭裂 顎裂（がくれつ） cleft palate
颟 頞（あん） nose bridge, radix nasi, bridge of the nose

ER 耳二

ěr 耳

耳闭　耳閉（じへい）　deafness

耳疮　耳瘡（じそう）　ear sore

耳垂　耳垂（じすい）　earlobe，lobulus auriculae

耳道　耳道（じどう）　external acoustic meatus

耳底子　耳底子（じていし）　chronic suppurative otitis media

耳疔　耳疔（じちょう）　furuncle of external auditory meatus

耳防风　耳防風（じぼうふう）　acute otitis

耳风毒　耳風毒（じふうどく）　pinkish purulent discharge from the ear

耳疳　耳疳（じかん）　chronic suppurative otitis media

耳根　耳根（じこん）　sulcus auriculae posterior

耳根毒　耳根毒（じこんどく）　postauricular infection，postauricular subperiosteal abscess

耳根痈　耳根癰（じこんよう）　postauricular infection，postauricular subperiosteal abscess，postauricular abscess

耳后附骨痈　耳後附骨癰（じごぶこつよう）　postauricular infection，postauricular subperiosteal abscess，subperiosteal abscess of mastoid

耳后疽　耳後疽（じごそ）　suppurative infection behind the ear，acute mastoiditis

耳菌　耳菌（じきん）　carcinoma of ear，ear polyp

耳壳流痰　耳殼流痰（じかくりゅうたん）　pseudocyst of auricle

耳孔　耳孔（じこう）　orifice of external acoustic meatus

耳廓　耳廓（じかく）　auricle

耳聋目昏　耳聾目昏（じろうもくこん）　deafness and blurring of vision

耳瘘　耳瘻（じろう）　ear fistula

耳轮　耳輪（じりん）　helix

耳毛　耳毛（じもう）　tragic

耳门　耳門（じもん）　tragus

耳门痈　耳門癰（じもんよう）　tragus boil

耳鸣　耳鳴（じめい）　tinnitus

耳鸣暴发　耳鳴暴発（じめいぼうはつ）　sudden tinnitus

耳膜　鼓膜（こまく）　tympanic membrane

耳内疮　耳内瘡（じないそう）　suppurative infection of ear

耳脓　耳膿（じのう）　otopyosis

耳窍　耳竅（じきょう）　external acoustic meatus

耳窍闭塞　耳竅閉塞（じきょうへいそく）　obstruction of external acoustic meatus；
　　impairment of hearing

耳挺　耳挺（じてい）　ear protuberance

耳眩晕　耳眩暈（じげんうん）　auditory vertigo

耳穴　耳穴（じけつ）　ear point

耳痈　耳癰（じよう）　boil of external auditory meatus

耳蕈　耳蕈（じじん）　ear polyp

耳胀　耳脹（じちょう）　ear distending

耳胀痛　耳脹痛（じちょうつう）　ear distending pain

耳针　耳針（鍼）（じしん）　ear acupuncture

耳针麻醉　耳針麻酔（じしんますい）　ear acupuncture anesthesia

耳痔　耳痔（じじ）　ear piles

èr 二

二便不利　二便不利（にべんふり）　difficulty in urination and defecation

二便失禁　二便失禁（にべんしっきん）　urinary and fecal incontinence

二陈汤　二陳湯（にちんとう）　Er Chen Decoction

二墊治法　二墊治法（にてんちほう）　fixation with a pad

二纲六变　二綱六変（にこうろくへん）　two outlines and six changes

二妙散　二妙散（にみょうさん）　Powder of Two Wonderful Drugs

二十八脉　二十八脈（にじゅうはちみゃく）　twenty-eight pulses；twenty-eight
　　channels/meridians

二十四脉　二十四脈（にじゅうしみゃく）　twenty-four pulses

二阳并病　二陽併病（にようへいびょう）　two-yang overlap of disease，disease
　　of lesser yang and greater yang

F

F

FA 发乏伐发

fā 发

发　発（はつ）　phlegmon，cellulitis；effusion

发斑伤寒　発斑傷寒（はつはんしょうかん）　febrile disease with eruption

发表剂　発表剤（はっぴょうざい）　exterior-relieving formula，exterior-effusing formula

发表药　発表薬（はっぴょうやく）　exterior-releasing medicinal

发耳　発耳（はつじ）　furuncle or cellulitis around the ear

发汗解表　発汗解表（はっかんげひょう）　inducing sweating to release exterior，promoting sweating to release exterior，relieving exterior syndrome by means of diaphoresis

发汗解表药　発汗解表薬（はっかんげひょうやく）　exterior-relieving diaphoretics

发汗禁例　発汗禁例（はっかんきんれい）　case contraindication for diaphoresis

发黄　発黄（はつおう）　jaundice

发脑　発脳（はつのう）　carbuncle of the occipital region

发疟子　瘧疾を患う（ぎゃくしつをわずらう）　attack of malaria

发泡　発泡（はっぽう）　vesiculation

发泡灸　発泡灸（はっぽうきゅう）　vesiculating moxibustion，natural moxibustion

发热　発熱（はつねつ）　fever

发热恶寒　発熱悪寒（はつねつおかん）　fever with chilliness

发散表邪　発散表邪（はっさんひょうじゃ）　dispersing superficial pathogenic factor

发散风寒药　発散風寒薬（はっさんふうかんやく）　wind-cold-dispersing medicinal，wind- and cold-dispersing drug

发散风热药　発散風熱薬（はっさんふうねつやく）　wind-heat-dispersing medicinal，wind- and heat-dispersing drug

发颐　発頤（はつい）　suppurative parotitis

fá 乏伐

乏力　倦怠感（けんたいかん）　lack of strength，fatigue

伐肝　伐肝（ばつかん）　inhibiting hyperactive liver

fà 发

发迟　髪遅（はつち）　hair-growing retardation
发际疮　髪際瘡（はっさいそう）　hairline boil, multiple folliculitis of nape
发眉疮　髪眉瘡（はつびそう）　boil of forehead

FAN 翻烦反

F

fān 翻

翻胃　翻胃（ほんい）　regurgitation

fán 烦

烦渴　煩渇（はんかつ）　dysphoria with thirst
烦渴喜冷　煩渇喜冷（はんかつきれい）　dysphoria and thirst with preference for cold drink
烦渴喜饮　煩渇喜飲（はんかつきいん）　dysphoria and thirst with a desire for drinking
烦躁多言　煩躁多言（はんそうたげん）　dysphoria and polylogia

fǎn 反

反关脉　反関脈（はんかんみゃく）　pulse on back of wrist
反酸　呑酸（どんさん）　acid regurgitation
反胃　反胃（はんい）　regurgitation
反治　反治（はんち）　contrary treatment
反佐　反佐（はんさ）　using corrigent, counteracting assistant

FANG 方芳防房

fāng 方芳

方　方（ほう）　prescription, formula, recipe
方从法出　方従法出（ほうじゅうほうしゅつ）　composing formula according to therapeutic method

方寸匕　方寸匕（ほうすんひ）　square-cun spoon

方剂　方剤（ほうざい）　formula, prescription, recipe

方剂配伍　方剤配伍（ほうざいはいご）　compatibility of medicines in a prescription

方剂学　方剤学（ほうざいがく）　Chinese medical formulas/prescriptions

方书　方書（ほうしょ）　formulary

芳香　芳香（ほうこう）　dispelling filth with aroma

芳香化湿　芳香化湿（ほうこうかしつ）　aromatic herb resolving dampness, resolving dampness with aroma, dissipating dampness with aromatics, dampness-removing aromatics

芳香化浊　芳香化濁（ほうこうけだく）　dissipating turbidness with aromatics

芳香开窍　芳香開竅（ほうこうかいきょう）　resuscitation with aromatics, opening the orifices with aroma

fáng 防房

防风通圣散　防風通聖散（ぼうふうつうしょうさん）　Miraculous Powder of Radix Saposhnikovia

防己茯苓汤　防已茯苓湯（ぼういぶくりょうとう）　Decoction of Radix Stephaniae Tetrandrae and Poria

防己黄芪汤　防已黄耆湯（ぼういおうぎとう）　Decoction of Radix Stephaniae Tetrandrae and Radix Astragali

房劳　房労（ほうろう）　sexual strain

房事　房事（ぼうじ）　sexual intercourse

房事不节　房事不節（ぼうじふせつ）　sexual intemperance

FEI 飞非肥肺

fēi 飞非

飞痘　飛痘（ひとう）　vesiculation away from the part of smallpox vaccination

飞门　飛門（ひもん）　lip, flying gate

飞扬喉　飛揚喉（ひようこう）　hematoma of upper palate

非搐　非搐（ひちく）　non-wind convulsion

非化脓灸　非化膿灸（ひかのうきゅう）　non-scarring moxibustion, non-festering moxibustion

féi 肥

肥疮　肥瘡（ひそう）　fat sore，tinea favosa

肥儿丸　肥児丸（ひじがん）　Baby-Fattening Pill

肥疳　肥疳（ひかん）　infantile spleen-involving malnutrition

肥黏疮　肥粘瘡（ひねんそう）　suppurative infection of scalp

肥胖不孕　肥胖不孕（ひはんふよう）　sterility due to obesity

肥气　肥気（ひき）　mass below the left hypochondrium

肥珠子风　肥珠子風（ひしゅしふう）　indurated node of ear lobe

fèi 肺

肺闭喘咳　肺閉喘咳（はいへいぜんがい）　dyspnea and cough due to lung disorder

肺痹　肺痺（はいひ）　lung impediment，lung qi stagnation syndrome

肺病辨证　肺病弁証（はいびょうべんしょう）　lung disease syndrome differentiation/pattern identification

肺藏魄　肺蔵魄（はいぞうはく）　lung storing corporeal soul

肺藏气　肺蔵気（はいぞうき）　lung storing qi

肺藏于右　肺は右に蔵す（はいはみぎにぞうす）　lung qi being stored on the right

肺常不足　肺は常に不足する（はいはつねにふそくする）　lung being often in insufficiency

肺朝百脉　肺は百脈を朝ず（はいはひゃくみゃくをちょうず）　lung linking with all vessels

肺风痰喘　肺風痰喘（はいふうたんぜん）　lung wind with phlegmatic dyspnea

肺疳　肺疳（はいかん）　infantile malnutrition involving lung，infantile lung malnutrition

肺寒　肺寒（はいかん）　lung cold

肺合大肠　肺合大腸（はいごうだいちょう）　lung and large intestine in pair，lung closely related to large intestine

肺合皮毛　肺は皮毛に合す（はいはひもうにごうす）　lung being related to skin and body hair，lung closely associated with skin and body hair

肺火　肺火（はいか）　lung fire

肺津不布　肺津不布（はいしんふぶ）　lung failure to distribute fluid，lung failing to distribute fluid

肺咳　肺咳（はいがい）　lung cough

肺痨　肺癆（はいろう）　pulmonary tuberculosis，lung consumption

肺络损伤 肺絡損傷（はいらくそんしょう） lung collateral injury，damage to the lung vessels

肺脾两虚 肺脾両虚（はいひりょうきょ） deficiency of both lung and spleen，dual deficiency of the lung-spleen

肺脾气虚 肺脾気虚（はいひききょ） lung-spleen qi deficiency，dual deficiency of the lung-spleen

肺气 肺気（はいき） lung qi

肺气不利 肺気不利（はいきふり） dysfunction of lung qi，inhibited lung qi

肺气不宣 肺気不宣（はいきふせん） lung qi failing in dispersion，lung qi failing to diffuse

肺气上逆 肺気上逆（はいきじょうぎゃく） adversely-rising lung qi

肺气实 肺気実（はいきじつ） lung qi excess

肺气虚 肺気虚（はいききょ） lung qi deficiency

肺气虚证 肺気虚証（はいききょしょう） lung-qi deficiency syndrome/pattern

肺热 肺熱（はいねつ） lung heat

肺热咳喘 肺熱咳喘（はいねつがいぜん） dyspnea and cough due to lung heat

肺热叶焦 肺熱すれば葉焦す（はいねつすればようしょうす） flaccidity due to lung heat

肺热炽盛证 肺熱熾盛証（はいねつしせいしょう） lung heat exuberance syndrome/pattern，intense lung heat syndrome/pattern

肺肾两虚 肺腎両虚（はいじんりょうきょ） asthenia/deficiency of both the lung and kidney

肺肾气虚 肺腎気虚（はいじんききょ） lung-kidney qi deficiency

肺肾气虚证 肺腎気虚証（はいじんききょしょう） lung-kidney qi deficiency syndrome/pattern

肺肾同源 肺腎同源（はいじんどうげん） lung and kidney from the same source

肺肾同治 肺腎同治（はいじんどうち） simultaneous treatment of lung and kidney

肺肾相生 肺腎相生（はいじんそうせい） mutual promotion between lung and kidney

肺肾阴虚 肺腎陰虚（はいじんいんきょ） lung-kidney yin deficiency

肺肾阴虚证 肺腎陰虚証（はいじんいんきょしょう） lung-kidney yin deficiency syndrome/pattern

肺生皮毛 肺は皮毛を生ず（はいはひもうをしょうず） lung promoting skin and body hair

肺失清肃　肺失清肃（はいしつせいしゅく）　lung failing in purification，impairment of purifying and lowering function of the lung

肺实　肺実（はいじつ）　lung excess，lung sthenia

肺实热　肺実熱（はいじつねつ）　excess heat in lung，sthenic heat of lung

肺司呼吸　肺は呼吸を司る（はいはこきゅうをつかさどる）　lung controlling breathing

肺为娇脏　肺は嬌臓たり（はいはきょうぞうたり）　lung being delicate zang-organ

肺痿　肺痿（はいい）　lung atrophy，consumptive lung disease

肺卫证　肺衛証（はいえしょう）　lung-defense syndrome/pattern

肺恶寒　肺は寒を悪む（はいはかんをにくむ）　lung being averse to cold

肺痫　肺癇（はいかん）　epilepsy due to asthenia/deficiency of lung

肺邪胁痛　肺邪脇痛（はいじゃきょうつう）　hypochondriac pain due to involvement of lung

肺虚　肺虚（はいきょ）　lung deficiency/asthenia

肺虚喘急　肺虚喘急（はいきょぜんきゅう）　tachypnea due to asthenia/deficiency of lung

肺虚咳嗽　肺虚咳嗽（はいきょがいそう）　cough due to asthenia/deficiency of lung

肺炎喘嗽　肺炎喘嗽（はいえんぜんそう）　pneumonia with dyspnea and cough

肺阳　肺陽（はいよう）　lung yang

肺阳虚证　肺陽虚証（はいようきょしょう）　lung yang deficiency syndrome/pattern

肺阴　肺陰（はいいん）　lung yin

肺阴虚　肺陰虚（はいいんきょ）　lung yin deficiency

肺阴虚证　肺陰虚証（はいいんきょしょう）　lung yin deficiency syndrome/pattern

肺痈　肺癰（はいよう）　lung abscess

肺与大肠相表里　肺と大腸は相い表裏す（はいとだいちょうはあいひょうりす）　lung and large intestine being interior-exteriorly related

肺燥肠闭证　肺燥腸閉証（はいそうちょうへいしょう）　syndrome/pattern of lung dryness and constipation，syndrome/pattern of lung dryness with intestinal obstruction

肺胀　肺脹（はいちょう）　lung distension

肺主皮毛　肺は皮毛を主る（はいはひもうをつかさどる）　lung governing skin and body hair

肺主气　肺主気（はいしゅき）　lung governing qi

肺主身之皮毛　肺は身の皮毛を主る（はいはしんのひもうをつかさどる）
　　lung governing skin and body hair

肺主肃降　肺主粛降（はいしゅしゅくこう）　lung governing purification and
　　descent

肺主通调水道　肺は水道の通調を主る（はいはすいどうのつうちょうをつか
　　さどる）　lung governing regulation of water passage

肺主行水　肺は行水を主る（はいはこうすいをつかさどる）　lung governing
　　water movement

肺主宣发　肺主宣発（はいしゅせんぱつ）　lung governing ascent and dispersion

肺主治节　肺主治節（はいしゅちせつ）　lung governing management and
　　regulation

FEN 分忿

fēn 分

分刺　分刺（ぶんし）　intermuscular needling

分骨垫　分骨墊（ぶんこつでん）　bone-separating pad

分筋手法　分筋手法（ぶんきんしゅほう）　tissue-separating manipulation

分利湿邪　分利湿邪（ぶんりしつじゃ）　excreting pathogenic dampness

分利水湿　分利水湿（ぶんりすいしつ）　promoting urination and removing
　　dampness，promoting urination to remove dampness

分清泄浊　分清泄濁（ぶんせいせつだく）　separating the clear and lowering the
　　turbid，separating the clear from the turbid

fèn 忿

忿怒伤肝　憤怒傷肝（ふんどしょうかん）　violent rage damaging liver

FENG 风封

fēng 风封

风　風（ふう）　wind

风秘　風秘（ふうひ）　wind constipation

风痹　風痺（ふうひ）　migratory arthralgia，wind arthralgia

风赤疮痍　風赤瘡痍（ふうせきそうい）　wind red sore，eyelid dermatitis

风搐　風搐（ふうちく）　wind-type convulsion

风毒证　風毒証（ふうどくしょう）　wind-toxin syndrome/pattern

风耳　風耳（ふうじ）　otopyorrhea

风痱　風痱（ふうはい）　hemiplegia after apoplexy

风寒　風寒（ふうかん）　wind-cold

风寒表实证　風寒表実証（ふうかんひょうじつしょう）　wind-cold syndrome/
　　pattern of exterior-excess type，exterior sthenia syndrome of wind and cold

风寒表虚证　風寒表虚証（ふうかんひょうきょしょう）　wind-cold syndrome/
　　pattern of exterior-deficiency type，exterior asthenia of wind and cold

风寒耳聋　風寒耳聾（ふうかんじろう）　wind-cold deafness

风寒犯鼻证　風寒犯鼻証（ふうかんはんびしょう）　syndrome/pattern of
　　wind-cold invading the nose

风寒犯肺证　風寒犯肺証（ふうかんはんはいしょう）　syndrome/pattern of
　　wind-cold invading the lung

风寒犯头证　風寒犯頭証（ふうかんはんとうしょう）　syndrome/pattern of
　　wind-cold invading the head

风寒感冒　風寒感冒（ふうかんかんぼう）　wind-cold common cold

风寒咳嗽　風寒咳嗽（ふうかんがいそう）　wind-cold cough

风寒湿痹　風寒湿痺（ふうかんしつひ）　wind-cold-dampness arthralgia

风寒束表　風寒束表（ふうかんそくひょう）　wind-cold fettering exterior

风寒束肺　風寒束肺（ふうかんそくはい）　wind-cold fettering the lung，wind-cold
　　attacking the lung

风寒袭喉证　風寒襲喉証（ふうかんしゅうこうしょう）　syndrome/pattern of
　　wind-cold attacking the throat，syndrome/pattern of wind-cold assailing the throat

风寒袭络证　風寒襲絡証（ふうかんしゅうらくしょう）　syndrome/pattern
　　of wind-cold attacking channel and collateral，syndrome/pattern of wind-cold
　　assailing the collateral

风寒胁痛　風寒脇痛（ふうかんきょうつう）　wind-cold hypochondriac pain

风寒眩晕　風寒眩暈（ふうかんげんうん）　wind-cold dizziness

风寒咽痹　風寒の咽痺（ふうかんのいんひ）　wind-cold pharyngitis

风寒证　風寒証（ふうかんしょう）　wind-cold syndrome

风火攻目证　風火攻目証（ふうかこうもくしょう）　syndrome/pattern of wind-
　　fire attacking the eye

F

风火疬　風火癧（ふうかれき）　acute cervical lymphadenitis

风火内旋　風火内旋（ふうかないせん）　inside whirling of wind-fire, wind-fire whirling internally

风火热毒证　風火熱毒証（ふうかねつどくしょう）　wind-fire-heat-toxin syndrome/pattern

风火相扇　風火相煽（ふうかそうせん）　fire and wind acting on each other

风火牙痛　風火牙痛（ふうかがつう）　wind-fire toothache

风火眼痛　風火眼痛（ふうかがんつう）　acute conjunctivitis

F

风家　風家（ふうか）　a person susceptible to cold; a patient suffering from common cold; a patient suffering from apoplexy

风痉　風痙（ふうけい）　convulsive disease

风疽　風疽（ふうそ）　chronic eczema

风厥　風厥（ふうけつ）　wind reversal

风疬　風癘（ふうれい）　wind scrofula

风痢　風痢（ふうり）　wind dysentery

风轮　風輪（ふうりん）　wind orbiculus, the black of the eye

风轮赤豆　風輪赤豆（ふうりんせきず）　fascicular keratitis

风轮风热证　風輪風熱証（ふうりんふうねつしょう）　wind-heat syndrome/pattern of wind orbiculus

风轮热毒证　風輪熱毒証（ふうりんねつどくしょう）　heat-toxin syndrome/pattern of wind orbiculus

风轮湿热证　風輪湿熱証（ふうりんしつねつしょう）　dampness-heat syndrome/pattern of wind orbiculus

风轮阴虚证　風輪陰虚証（ふうりんいんきょしょう）　yin deficiency syndrome/pattern of wind orbiculus

风疟　風瘧（ふうぎゃく）　wind malaria

风起㖞偏　風起喎偏（ふうきかへん）　distortion of the face due to pathogenic wind

风气　風気（ふうき）　wind qi

风气内动　風気内動（ふうきないどう）　internally-stirring wind, liver wind

风牵偏视　風牽偏視（ふうけんへんし）　paralytic strabismus

风热疮　風熱瘡（ふうねつそう）　wind-heat sore, pityriasis rosea

风热耳聋　風熱耳聾（ふうねつじろう）　wind-heat deafness

风热犯鼻证　風熱犯鼻証（ふうねつはんびしょう）　syndrome/pattern of wind-heat invading the nose

风热犯表证　風熱犯表証（ふうねつはんひょうしょう）　syndrome/pattern of wind-heat invading exterior

风热犯耳证　風熱犯耳証（ふうねつはんじしょう）　syndrome/pattern of wind-heat invading the ear

风热犯肺证　風熱犯肺証（ふうねつはんはいしょう）　syndrome/pattern of wind-heat invading the lung

风热犯头证　風熱犯頭証（ふうねつはんとうしょう）　syndrome/pattern of wind-heat invading the head

风热感冒　風熱感冒（ふうねつかんぼう）　wind-heat common cold

风热喉痹　風熱喉痹（ふうねつこうひ）　wind-heat pharyngitis, acute pharyngitis

风热惊悸　風熱驚悸（ふうねつきょうき）　wind-heat irritability

风热咳嗽　風熱咳嗽（ふうねつがいそう）　wind-heat cough

风热侵喉证　風熱侵喉証（ふうねつしんこうしょう）　syndrome/pattern of wind-heat invading the throat

风热乳蛾　風熱乳蛾（ふうねつにゅうが）　wind-heat tonsillitis

风热头痛　風熱頭痛（ふうねつずつう）　wind-heat headache

风热眩晕　風熱眩暈（ふうねつげんうん）　wind-heat dizziness

风热牙疳　風熱牙疳（ふうねつがかん）　wind-heat ulcerative gingivitis

风热咽痹　風熱咽痹（ふうねつえんぴ）　wind-heat acute pharyngitis

风热腰痛　風熱腰痛（ふうねつようつう）　wind-heat lumbago

风热疫毒证　風熱疫毒証（ふうねつえきどくしょう）　syndrome/pattern of wind-heat and epidemic toxin, syndrome/pattern of wind-heat with epidemic toxin

风热证　風熱証（ふうねつしょう）　wind-heat syndrome

风瘙痒　風掻痒（ふうそうよう）　pruritus due to wind, cutaneous pruritus

风痧　風痧（ふうさ）　rubella

风胜行痹证　風勝行痹証（ふうしょうこうひしょう）　syndrome/pattern of wind-prevailing migratory arthralgia

风胜则动　風勝れば則ち動ず（ふうまされればすなわちどうず）　wind domination causing vibration

风湿　風湿（ふうしつ）　wind-dampness

风湿犯头证　風湿犯頭証（ふうしつはんとうしょう）　syndrome/pattern of wind-dampness invading the head

风湿凌目证　風湿凌目証（ふうしつりょうもくしょう）　syndrome/pattern of wind-dampness invading the eye, syndrome/pattern of wind-dampness insulting the eye

风湿头痛　風湿頭痛（ふうしつずつう）　wind-dampness headache

风湿袭表证　風湿襲表証（ふうしつしゅうひょうしょう）　syndrome/pattern of wind-dampness attacking the exterior，syndrome/pattern of wind-dampness assailing the exterior

风湿相搏　風湿相搏（ふうしつそくはく）　mutual contention of wind and dampness

风湿腰痛　風湿腰痛（ふうしつようつう）　wind-dampness lumbago

风湿证　風湿証（ふうしつしょう）　wind-dampness syndrome

风水　風水（ふうすい）　wind edema

风水相搏证　風水相搏証（ふうすいそくはくしょう）　wind-water combat syndrome/pattern

风痰　風痰（ふうたん）　wind phlegm

风痰痉　風痰痙（ふうたんし）　wind-phlegm convulsion

风痰头痛　風痰頭痛（ふうたんずつう）　wind-phlegm headache

风痰眩晕　風痰眩暈（ふうたんげんうん）　wind-phlegm dizziness

风痰证　風痰証（ふうたんしょう）　wind-phlegm syndrome/pattern

风团　風団（ふうだん）　wheal

风温　風温（ふうおん）　wind-warmth

风温痉　風温痙（ふうおんけい）　wind-warm convulsion

风温证　風温証（ふうおんしょう）　wind-warm syndrome

风痫　風癇（ふうかん）　wind epilepsy

风消　風消（ふうしょう）　emaciation due to emotional upset

风泻　風瀉（ふうしゃ）　wind diarrhea

风心痛　風心痛（ふうしんつう）　wind-cold epigastric pain

风癣　風癬（ふうせん）　tinea corporis

风眩　風眩（ふうげん）　wind dizziness

风瘾　風癮疹（ふういんしん）/蕁麻疹（じんましん）　rubella，urticaria

风燥　風燥（ふうそう）　wind-dryness

风疹　風疹（ふうしん）　rubella，German measles

风证　風証（ふうしょう）　wind syndrome/pattern

风中经络　風中経絡（ふうちゅうけいらく）　syndrome/pattern of wind striking meridian/channel and collateral

风中血脉　風中血脉（ふうちゅうけつみゃく）　wind attacking the blood vessels，wind striking the blood vessels

风龉牙痛　風龉牙痛（ふうしゅがつう）　wind toothache

封藏失职　封蔵失職（ふうぞうしっしょく）　failure to store essence, essence-storing inability

封髓丹　封髄丹（ほうずいたん）　Essence-Preserving Pill

FU 肤跌跗敷伏扶服浮釜腑腐妇附复腹

fū 肤跌跗敷

肤胀　膚脹（ふちょう）　anasarca, cutaneous distenion

跌阳脉　跌陽脈（ふようみゃく）　anterior tibial pulse

跗骨伤　跗骨傷（ふこつしょう）　fracture of tarsal bone

敷贴法　敷貼法（ふちょうほう）　application method

敷药　敷薬（ふやく）　topical application of drug

fú 伏扶服浮

伏虫病　伏虫病（ふくちゅうびょう）　parasitosis

伏瘕　伏瘕（ふくか）　lump in the large intestine

伏脉　伏脈（ふくみゃく）　hidden pulse

伏气　伏気（ふくき）　latent-qi warm disease, latent qi, hidden pathogenic factor

伏气温病　伏気温病（ふくきおんびょう）　latent-qi warm disease, hidden seasonal febrile disease

伏热　伏熱（ふくねつ）　latent heat

伏热在里　伏熱裏に在り（ふくねつりにあり）　latent heat in the interior

伏暑　伏暑（ふくしょ）　latent summerheat

伏暑晚发　伏暑晩発（ふくしょばんぱつ）　delayed summerheat

伏邪　伏邪（ふくじゃ）　latent pathogen

伏邪自发　伏邪自ずから発す（ふくじゃおのずからはっす）　spontaneous attack by latent pathogen

伏宿痰　伏宿痰（ふくしゅくたん）　latent phlegm

伏饮　伏飲（ふくいん）　recurrent fluid retention

扶弱　扶弱（ふじゃく）　supporting weakness

扶阳化浊　扶陽、濁を化す（ふよう、だくをかす）　reinforcing yang to eliminate turbidity

扶阳退阴　扶陽抑陰（ふようよくいん）　reinforcing yang to eliminate yin pathogenic factor

扶正固本　扶正、本を固める（ふせい、ほんをかためる）　strengthening healthy
　　qi to enhance body resistance

扶正解表　扶正解表（ふせいかいひょう / ふせいげひょう）　reinforcing healthy
　　qi and relieving exterior，reinforcing the healthy qi and releasing the exterior

扶正祛邪　扶正祛邪（ふせいきょじゃ）　strengthening genuine qi to eliminate
　　pathogenic factor

服食　服食（ぶくしょく）　taking medicine

服药法　服薬法（ふくやくほう）　administration method

浮刺　浮刺（ふし）　superficial needling

浮络　浮絡（ふらく）　superficial collateral vessel

浮脉　浮脈（ふみゃく）　floating pulse

浮热　浮熱（ふねつ）　superficial heat；pseudo-heat

浮翳内障　浮翳内障（ふえいないしょう）　anterior cataract

fǔ 釜腑腐

釜底抽薪　釜底抽薪（ふていちゅうしん）　taking away firewood from under the
　　cauldron，promoting defecation to remove sthenic heat

釜沸脉　釜沸脈（ふふつみゃく）　bubble-rising pulse，cauldron-seething pulse

腑　腑（ふ）　fu-organ，bowel

腑病治脏　腑病は臓を治す（ふびょうはぞうをちす）　treating zang-organ for
　　fu-organ disease

腑气行于脏　腑気は臓に行らせる（ふきはぞうにめぐらせる）　fu-organs
　　transporting qi to zang-organs

腑输精于脏　腑は精を臓に輸す（ふはせいをぞうにゆす）　fu-organs trans-
　　porting essence to zang-organs

腐苔　腐苔（ふたい）　curdy coating，curdy fur

fù 妇附复腹

妇科证治准绳　女科証治準縄（じょかしょうちじゅんじょう）　*Standards for
　　Diagnosis and Treatment of Women's Diseases*

妇人大全良方　婦人大全良方（ふじんたいぜんりょうほう）　*The Complete
　　Effective Prescriptions of Gynecology and Obstetrics*

妇人血亏　婦人、血虧す（ふじん、けつきす）　anemia in women

妇人脏躁　婦人臓躁（ふじんぞうそう）　hysteria in women

附骨疽　附骨疽（ふこつそ）　bone-attaching carbuncle，suppurative osteomyelitis, pyogenic infection of bone

附桂理中丸 附桂理中丸（ぶけいりちゅうがん） Bolus of Radix Aconiti Lateralis Praeparata and Cortex Cinnamomi for Regulating the Middle Energizer

附子汤 附子湯（ぶしとう） Decoction of Radix Aconiti Lateralis Praeparata

复方 複方（ふくほう） compound formula/prescription

复方大柴胡汤 複方大柴胡湯（ふくほうだいさいことう） Compound Major Radix Bupleuri Decoction

复方大承气汤 複方大承気湯（ふくほうだいじょうきとう） Compound Major Drastic Purgative Decoction

复元活血汤 復元活血湯（ふくげんかっけつとう） Decoction for Recovery and Activation of Blood Circulation

傅青主女科 傅青主女科（ふせいしゅじょか） *Fu Qingzhu's Obstetrics and Gynecology*

腹背阴阳配穴法 腹背陰陽配穴法（ふくはいいんようはいけつほう） ventrodorsal yin-yang point combination

腹部迸伤 腹部迸傷（ふくぶほうしょう） abdominal muscular spasm due to sudden strain

腹部陈伤 腹部陳傷（ふくぶちんしょう） old abdominal injury

腹部绞痛 腹部絞痛（ふくぶこうつう） abdominal colic

腹部内伤 腹部内傷（ふくぶないしょう） traumatic injury of abdominal viscera

腹伤肠出 腹傷による腸、脱出する（ふくしょうによるちょう、だっしゅつする） open abdominal injury with prolapsed intestine

腹痛 腹痛（ふくつう） abdominal pain, abdominalgia

腹痛下坠 腹痛、下墜を伴う（ふくつう、かついをともなう） abdominal pain with tenesmus

腹诊 腹診（ふくしん） abdominal palpation, abdominal examination

腹痈 腹癰（ふくよう） carbuncle on the abdominal wall

腹胀 腹脹（ふくちょう） abdominal distension

腹中硬块 腹腔にある硬い塊（ふくこうにあるかたいかたまり） hard abdominal lump

F

G

G

GAN 干甘肝疳感

gān 干甘肝疳

干便　乾便（かんべん）　dry stool
干疳　乾疳（かんかん）　dryness infantile malnutrition
干霍乱　乾霍乱（かんかくらん）　dry cholera
干脚气　乾脚気（かんかっけ）　dry beriberi
干疽　乾疽（かんそ）　anterolateral shoulder cellulitis
干咳　乾咳（かんがい）　dry cough
干呕　乾嘔（かんおう）　retching
干陷　乾陥（かんかん）　dry inward invasion
干胁痛　乾脇痛（かんきょうつう）　dry hypochondriac pain
干癣　乾癬（かんせん）　chronic eczema；neurodermatitis
甘草干姜茯苓白术汤　甘草乾姜茯苓白朮湯（かんぞうかんきょうぶくりょう
　　びゃくじゅつとう）　Decoction of Radix et Rhizoma Glycyrrhizae，Rhizoma
　　Zingiberis，Poria and Rhizoma Atractylodis Macrocephalae
甘草泻心汤　甘草瀉心湯（かんぞうしゃしんとう）　Decoction of Radix et
　　Rhizoma Glycyrrhizae for Purging Stomach Fire
甘疳　甘疳（かんかん）　infantile malnutrition due to improper diet
甘寒清热　甘寒清熱（かんかんせいねつ）　clearing heat with sweet-cold drug，
　　clearing heat with sweet-flavored and cold-natured drugs
甘寒生津　甘寒生津（かんかんしょうしん）　engendering liquid with sweet-
　　cold medicinals，promoting fluid with sweet-flavored and cold-natured drugs
甘寒益胃　甘寒益胃（かんかんえきい）　treating impairment of stomach fluid
　　with sweat-cold medicinals，benefiting stomach with sweet-flavored and
　　cold-natured drugs
甘寒滋润　甘寒滋潤（かんかんじじゅん）　nourishing and moistening with
　　sweet-cold medicinals，nourishing and moistening actions with sweet-flavored
　　and cold-natured drugs
甘露消毒丹　甘露消毒丹（かんろしょうどくたん）　Sweet Dew Detoxication Pill
甘麦大枣汤　甘麦大棗湯（かんばくたいそうとう）　Decoction of Radix et

Rhizoma Glycyrrhizae，Fructus Tritici and Fructus Jujubae

甘遂通结汤　甘遂通結湯（かんついつうけつとう）　Decoction of Radix Kansui for Removing the Intestinal Obstruction

甘温除热　甘温除熱（かんおんじょねつ）　relieving fever with sweet and warm medicinals，relieving fever with sweet-flavored and warm-natured drugs

甘辛无降　甘辛は降が無し（かんしんはこうがなし）　sweet and acrid drugs without lowering action，sweet- and acrid-flavored drugs without lowering action

肝痹　肝痺（かんひ）　liver impediment，liver qi stagnation

肝藏血　肝は血を蔵す（かんはけつをぞうす）　liver storing blood

肝常有余　肝常有余（かんじょうゆうよ）　liver being often in superabundance，liver being usually sufficient

肝胆病辨证　肝胆病弁証（かんたんびょうべんしょう）　liver-gallbladder diseases syndrome differentiation/pattern identification

肝胆俱实　肝胆俱実（かんたんぐじつ）　excess of dual liver and gallbladder，dual excess of the liver-gallbladder

肝胆湿热　肝胆湿熱（かんたんしつねつ）　liver-gallbladder dampness-heat

肝胆湿热证　肝胆湿熱証（かんたんしつねつしょう）　syndrome/pattern of dampness-heat in liver and gallbladder

肝风　肝風（かんふう）　liver wind

肝风内动　肝風内動（かんふうないどう）　internal stirring of liver wind

肝风内动证　肝風内動証（かんふうないどうしょう）　syndrome/pattern of internal stirring of liver wind

肝疳　肝疳（かんかん）　infantile malnutrition involving liver，infantile liver malnutrition

肝寒　肝寒（かんかん）　liver cold

肝合胆　肝は胆に合す（かんはたんにごうす）　liver and gallbladder being closely related

肝火　肝火（かんか）　liver fire

肝火不得卧　肝火、臥すること得ず（かんか、がすることえず）　sleeplessness due to liver fire

肝火炽盛证　肝火熾盛証（かんかしせいしょう）　syndrome/pattern of blazing liver fire，intense liver fire syndrome/pattern

肝火耳聋　肝火耳聾（かんかじろう）　deafness due to liver fire

肝火耳鸣　肝火耳鳴（かんかじめい）　tinnitus due to liver fire

肝火燔耳证　肝火燔耳証（かんかはんじしょう）　syndrome/pattern of liver fire

invading the ear，syndrome/pattern of liver fire blazing the ear

肝火犯肺　肝火犯肺（かんかはんはい）　liver fire invading the lung

肝火犯头证　肝火犯頭証（かんかはんとうしょう）　syndrome/pattern of liver fire invading the head

肝火上炎　肝火上炎（かんかじょうえん）　up-flaming of liver fire，liver fire flaming upward

肝火上炎证　肝火上炎証（かんかじょうえんしょう）　syndrome/pattern of up-flaming liver fire，syndrome/pattern of liver fire flaming upward

肝经湿热　肝経湿熱（かんけいしつねつ）　dampness-heat in liver meridian/channel，dampness-heat in the liver meridian

肝经湿热证　肝経湿熱証（かんけいしつねつしょう）　syndrome/pattern of dampness-heat in the liver meridian/channel

肝经实热　肝経実熱（かんけいじつねつ）　excess heat in liver meridian/channel

肝厥　肝厥（かんけつ）　syncope due to liver disorder

肝绝　肝絶（かんぜつ）　exhaustion of liver qi

肝开窍于目　肝は目に開竅す（かんはめにかいきょうす）　eye being a window of liver，eye as a window of liver

肝咳　肝咳（かんがい）　liver cough

肝脾不和　肝脾不和（かんぴふわ）　incoordination between the liver and spleen

肝气　肝気（かんき）　liver qi

肝气不和　肝気不和（かんきふわ）　disharmony of liver qi

肝气不舒　肝気不舒（かんきふじょ）　constraint of liver qi，constrained liver qi，obstruction of liver qi

肝气犯脾　肝気犯脾（かんきはんぴ）　liver qi invading the spleen

肝气犯胃　肝気犯胃（かんきはんい）　liver qi invading the stomach，liver qi stagnation attacking the stomach

肝气横逆　肝気横逆（かんきおうぎゃく）　transverse invasion of liver qi stagnation

肝气逆　肝気逆（かんきぎゃく）　counterflow of liver qi

肝气上逆　肝気上逆（かんきじょうぎゃく）　upward invasion of liver qi stagnation

肝气盛　肝気盛（かんきせい）　exuberance of liver qi，excess of liver qi

肝气实　肝気実（かんきじつ）　excess of liver qi

肝气胁痛　肝気脇痛（かんききょうつう）　hypochondriac pain due to liver qi stagnation

肝气虚　肝気虚（かんききょ）　liver qi deficiency

肝气郁结　肝気鬱結（かんきうっけつ）　liver qi depression，liver qi stagnation

肝气郁结不孕　肝気、鬱結による不孕（かんき、うっけつによるふよう）　sterility due to liver qi stagnation

肝热　肝熱（かんねつ）　liver heat

肝热恶阻　肝熱悪阻（かんねつつわり）　morning sickness due to liver-heat

肝热自汗　肝熱自汗（かんねつじかん）　spontaneous perspiration due to liver-heat

肝肾亏损　肝腎虧損（かんじんきそん）　liver-kidney depletion

肝肾亏损痛经　肝腎、虧損による痛経（かんじん、きそんによるつうけい）　dysmenorrhea due to damage of the liver and kidney

肝肾同源　肝腎同源（かんじんどうげん）　liver and kidney sharing one source，homogeny of the liver and kidney

肝肾相生　肝腎相生（かんじんそうせい）　interpromotion between the liver and kidney

肝肾阴虚　肝腎陰虚（かんじんいんきょ）　liver-kidney yin deficiency

肝肾阴虚证　肝腎陰虚証（かんじんいんきょしょう）　liver-kidney yin deficiency syndrome/pattern，yin deficiency syndrome/pattern of the liver and kidney

肝生于左　肝は左に生ず（かんはひだりにしょうず）　liver qi starting circulation from the left，liver qi circulation starting from the left

肝失条达　肝失条達（かんしつじょうたつ）　liver failing to act freely

肝实　肝実（かんじつ）　excess/sthenia syndrome of liver disorder

肝实热　肝実熱（かんじつねつ）　excess heat in liver

肝胃不和证　肝胃不和証（かんいふわしょう）　liver-stomach disharmony syndrome/pattern，syndrome/pattern of liver qi invading the stomach

肝胃气痛　肝胃気痛（かんいきつう）　stomachache due to emotional depression and the liver qi stagnation attacking the stomach

肝恶风　肝は風を悪む（かんはふうをにくむ）　liver being averse to wind，liver aversion to wind

肝虚　肝虚（かんきょ）　liver deficiency，liver asthenia

肝虚寒　肝虚寒（かんきょかん）　deficiency-cold of liver，asthenic cold of liver

肝血　肝血（かんけつ）　liver blood

肝血虚　肝血虚（かんけつきょ）　liver blood deficiency

肝血虚证　肝血虚証（かんけつきょしょう）　liver blood deficiency syndrome/pattern

肝阳　肝陽（かんよう）　liver yang

肝阳化风　肝陽化風（かんようかふう）　liver yang transforming into wind

肝阳化风证　肝陽化風証（かんようかふうしょう）　syndrome/pattern of liver yang transforming into wind

肝阳化火　肝陽化火（かんようかか）　liver yang transforming into fire

肝阳偏旺　肝陽偏旺（かんようへんおう）　hyperactivity of liver yang

肝阳上亢　肝陽上亢（かんようじょうこう）　ascendant hyperactivity of liver yang，hyperactivity of liver yang

肝阳上亢证　肝陽上亢証（かんようじょうこうしょう）　syndrome/pattern of ascendant hyperactivity of liver yang，syndrome/pattern of hyperactivity of liver yang

肝阳虚　肝陽虚（かんようきょ）　liver yang deficiency

肝阳虚证　肝陽虚証（かんようきょしょう）　liver yang deficiency syndrome/pattern

肝阴　肝陰（かんいん）　liver yin

肝阴虚　肝陰虚（かんいんきょ）　liver yin deficiency

肝阴虚证　肝陰虚証（かんいんきょしょう）　syndrome/pattern of liver yin deficiency

肝与胆相表里　肝と胆は表裏の関係にある（かんとたんはひょうりのかんけいにある）　interior-exterior relationship between the liver and gallbladder

肝郁　肝鬱（かんうつ）　liver depression

肝郁化火证　肝鬱化火証（かんうつかかしょう）　syndrome/pattern of liver depression transforming into fire，syndrome/pattern of liver qi depression transforming into fire

肝郁经行先期　肝鬱による経行先期（かんうつによるけいこうせんき）　preceded menstrual cycle due to liver qi stagnation

肝郁脾虚　肝鬱脾虚（かんうつひきょ）　liver depression and spleen asthenia/deficiency

肝郁脾虚证　肝鬱脾虚証（かんうつひきょしょう）　syndrome/pattern of liver depression and spleen asthenia/deficiency

肝郁气滞证　肝鬱気滞証（かんうつきたいしょう）　syndrome/pattern of liver depression with qi stagnation

肝郁胁痛　肝鬱脇痛（かんうつきょうつう）　hypochondriac pain due to liver qi stagnation

肝郁泄泻　肝鬱泄瀉（かんうつせっしゃ）　diarrhea due to liver depression

G

肝郁血瘀证　肝鬱血瘀証（かんうつけつおしょう）　syndrome/pattern of liver depression and blood stasis

肝中寒　肝中寒（かんちゅうかん）　liver attacked by cold

肝主风　肝は風を主る（かんはふうをつかさどる）　liver governing wind

肝主谋虑　肝は謀慮を主る（かんはぼうりょをつかさどる）　liver governing design of strategy

肝主身之筋膜　肝は身の筋膜を主る（かんはしんのきんまくをつかさどる）　liver governing tendons and ligaments

肝主疏泄　肝は疏泄を主る（かんはそせつをつかさどる）　liver governing free flow of qi

肝主血海　肝は血海を主る（かんはけっかいをつかさどる）　liver governing the sea of blood, liver governing thoroughfare vessel

肝着　肝着（かんちゃく）　liver stagnancy, liver fixity

疳病　疳病（かんびょう）　infantile malnutrition

疳积　疳積（かんせき）　infantile malnutrition with accumulation, mild malnutrition with accumulation

疳积上目　疳積上目（かんせきじょうもく）　eye-involving malnutrition, keratomalacia

疳渴　疳渴（かんかつ）　infantile malnutrition with thirst

疳痨　疳癆（かんろう）　infantile malnutrition consumption

疳痢　疳痢（かんり）　infantile malnutrition with dysentery

疳气　疳気（かんげ）　mild infantile malnutrition

疳肿胀　疳腫脹（かんしゅちょう）　infantile malnutrition with abdominal distension

gǎn 感

感冒夹惊　感冒挟驚（かんぼうきょうきょう）　common cold with fright/convulsion

感冒夹痰　感冒挟痰（かんぼうきょうたん）　common cold with phlegm

感冒夹滞　感冒挟滞（かんぼうきょうたい）　common cold with food retention

GANG 刚肛

gāng 刚肛

刚痉　剛痙（ごうけい）　tonic convulsions

肛裂　肛裂（こうれつ）　anal fissure

肛漏　肛漏（こうろう）　anal fistula

肛痈　肛癰（こうよう）　anal abscess

GAO 高睾膏

gāo 高睾膏

高风内障　高風内障（こうふうないしょう）　high-wind internal visual obstruction, pigmentary retinopathy, retinopathy pigmentosa

高风雀目　高風雀目（こうふうじゃくもく）　high-wind sparrow's vision, pigmentary degeneration of retina

高风雀目内障　高風雀目内障（こうふうじゃくもくないしょう）　high-wind sparrow-vision internal visual obstruction, pigmentary retinopathy

高风障症　高風障症（こうふうしょうしょう）　high-wind internal visual obstruction, pigmentary retinopathy

高骨　高骨（こうこつ）　protruding bone, high bone; lumbar vertebra

高热谵妄　高熱譫妄（こうねつせんもう）　pyrexia with delirium

睾丸萎缩　睾丸萎縮（こうがんいしゅく）　testicular atrophy

睾丸肿痛　睾丸、腫痛す（こうがん、しゅつうす）　painful and swollen testis

膏剂　膏剤（こうざい）　paste, paste preparation

膏粱厚味　膏粱厚味（こうりょうこうみ）　rich fatty diet, greasy diet

膏淋　膏淋（こうりん）　chylous stranguria, unctuous strangury

膏摩　膏摩（こうま）　ointment rubbing, ointment massage

膏药　膏薬（こうやく）　plaster

膏药风　膏薬風（こうやくふう）　plaster dermatitis

膏药疗法　膏薬療法（こうやくりょうほう）　plaster therapy

膏滋　膏滋（こうじ）　soft extract

GE 割革格隔膈葛

gē 割

割治　割治（かつち）　incision therapy

gé 革格隔膈

革脉　革脈（かくみゃく）　tympanic pulse，drum-skin pulse

格阳　格陽（かくよう）　repelling yang，exuberant yin repelling yang

格阳关阴　格陽関陰（かくようかんいん）　abnormally gigantic pulse condition due to yin-yang imbalance；vomiting with difficulty in urination and defecation

格阴　格陰（かくいん）　repelling yin，exuberant yang repelling yin

格致余论　格致余論（かくちよろん）　*On Inquiring Properties of Things*

隔饼灸　隔餅灸（かくへいきゅう）　paste-partition moxibustion

隔姜灸　隔姜灸（かくきょうきゅう）　ginger-partition moxibustion

隔蒜灸　隔蒜灸（かくさんきゅう）　garlic-partition moxibustion

隔物灸　隔物灸（かくぶつきゅう）　indirect moxibustion

隔盐灸　隔塩灸（かくえんきゅう）　salt-partition moxibustion

膈　膈（かく）　diaphragm

膈下逐瘀汤　膈下逐瘀湯（かくかちくおとう）　Decoction for Dissipating Subdiaphragmatic Blood Stasis

膈痫　膈癇（かくかん）　epilepsy due to thoracic wind-phlegm accumulation

gé 葛

葛根芩连汤　葛根黄連黄芩湯（かっこんおうれんおうごんとう）　Decoction of Radix Puerariae，Radix Scutellariae and Rhizoma Coptidis

GEN 根跟

gēn 根跟

根结　根結（こんけつ）　starting and terminal points of meridian/channel

跟疔　跟疔（こんちょう）　heel boil

跟痛症　踵骨痛症（しょうこつつうしょう）　heel pain

GONG 攻宫

gōng 攻

攻补兼施　攻補兼施（こうほけんし）　reinforcing healthy qi and eliminating

pathogenic factor，treating with both elimination and reinforcement，combination of tonification and elimination

攻补兼施治法 攻補兼施治法（こうほけんしちほう） treatment with both tonification and elimination

攻毒 攻毒（こうどく） counteracting toxic substance; eliminating toxic substance; reducing toxicity

攻毒杀虫 攻毒殺虫（こうどくさっちゅう） removing toxic substance and destroying parasites

攻坚散结 攻堅散結（こうけんさんけつ） resolving lump and stagnation

攻溃 攻潰（こうかい） promoting pus discharge

攻里剂 攻裏剤（こうりざい） interior-attacking formula

攻下剂 攻下剤（こうげざい） purgative formula

攻下派 攻下派（こうげは） purgation school

攻下药 攻下薬（こうげやく） purgative，purgative medicinal

攻下逐水 攻下逐水（こうげちくすい） expelling water by purgation

攻下逐瘀 攻下逐瘀（こうげちくお） elimination of blood-stasis by catharsis

攻逐水饮 攻逐水飲（こうちくすいいん） expelling water by purgation，expelling retained fluid by purgation

宫外孕方 宮外孕方（きゅうがいようほう） Extrauterine Pregnancy Prescription

GOU 钩垢

gōu 钩

钩肠痔 鉤腸痔（こうちょうじ） mixed hemorrhoids
钩割法 鉤割法（こうかつほう） hooking-cutting method

gòu 垢

垢胎 垢胎（こうたい） menstruation during pregnancy

GU 孤箍古谷股骨蛊鼓瞽固痼

gū 孤箍

孤府 孤府（こふ） solitary fu-organ，triple energizer

孤阳不生，独阴不长 孤陽不生、独陰不長（こようふしょう、こいんふちょう）
Solitary yang does not grow while solitary yin does not increase, interdependence of yin and yang.

孤阳上出 孤陽上出（こようじょうしゅつ） upward floating of solitary yang

孤阴 孤陰（こいん） solitary yin

孤脏 孤臓（こぞう） solitary zang-organ

箍痛 箍痛（こつう） annular pain

箍围药 箍囲薬（こいやく） encircling drug

gǔ 古谷股骨蛊鼓瞽

古今图书集成医部全录 古今図書集成医部全録（ここんとしょしゅうせいいぶぜんろく） *Complete Ancient and Modern Medical Works of the Library Collection*

古今医案按 古今医案按（ここんいあんあん） *Comments on Ancient and Modern Case Reports*

古今医统正脉全书 古今医統正脈全書（ここんいとうせいみゃくぜんしょ） *A Complete Ancient and Modern Collection of the Orthodox Medical Works*

谷疸 穀疸（こくたん） dietary jaundice, jaundice due to immoderate food intake

谷道 穀道（こくとう） anus

谷道痒 穀道痒（こくとうよう） anal itching

谷气 穀気（こくき） food nutrient

股胫疽 股脛疽（こけいそ） suppurative osteomyelitis of thigh and shank

股疽 股疽（こそ） cellulitis of thigh

股内前廉 股内前廉（こないぜんれん） medial aspect of thigh

股癣 股癬（こせん） tinea cruris

股阳疽 股陽疽（こようそ） cellulitis of lateral aspect of the thigh

股阴疽 股陰疽（こいんそ） cellulitis of medial aspect of the thigh

股肿 股腫（こしゅ） femoral thrombotic phlebitis, thigh swelling

骨痹 骨痹（こつひ） bone impediment

骨槽风 骨槽風（こつそうふう） maxillary osteomyelitis

骨出差爻 骨出差爻（こつしゅつさこう） open fracture with overlapped fractured ends

骨错缝 脱臼（だっきゅう） bone dislocation

骨癫疾 骨癲疾（こつてんしつ） bony epilepsy

骨度 骨度（こつど） bone measurement, location of points by bone standard

骨度分寸定位法　骨度分寸定位法（こつどぶんすんていいほう）　location of point by bone proportional cun，acupoint location with bone proportional cun

骨度折量定位法　骨度折量定位法（こつどせつりょうていいほう）　location of point by bone measurement，acupoint location with bone measurement

骨端回纳　骨端回納（こつたんかいのう）　reduction of fractured ends

骨缝开错　骨縫開錯（こつほうかいさく）　complete fracture

骨疳　骨疳（こつかん）　infantile bone-involving malnutrition，kidney malnutrition

骨关节结核　骨関節結核（こつかんせつけっかく）　osteoarticular tuberculosis

骨骺分离　骨端線離開（こったんせんりかい）　epiphyseal separation

骨骺骨软骨病　骨端線障害（こったんせんしょうがい）　osteoepiphysio-chon-dropathy

骨极　骨極（こつきょく）　bone exhaustion

骨节　骨節（こっせつ）　joint

骨痨　骨癆（こつろう）　tuberculosis of bone and joint

骨碎筋翻　骨砕筋翻（こつさいきんはん）　complicated fracture

骨头归旧　骨頭帰旧（こつとうききゅう）　restoration of a dislocated bone to its original position

骨歪　骨歪（こつわい）　displacement of the fractured end of bone

骨痿　骨痿（こつい）　bone-involving flaccidity syndrome

骨与关节梅毒　梅毒性骨膜関節炎（ばいどくせいこつまくかんせつえん）　syphilis of bone and joint

骨者髓之府　骨は髄の腑（こつはずいのふ）　bone being house of marrow，bone as the house of marrow

骨针　骨針（鍼）（こっしん）　bone needle

骨蒸　骨蒸（こつじょう）　bone-steaming fever，steaming bone

骨蒸发热　骨蒸発熱（こつじょうはつねつ）　bone-steaming fever

蛊毒　蠱毒（こどく）　parasitic toxin

蛊胀　蠱脹（こちょう）　tympanites due to parasitosis

鼓肠　鼓腸（こちょう）　meteorism

鼓胀　鼓脹（こちょう）　tympanites

瞽症　瞽症（こしょう）　blindness

gù 固痼

固崩止带　固崩止帯（こほうしたい）　stopping metrorrhagia and leukorrhagia，stemming flooding and checking vaginal discharge

固表利水　固表利水（こひょうりすい）　consolidating superficial resistance and inducing diuresis

固表止汗　固表止汗（こひょうしかん）　consolidating the exterior to stop sweating，securing the exterior to check sweating，consolidating the exterior to stop sweating

固表止汗药　固表止汗薬（こひょうしかんやく）　exterior-strengthening anhidrotic medicinal，exterior-securing anhidrotic medicinal

固定垫　固定クッション（こていくっしょん）　pressure pad

固冲汤　固衝湯（こしょうとう）　Decoction for Reinforcing Thoroughfare Vessel

固定痛　固定痛（こていつう）　fixed pain，pain with definite site

固精缩尿　固精縮尿（こせいしゅくにょう）　securing essence and reducing urination

固精　固精（こせい）　relieving seminal emission with astringent drug

固精止带　固精止帯（こせいしたい）　relieving seminal emission and leukorrhagia

固涩剂　固渋剤（こじゅうざい）　astringent formula，securing and astringing formula

固涩药　固渋薬（こじゅうやく）　astringent medicinal

固涩止汗　固渋止汗（こじゅうしかん）　stopping perspiration with astringents

固涩止遗　固渋止遺（こじゅうしい）　stopping enuresis and emission with astringents

固肾　固腎（こじん）　reinforcing the kidney

固肾涩精　固腎渋精（こじんじゅうせい）　reinforcing the kidney and relieving seminal emission

固泄　固泄（こせつ）　retention and incontinence of urine and feces

痼疾　痼疾（こしつ）　obstinate illness，intractable disease

痼冷　痼冷（これい）　obstinate cold syndrome

GUA 瓜刮挂

guā 瓜刮

瓜蒂散　瓜蒂散（かていさん）　Powder of Pedicellus Melo

瓜蒌薤白白酒汤　瓜呂薤白白酒湯（かろがいはくはくしゅとう）　Decoction of Fructus Trichosanthis and Bulbus Allii Macrostemonis with Wine

瓜蒌薤白半夏汤　栝楼薤白半夏湯（かろがいはくはんげとう）　Decoction of Fructus Trichosanthis，Bulbus Allii Macrostemonis and Rhizoma Pinelliae

刮　刮（かつ）　scraping

刮柄法　刮柄法（かっへいほう）　handle-scraping method

刮痧　刮痧（かっさ）　scrapping therapy

guà 挂

挂线法　掛線法（かいせんぽう）　threaded ligation

GUAN 关观管贯

guān 关观

关刺　関刺（かんし）　articular needling

关格　関格（かんかく）　dysuria and constipation with incessant vomiting；dysuria
with incessant vomiting；a pulse condition indicating the divorce of yin and yang

关门不利　関門不利（かんもんふり）　edema with dysuria due to kidney hypofunction

观神色　神色を観る（しんしょくをみる）　inspection of spirit and complexion

guǎn 管

管针进针法　管針進針法（かんしんしんしんほう）　needle insertion with tube，
insertion of needle with tube

guàn 贯

贯通伤　貫通傷（かんつうしょう）　penetrating wound

GUANG 光

guāng 光

光剥舌　光剥舌（こうはくぜつ）　glossy tongue

GUI 归龟鬼桂

guī 归龟

归经　帰経（きけい）　meridian/channel tropism，meridian/channel entry

归脾汤　帰脾湯（きひとう）　Spleen-Invigorating Decoction

龟背　亀背（きはい）　kyphosis

龟背痰　亀背痰（きはいたん）　vertebral tuberculosis

龟背驼　亀背駝（きはいだ）　kyphosis

龟胸　亀胸（ききょう）　tortoise breast，chicken breast

guǐ 鬼

鬼击　鬼撃（きげき）　ghost stroke，disease with unknown reason

鬼门　鬼門（きもん）　sweat pore

鬼胎　鬼胎（きたい）　abdominal lump in female；hydatidiform mole；pseudo-
cyesis，pseudopregnancy

guì 桂

桂枝茯苓丸　桂枝茯苓丸（けいしぶくりょうがん）　Pill of Ramulus Cinnamomi
and Poria

桂枝附子汤　桂枝附子湯（けいしぶしとう）　Decoction of Ramulus Cinnamomi
and Radix Aconiti Lateralis Praeparata

桂枝加葛根汤　桂枝加葛根湯（けいしかかっこんとう）　Decoction of Ramulus
Cinnamomi with Radix Puerariae

桂枝加厚朴杏子汤　桂枝加厚朴杏仁湯（けいしかこうぼくきょうにんとう）
Decoction of Ramulus Cinnamomi with Cortex Magnoliae Officinalis and
Semen Armeniacae Amarum

桂枝加龙骨牡蛎汤　桂枝加竜骨牡蛎湯（けいしかりゅうこつぼれいとう）
Decoction of Ramulus Cinnamomi with Os Draconis and Concha Ostreae

桂枝人参汤　桂枝人参湯（けいしにんじんとう）　Decoction of Ramulus
Cinnamomi and Radix et Rhizoma Ginseng

桂枝汤　桂枝湯（けいしとう）　Decoction of Ramulus Cinnamomi

GUN 滚

gǔn 滚

滚刺筒　ローラー鍼（ろーらーしん）　needling roller，roller needle

滚法　滚法（こんぽう）　rolling manipulation，rolling and rotating manipulation

GUO 腘过

guó 腘

腘　腘（こく）　popliteal fossa
腘窝囊肿　膝窩囊胞（しつかのうほう）　popliteal cyst

guò 过

过经　過経（かけい）　meridian transmission, transmission from one meridian/channel to another

G

H

HA 虾

há 虾

虾蟆瘟 蝦蟆瘟（がまおん） cheek inflammation, mumps, facial erysipelas

HAI 骸

hái 骸

骸 骸（がい） skeleton, tibia

H

HAN 含寒汗

hán 含寒

含腮疮 含腮瘡（がんさいそう） suppurative lesion of the cheek in newborns, mumps

寒 寒（かん） cold

寒包火 寒包火（かんぽうか） cold-enveloped fire, cold-wrapped fire

寒秘 寒秘（かんぴ） cold constipation

寒痹 寒痹（かんぴ） cold arthralgia

寒喘 寒喘（かんぜん） cold dyspnea

寒从中生 寒は中より生ず（かんはなかよりしょうず） cold originating from the interior

寒毒 寒毒（かんどく） cold toxin

寒格 寒格（かんかく） cold-rejecting

寒化 寒化（かんか） cold transformation, cold formation

寒霍乱 寒霍乱（かんかくらん） cold cholera

寒积腹痛 寒積腹痛（かんしゃくふくつう） abdominal pain due to cold accumulation

寒剂 寒剤（かんざい） cold-natured prescription

寒痉　寒痙（かんけい）　cold convulsion

寒厥　寒厥（かんけつ）　cold reversal, cold syncope

寒凉派　寒涼派（かんりょうは）　medical school of cold- and cool-natured medicinals

寒凝胞宫证　寒凝胞宮証（かんぎょうほうきゅうしょう）　syndrome/pattern of cold congealing in uterus

寒凝气滞　寒凝気滞（かんぎょうきたい）　qi stagnation due to cold congealing, qi stagnation due to cold contraction

寒凝血瘀证　寒凝血瘀証（かんぎょうけつおしょう）　syndrome/pattern of cold congealing and blood stasis, syndrome/pattern of congealing cold with blood stasis, cold-contracted blood stasis

寒疟　寒瘧（かんぎゃく）　cold malaria

寒热辨证　寒熱弁証（かんねつべんしょう）　cold-heat syndrome differentia-tion/pattern identification

寒热错杂　寒熱錯雑（かんねつさくざつ）　cold and heat in complexity, cold-heat complex, cold intermingled with heat

寒热格拒　寒熱格拒（かんねつかくきょ）　repelling of cold and heat, repelling of cold and heat between medicinal and symptom, cold and heat repulsion

寒热夹杂痞　寒熱挟雑痞（かんねつきょうざつひ）　cold-heat intermingled fullness

寒热平调　寒熱平調（かんねつへいちょう）　combination of cold and warm medicinals, combination of cold- and warm-natured medicinals

寒热起伏　寒熱起伏（かんねつきふく）　alternative chills and fever

寒热如疟　寒熱如瘧（かんねつにょぎゃく）　malaria-like chills and fever

寒热往来　寒熱往来（かんねつおうらい）　alternating chills and fever, alterna-tion of chills and fever

寒入血室　寒入血室（かんにゅうけっしつ）　cold invading the uterus, cold entering the blood chamber

寒疝　寒疝（かんせん）　cold abdominal colic; testalgia due to cold

寒胜热　寒勝熱（かんしょうねつ）　cold dominating heat

寒胜痛痹证　寒勝痛痹証（かんしょうつうひしょう）　syndrome/pattern of cold-prevailing agonizing arthralgia

寒胜则浮　寒勝てば則ち浮く（かんかてばすなわちうく）　cold domination causing edema

寒湿　寒湿（かんしつ）　cold-dampness

寒湿发黄　寒湿発黄（かんしつはつおう）　cold-dampness jaundice

寒湿发黄证　寒湿発黄証（かんしつはつおうしょう）　syndrome/pattern of cold-dampness jaundice

寒湿脚气　寒湿脚気（かんしつかっけ）　cold-dampness beriberi

寒湿久痹　寒湿久痺（かんしつきゅうひ）　cold-dampness arthralgia

寒湿困脾　寒湿困脾（かんしつこんひ）　cold-dampness encumbering spleen，cold and dampness encumbering the spleen

寒湿困脾证　寒湿困脾証（かんしつこんひしょう）　syndrome/pattern of cold-dampness disturbing the spleen

寒湿痢　寒湿痢（かんしつり）　cold-dampness dysentery

寒湿内阻证　寒湿内阻証（かんしつないそしょう）　syndrome/pattern of internal obstruction of cold-dampness

寒湿凝滞经闭　寒湿凝滞による経閉（かんしつぎょうたいによるけいへい）　cold-dampness amenorrhea

寒湿凝滞痛经　寒湿凝滞による痛経（かんしつぎょうたいによるつうけい）　cold-dampness dysmenorrhea

寒湿泄泻　寒湿泄瀉（かんしつせっしゃ）　cold-dampness diarrhea

寒湿腰痛　寒湿腰痛（かんしつようつう）　cold-dampness lumbago

寒实　寒実（かんじつ）　cold-excess syndrome

寒痰证　寒痰証（かんたんしょう）　cold-phlegm syndrome/pattern

寒痰阻肺证　寒痰阻肺証（かんたんそはいしょう）　syndrome/pattern of cold-phlegm obstructing the lung

寒下　寒下（かんげ）　cold purgation

寒下剂　寒下剤（かんげざい）　cold purgative formula

寒哮　寒哮（かんこう）　cold wheezing

寒邪眩晕　寒邪眩暈（かんじゃげんうん）　dizziness due to pathogenic cold

寒邪直中阴经　寒邪直中陰経（かんじゃじきちゅういんけい）　pathogenic cold attacking yin meridians

寒泄　寒泄（かんせつ）　cold diarrhea

寒夜啼　寒夜啼（かんやてい）　night crying due to cold

寒因寒用　寒因寒用（かんいんかんよう）　treating cold with cold，using medicinals of cold nature to treat pseudo-cold syndrome

寒则气收　寒なれば気収まる（かんなればきおさまる）　cold causing qi to contract

寒瘴　寒瘴（かんしょう）　cold miasmic malaria

寒者热之　寒はこれを熱す（かんはこれをねつす）　treating cold with heat，treating cold-syndrome with hot-natured drugs

寒证　寒証（かんしょう）　cold syndrome/pattern

寒滞肝脉证　寒滞肝脈証（かんたいかんみゃくしょう）　syndrome/pattern of cold stagnation in liver meridian/ channel

寒滞胃肠证　寒滞胃腸証（かんたいいちょうしょう）　syndrome/pattern of cold stagnation in the stomach and intestines

寒滞中焦　寒滞中焦（かんたいちゅうしょう）　cold accumulation in middle energizer

寒中　寒中（かんちゅう）　cold apoplexy

H

hàn 汗

汗出漐漐然　汗漐漐然として出ず（かんしゅうしゅうぜんとしていず）　incessant sweating

汗出如油　汗出づること油の如し（かんいづることあぶらのごとし）　oily sweating，greasy sweating

汗法　汗法（かんぽう）　sweating method, promoting sweating, diaphoresis

汗剂　汗剤（かんざい）　diaphoretic prescription

汗家　汗家（かんか）　patient subject to hyperhidrosis

汗为心液　汗は心液為り（かんはしんえきなり）　sweat as the fluid of the heart

汗淅疮　汗淅瘡（かんせきそう）　erythema intertrigo

汗证　汗証（かんしょう）　sweating syndrome，abnormal sweating，hidrosis

HAO 蒿毫

hāo 蒿

蒿芩清胆汤　蒿芩清胆湯（こうごんせいたんとう）　Decoction of Herba Artemisiae Annuae and Radix Scutellaria for Clearing Dampness-Heat from Gallbladder，Gallbladder-Clearing Decoction of Herba Artemisiae Annuae and Radix Scutellaria

háo 毫

毫针　毫針（鍼）（ごうしん）　filiform needle

HE 合何和颌鹤

hé 合何和颌

合病 合病（ごうびょう） combination of diseases

合谷刺 合谷刺（ごうこくし） triple directional needling, join valley needling

合骨 合骨（ごうこつ） medial malleolus

何人饮 何人飲（かじんいん） Decoction of Radix Polygoni Multiflori and Radix et Rhizoma Ginseng, Who's Decoction

和法 和法（わほう） harmonizing method, mediating method, reconciliation therapy

和肝 和肝（わかん） regulating liver qi

和解表里 和解表裏（わかいひょうり） harmonizing exterior and interior

和解法 和解法（わかいほう） harmonizing method, mediating method

和解剂 和解剤（わかいざい） harmonizing formula, harmonizing and releasing formula

和解少阳 和解少陽（わかいしょうよう） harmonizing lesser yang, mediating lesser yang, reconciling lesser yang

和胃 和胃（わい） regulating the stomach

和胃化浊 和胃化濁（わいけだく） regulating the stomach to resolve turbidness

和胃降逆 和胃降逆（わいこうぎゃく） harmonizing the stomach and lowering adverse qi, harmonizing the stomach to lower adverse qi

和胃理气 和胃理気（わいりき） regulating stomach qi

和血调经 和血調経（わけつちょうけい） regulating blood to normalize menstruation

和血息风 和血熄風（わけつそくふう） harmonizing blood and extinguishing wind, harmonizing blood to extinguish wind, regulating blood to subdue wind

和血止痛 和血止痛（わけつしつう） regulating blood to alleviate pain

和药 和薬（わやく） mediating medicinal, reconciling drug

和营活血 和営活血（わえいかっけつ） regulating nutrient qi to promote blood circulation

和营理血 和営理血（わえいりけつ） regulating nutrient qi and blood

和营生新 和営生新（わえいせいしん） regulating nutrient qi to promote tissue regeneration

和营止痛 和営止痛（わえいしつう） regulating nutrient qi to relieve pain

和中安神　和中安神（わちゅうあんしん）　harmonizing the middle and tranquil-izing mind，harmonizing the middle to tranquilize mind

和中下气　和中下気（わちゅうかき）　regulating energizer to keep the adverse qi downward

颔下痈　頷下癰（かんかよう）　submandibular abscess

hè 鹤

鹤膝风　鶴膝風（かくしつふう）　arthroncus of knee

鹤膝风痰　鶴膝風痰（かくしつふうたん）　tuberculosis of knee joint

HEI 黑

hēi 黑

黑崩　黒崩（こくほう）　metrorrhagia with blackish discharge

黑带　黒帯（こくたい）　leucorrhagia with blackish discharge

黑疸　黒疸（こくたん）　black jaundice

黑疔　黒疔（こくちょう）　blackish gingival furuncle，furuncle of external ear

黑风内障　黒風内障（こくふうないしょう）　black glaucoma

黑睛　黒睛（こくせい）　black of the eye，dark of the eye

黑睛混蒙　黒睛混蒙（こくせいこんもう）　pancorneal opacity

黑睛溃陷　黒睛潰陥（こくせいかいかん）　ulcer of cornea

黑睛破损　黒睛破損（こくせいはそん）　perforation of cornea

黑睛属肝　黒睛は肝に属す（こくせいはかんにぞくす）　the black eye pertaining to the liver

黑睛微晦　黒睛微晦（こくせいびかい）　lusterless cornea

黑苔　黒苔（こくたい）　black coating，black fur

黑锡丹　黒錫丹（こくしゃくたん）　Black Tin Pill

黑逍遥散　黒逍遙散（こくしょうようさん）　Black Ease Powder

黑眼　黒眼（くろめ）　dark of the eye，cornea and iris

黑影茫茫　黒影、茫茫とす（こくえい、ぼうぼうとす）　muscegenetic vision

HENG 横

héng 横

横产　横産（よこざん）　transverse presentation
横刺　横刺（おうし）　transverse insertion，horizontal puncture
横指同身寸　横指同身寸（おうしどうしんすん）　finger-breadth body-cun，
　　finger-breadth body-inch，finger-breadth cun

HONG 烘红洪虹

hōng 烘

烘焙　烘焙（こうばい）　baking

hóng 红洪虹

红汗　紅汗（こうかん）　epistaxis
红蝴蝶疮　紅蝴蝶瘡（こうこちょうそう）　lupus erythematosus
红舌　紅舌（こうぜつ）　red tongue
红丝疔　紅絲疔（こうしちょう）　red-streaked furuncle，acute lymphangitis
红霞映日　紅霞映日（こうかえいじつ）　pannus covering cornea，keratic pannus
红眼　紅眼（こうがん）　acute contagious conjunctivitis
洪脉　洪脈（こうみゃく）　surging pulse，full pulse
虹彩　虹彩（こうさい）　iris

HOU 齁喉后厚候

hōu 齁

齁喘　齁喘（こうぜん）　asthma with wheezing sound

hóu 喉

喉痹　喉痺（こうひ）　pharyngitis，throat impediment
喉疮　喉瘡（こうそう）　throat abscess
喉底　喉底（こうてい）　posterior laryngeal wall，retropharynx

H

喉底痈　喉底癰（こうていよう）　retropharyngeal abscess

喉鹅　喉鵝（こうが）　tonsillitis

喉风　喉風（こうふう）　throat wind, acute throat trouble

喉疳　喉疳（こうかん）　throat ulceration

喉关　喉関（こうかん）　isthmus of fauces, throat pass

喉关痈　喉関癰（こうかんよう）　peritonsillar abscess, faucial abscess

喉核　喉核（こうかく）　tonsil, throat node

喉间溃烂　喉間潰爛（こうかんかいらん）　pharynx ulceration

喉间痰阻　喉間痰阻（こうかんたんそ）　phlegm-obstructed throat

喉菌　喉菌（こうきん）　throat carcinoma, throat cancer

喉科指掌　喉科指掌（こうかししょう）　*A Guide to Throat Diseases*

H

喉瘤　喉瘤（こうりゅう）　throat tumor

喉鸣如锯　喉鳴、鋸の如し（こうめい、きょのごとし）　stridor serraticus

喉球　喉球（こうきゅう）　ball-shaped new growth of throat

喉痧　喉痧（こうさ）　scarlatina

喉癣　喉癬（こうせん）　tinea-like throat erosion, lichenoid erosion of the throat, membranous pharyngitis

喉嗌　喉嗌（こうえき）　throat, laryngopharynx, pharynx

喉喑　喉瘖（こういん）　hoarseness

喉瘖　喉瘖（こういん）　aphonia due to throat abscess

喉痈　喉癰（こうよう）　throat abscess, retropharyngeal abscess

喉中水鸡声　喉中水鶏声（こうちゅうすいけいせい）　wheezing sound

hòu 后厚候

后天　後天（こうてん）　postnatal, after birth

后天失调　後天失調（こうてんしっちょう）　lack of proper care after birth

后天之火　後天の火（こうてんのか）　acquired fire

后天之精　後天の精（こうてんのせい）　acquired essence, postnatal essence

后下　後下（こうげ）　to be decocted later, decocted later

后阴　後陰（こういん）　anus

厚朴温中汤　厚朴温湯（こうぼくおんちゅうとう）　Decoction of Cortex Magnoliae Officinalis for Warming the Middle Energizer

厚苔　厚苔（こうたい）　thick coating, thick fur

候气　候気（こうき）　awaiting qi

HU 呼狐糊虎户

hū 呼

呼气恶臭　呼気悪臭（こきあくしゅう）　offensive breath
呼吸补泻　呼吸補瀉（こきゅうほしゃ）　respiratory reinforcement and reduction，respiratory supplementation and drainage
呼吸促迫　呼吸促迫（こきゅうそくはく）　tachypnea，rapid breathing
呼吸微弱　呼吸微弱（こきゅうびじゃく）　feeble breathing

hú 狐糊

狐惑病　狐惑病（こわくびょう）　throat-anus-genital syndrome，fox-creeper disease
狐疝　狐疝（こせん）　inguinal hernia
糊丸　糊丸（こがん）　flour-water paste pill，pasted pill

hǔ 虎

虎口三关　虎口三関（ここうさんかん）　three passes of index finger

hù 户

户门　戸門（こもん）　teeth

HUA 花滑化

huā 花

花斑癣　花斑癬（かはんせん）　tinea versicolor
花剥舌　花剥舌（かはくぜつ）　geographic tongue
花颠　花顛（かてん）　erotomania
花癣　花癬（かせん）　facial pityriasis simplex
花翳白陷　花翳白陥（かえいはっかん）　petaloid nebula with a sunken center，ulcerative keratitis，corneal ulcer

huá 滑

滑肠　滑腸（かっちょう）　laxation

H

滑剂　滑剤（かつざい）　lubricant formula，lubrication prescription

滑精　滑精（かっせい）　spontaneous seminal emission，spermatorrhea

滑利关节　滑利関節（かつりかんせつ）　lubricating joint

滑脉　滑脈（かつみゃく）　slippery pulse，smooth pulse

滑胎　滑胎（かつたい）　habitual miscarriage

滑苔　滑苔（かつたい）　slippery coating，slippery fur

滑泄　滑泄（かっせつ）　efflux diarrhea

滑翳内障　滑翳内障（かつえいないしょう）　smooth cataract

huà 化

化斑　化斑（かはん）　dissipating ecchymosis，relieving rash

化斑汤　化斑湯（かはんとう）　Rash-Relieving Decoction

化虫丸　化虫丸（かちゅうがん）　Anthelmintic Pill

化风　化風（かふう）　transforming into wind

化腐　化腐（かふ）　resolving putridity

化火　化火（かか）　transforming into fire

化积　化積（かせき）　resolving accumulation

化脓灸　化膿灸（かのうきゅう）　pustulating moxibustion，suppurative moxibustion，festering moxibustion

化脓性关节炎　化膿性関節炎（かのうせいかんせつえん）　suppurative arthritis

化气利湿　化気利湿（かきりしつ）　transforming qi and draining dampness，transforming qi to drain dampness

化气利水　化気利水（かきりすい）　transforming qi and draining water，transforming qi to drain water

化气行水　化気行水（かきこうすい）　warming yang qi to promote diuresis

化热　化熱（けねつ）　transforming into heat

化湿　化湿（けしつ）　resolving dampness

化湿和胃　化湿和胃（けしつわい）　resolving dampness to regulate the stomach

化湿健胃　化湿健胃（けしつけんい）　resolving dampness to strengthen the stomach

化湿降浊　化湿降濁（けしつこうだく）　removing dampness and lowering the turbid；removing dampness to lower the turbid

化湿利水　化湿利水（けしつりすい）　resolving dampness and promoting diuresis

化湿舒筋　化湿舒筋（けしつじょきん）　resolving dampness and relaxing muscle

化湿行气　化湿行気（けしつこうき）　resolving dampness and moving qi，

resolving dampness to move qi

化湿药　化湿薬（けしつやく）　dampness-resolving medicinal

化痰　化痰（けたん）　resolving phlegm

化痰开窍　化痰開竅（けたんかいきょう）　resolving phlegm for resuscitation；resolving phlegm to open the orifices

化痰平喘　化痰平喘（けたんへいぜん）　resolving phlegm and relieving asthma；resolving phlegm to relieve asthma

化痰软坚　化痰軟堅（けたんなんけん）　resolving phlegm and softening hard lump

化痰散结　化痰散結（けたんさんけつ）　resolving phlegm and dissipating lump；resolving phlegm to dissipate lump

化痰药　化痰薬（けたんやく）　phlegm-resolving medicinal

化痰止咳　化痰止咳（けたんしがい）　resolving phlegm and relieving cough；resolving phlegm to relieve cough

化饮解表　化飲解表（けいんげひょう）　relieving fluid-retention and exterior

化瘀消积　化瘀消積（かおしょうせき）　removing blood stasis and resolving lump；removing blood stasis to resolve lump

化瘀止血药　化瘀止血薬（かおしけつやく）　stasis-resolving hemostatic，stasis-resolving hemostatic medicinal

化燥　化燥（かそう）　transforming into dryness

HUAI 槐坏

huái 槐

槐花散　槐花散（かいかさん）　Flos Sophorae Powder

huài 坏

坏病　壊病（えびょう）　deteriorated disease

HUAN 环缓

huán 环

环肛漏　環肛漏（かんこうろう）　perianal fistula

环跳流痰 環跳流痰（かんちょうりゅうたん） cold abscess around Huantiao point

环跳疽 環跳疽（かんちょうそ） deep-rooted abscess around Huantiao point

huǎn 缓

缓补 緩補（かんぽ） mild tonification

缓方 緩方（かんほう） mild formula, slow-acting formula

缓攻 緩攻（かんこう） mild purgation

缓急止痛 緩急止痛（かんきゅうしつう） relieving spasm and pain

缓剂 緩剤（かんざい） mild formula, slow-acting formula

缓疽 緩疽（かんそ） lumps in the knee due to cold accumulation

缓脉 緩脈（かんみゃく） moderate pulse, relaxed pulse, even pulse

缓下 緩下（かんげ） laxation

HUANG 黄

huáng 黄

黄带 黄帯（おうたい） yellowish vaginal discharge

黄疸 黄疸（おうだん） jaundice

黄帝内经 黄帝内経（こうていないきょう） *Neijing, Huangdi's Canon of Medicine*

黄帝内经灵枢注证发微 黄帝内経霊枢注証発微（こうていないきょうれいすうちゅうしょうはつび） *Annotated Elucidation of Miraculous Pivot in Huangdi's Canon of Medicine*

黄帝内经素问灵枢集注 黄帝内経素問霊枢集注（こうていないきょうそもんれいすうしゅうちゅう） *Variorum of Miraculous Pivot and Plain Questions in Huangdi's Canon of Medicine*

黄帝内经素问注证发微 黄帝内経素問注証発微（こうていないきょうそもんちゅうしょうはつび） *Annotated Elucidation of Plain Questions in Huangdi's Canon of Medicine*

黄帝内经太素 黄帝内経太素（こうていないきょうたいそ） *Huangdi's Canon of Medicine: Grand Comprehension*

黄帝素问宣明论方 黄帝素問宣明論方（こうていそもんせんめいろんほう） *Prescriptions and Expositions of Huangdi's Plain Questions*

黄耳伤寒　黄耳傷寒（こうじしょうかん）　otogenic intracranial infection, yellow otorrhea fever

黄汗　黄汗（こうかん）　yellow sweat

黄家　黄家（こうか）　jaundice patient

黄连解毒汤　黄連解毒湯（おうれんげどくとう）　Antidotal Rhizoma Coptidis Decoction

黄连汤　黄連湯（おうれんとう）　Rhizoma Coptidis Decoction

黄龙汤　黄竜湯（おうりゅうとう）　Yellow Dragon Decoction

黄腻苔　黄膩苔（おうじたい）　yellowish and greasy tongue fur

黄胖　黄胖（おうはん）　yellowish puffiness, sallow disease, general edema with sallow complexion

黄芪鳖甲汤　黄耆別甲湯（おうぎべっこうとう）　Decoction of Radix Astragali and Carapax Trionycis

黄芪桂枝五物汤　黄耆桂枝五物湯（おうぎけいしごもつとう）　Decoction of Five Drugs with Radix Astragali and Ramulus Cinnamomi

黄芩滑石汤　黄芩滑石湯（おうごんかっせきとう）　Decoction of Radix Scute-llariae and Talcum

黄芩汤　黄芩湯（おうごんとう）　Radix Scutellariae Decoction

黄仁　黄仁（おうじん）　iris

黄水疮　黄水瘡（おうすいそう）　yellow-water sore, impetigo

黄苔　黄苔（おうたい）　yellow coating, yellow fur

黄土汤　黄土湯（おうどとう）　Decoction of Terra Flava Usta

黄肿　黄腫（おうしゅ）　yellowish puffiness

HUI 灰恢回蛔

huī 灰恢

灰苔　灰苔（かいたい）　gray coating, gray fur

恢刺　恢刺（かいし）　lateral needling, relaxing needling

huí 回蛔

回肠　回腸（かいちょう）　ileum

回光返照　回光返照（かいこうへんしょう）　last radiance of the setting sun

回乳　回乳（かいにゅう）　terminating lactation

回食单　回食単（かいしょくたん）　chronic follicular pharyngitis
回旋灸　回旋灸（かいせんきゅう）　circling moxibustion，revolving moxibustion
回阳　回陽（かいよう）　restoring yang，recuperating depleted yang
回阳固脱　回陽固脱（かいようこだつ）　restoring yang to stop collapse
回阳救急汤　回陽救急湯（かいようきゅうきゅうとう）　Yang-Restoring Decoction from Collapse
回阳救逆　回陽救逆（かいようきゅうぎゃく）　restoring yang to save from collapse；recuperating depleted yang and rescuing the patient from collapse
蛔疳　回疳（かいかん）　infantile malnutrition due to ascariasis，ascaris malnutrition

HUN 昏混

hūn 昏

昏厥　昏厥（こんけつ）　syncope，fainting
昏瞀　昏瞀（こんぼう）　blurred vision，dysphoria

hùn 混

混睛外障　混睛外障（こんせいがいしょう）　murky-eye external nebula，interstitial keratitis
混睛障　混睛障（こんせいしょう）　murky eye nebula，interstitial keratitis

HUO 活火豁藿

huó 活

活络丹　活絡丹（かつらくたん）　Collateral-Activating Bolus
活人葱豉汤　活人葱豉湯（かつじんそうしとう）　Life-Saving Decoction of Bulbus Allii Fistulosi and Semen Sojae Praeparatum
活血化瘀　活血化瘀（かっけつかお）　activating blood and resolving stasis；promoting blood circulation to remove blood stasis
活血化瘀药　活血化瘀薬（かっけつかおやく）　blood-activating and stasis-resolving medicinal
活血疗伤药　活血療傷薬（かっけつりょうしょうやく）　blood-activating and trauma-curing medicinal

活血祛瘀药　活血祛瘀薬（かっけつきょおやく）　blood-activating and stasis-dispelling medicinal

活血调经　活血調経（かっけつちょうけい）　promoting blood circulation to regulate menstruation

活血通经　活血通経（かっけつつうけい）　promoting blood circulation to restore menstruation

活血通络　活血通絡（かっけつつうらく）　promoting blood circulation to remove collateral obstruction

活血消积　活血消積（かっけつしょうせき）　promoting blood circulation to remove stagnancy

活血行气药　活血行気薬（かっけつこうきやく）　blood-activating and qi-moving medicinal

活血止痛药　活血止痛薬（かっけつしつうやく）　blood-activating analgesic，blood-activating medicinal

活幼心法　活幼心法（かつようしんぽう）　*Eruptive Diseases in Children*

huǒ 火

火　火（か）　fire

火不生土　火が土を生せず（かがどをしょうせず）　fire failing to generate earth

火乘金　火乗金（かじょうきん）　fire subjugating metal

火毒　火毒（かどく）　fire toxin

火毒内陷证　火毒内陥証（かどくないかんしょう）　syndrome/pattern of inward invasion of fire toxin

火毒证　火毒証（かどくしょう）　fire toxin syndrome/pattern

火疳　火疳（かかん）　scleritis，acute scleritis

火罐　火罐（かかん）　cupping apparatus

火罐法　火罐法（かかんほう）　fire cupping therapy

火候　火候（かこう）　control of time and temperature

火化少阳　火化少陽（かかしょうよう）　fire transformation of lesser yang

火克金　火剋金（かこくきん）　fire restricting metal，fire restraining metal

火逆　火逆（かぎゃく）　malpractice of heat therapy，deterioration with heat therapy

火热迫肺　火熱が肺に迫る（かねつがはいにせまる）　fire-heat distressing the lung，fire and heat distressing the lung

火热证　火熱証（かねつしょう）　fire-heat syndrome/pattern

火生土　火生土（かしょうど）　fire generating earth，fire engendering earth

火盛刑金　火盛刑金（かせいけいきん）　exuberant fire tormenting metal

火旺刑金　火旺刑金（かおうけいきん）　hyperactive fire tormenting metal，excessive fire impairing metal

火陷　火陷（かかん）　fire inward invasion

火邪　火邪（かじゃ）　fire pathogen，fire，pathogenic fire

火郁　火鬱（かうつ）　fire stagnation

火曰炎上　火は炎上と曰う（かはえんじょうという）　fire characterized by flaring up

火针烙法　火針烙法（かしんらくほう）　cauterization with firing acupuncture

火制　火制（かせい）　fire processing

huò 豁藿

H

豁痰　豁痰（かったん）　eliminating phlegm

豁痰开窍　豁痰開竅（かったんかいきょう）　eliminating phlegm and opening orifices；eliminating phlegm to open orifices

豁痰息风　豁痰熄風（かったんそくふう）　eliminating phlegm and extinguishing wind；eliminating phlegm to extinguish wind

豁痰醒脑　豁痰醒脳（かったんせいのう）　eliminating phlegm for resuscitation

藿朴夏苓汤　藿朴夏苓湯（かくぼくかりょうとう）　Decoction of Herba Pogostemonis，Cortex Magnolia Officinalis，Rhizoma Pinelliae and Poria

藿香正气散　藿香正気散（かっこうしょうきさん）　Health-Restoring Powder of Herba Pogostemonis

J

J

JI 肌鸡奇积畸激急疾挤剂季既济

jī 肌鸡奇积畸激

肌痹　肌痹（きひ）　muscle impediment，flesh impediment
肌腠　肌腠（きそう）　muscular striae
肌肤不仁　肌膚不仁（きふふじん）　numbness of skin
肌肤甲错　肌膚甲錯（きふこうさく）　scaly skin，encrusted skin，squamous and dry skin
肌肤麻木　肌膚麻木（きふまぼく）　numbness of skin
鸡鸣散　鷄鳴散（けいめいさん）　Rooster-Crowing Powder
鸡苏散　鷄蘇散（けいそさん）　Rooster-Waking Powder
奇方　奇方（きほう）　odd-numbered ingredient formula
积聚　積聚（しゃくじゅ）　abdominal lump，accumulation-gathering，aggregation-accumulation
积食　食積（しょくせき）　food retention
畸胎　奇胎（きたい）　teratism
激经　激経（げきけい）　regular menstruation during pregnancy

jí 急疾

急方　急方（きゅうほう）　emergent formula，quick-acting formula
急风　急風（きゅうふう）　acute wind stroke
急疳　急疳（きゅうかん）　progressive infantile malnutrition
急喉痹　急喉痺（きゅうこうひ）　acute pharyngitis
急喉风　急喉風（きゅうこうふう）　acute throat wind，acute laryngemphraxis
急喉暗　急喉暗（きゅうこういん）　acute hoarseness
急黄　急黄（きゅうおう）　acute jaundice，jaundice with sudden onset
急火　急火（きゅうび）　strong fire
急惊风　急驚風（きゅうきょうふう）　acute infantile convulsion
急劳　急労（きゅうろう）　acute pulmonary tuberculosis
急乳蛾　急乳蛾（きゅうにゅうが）　acute tonsillitis
急下　急下（きゅうか）　drastic purgation

急下存阴　急下存陰（きゅうげぞんいん）　emergent purgation to preserve yin

急者缓之　急者緩之（きゅうしゃかんし）　treating spasm with relaxation

疾脉　疾脈（しつみゃく）　swift pulse, racing pulse

疾徐补泻　疾徐補瀉（しつじょほしゃ）　rapid-slow reinforcement and reduction, quick-slow supplementation and draining

jǐ 挤

挤压法　擠圧法（せいあつほう）　squeezing and pressing manipulation

jì 剂季既济

剂量　投与量（とうよりょう）　dose, dosage

剂型　剤形（ざいけい）　dosage form, preparation form

季经　季経（きけい）　seasonal menstruation, trimonthly menstruation

既病防变　既病防変（きびょうぼうへん）　controlling development of existing disease

济生方　済生方（さいせいほう）　*Life-Saving Prescriptions*

济生肾气丸　済生腎気丸（さいせいじんきがん）　Life-Preserving Pill for Replenishing Kidney Qi

济阴纲目　済陰綱目（さいいんこうもく）　*Compendium of Obstetrics and Gynecology*

JIA 加夹甲假瘕架

jiā 加夹

加减复脉汤　加減復脈湯（かげんふくみゃくとう）　Modified Pulse-Restoring Decoction

加减葳蕤汤　加減葳蕤湯（かげんいずいとう）　Modified Rhizoma Polygonati Odorati Decoction

夹挤分骨　挟擠分骨（きょうさいぶんこつ）　separating bones by squeezing

夹食伤寒　挟食傷寒（きょうしょくしょうかん）　common cold with food retention

jiǎ 甲假瘕

甲疽　甲疽（こうそ）　paronychia

甲癣　爪白癬（つめはくせん）　tinea unguium
假寒　仮寒（かかん）　pseudo-cold，false cold
假热　仮熱（かねつ）　pseudo-heat，false heat
假麻　小児バラ疹（しょうにばらしん）　roseola infantum
假神　仮神（かしん）　false vitality
瘕　瘕（か）　indefinite abdominal lump，movable abdominal lump

jià 架

架火法　架火法（かかほう）　fire-rack cupping

JIAN 间肩兼煎茧睑简蹇间建健腱

jiān 间肩兼煎

间气　間気（かんき）　intermediate qi
肩不举　肩不挙（けんふきょ）　shoulder-raising inability
肩胛疽　肩胛疽（けんこうそ）　scapular carbuncle
肩解　肩解（けんかい）　shoulder joint
肩骱落下　肩骱落下（けんかいらっか）　shoulder joint dislocation
肩息　肩息（けんそく）　shoulder-raising breathing，severe dyspnea
兼方　兼方（けんぽう）　complex prescription
兼证　兼証（けんしょう）　secondary symptom
煎膏　煎膏（せんこう）　soft extract
煎剂　煎剤（せんざい）　decoction
煎厥　煎厥（せんけつ）　scorching syncope，heat syncope
煎水代茶饮　煎水代茶飲（せんすいだいちゃいん）　decoction as the daily drink
煎水外洗　煎水外洗（せんすいがいせん）　decoction as a lotion
煎药　煎薬（せんやく）　decocting medicinals
煎药法　煎薬法（せんやくほう）　decocting method，decoction method
煎药用水　煎薬用水（せんやくようすい）　medicinal-decocting water

jiǎn 茧睑简蹇

茧唇　繭唇（けんしん）　lip cancer，cocoon lip
睑废　瞼廃（けんはい）　invalid eyelid，blepharoptosis，drooping eyelid
睑内　瞼内（けんない）　palpebral conjunctiva

睑内结石　瞼内結石（けんないけっせき）　calculus of palpebral conjunctiva

睑皮垂缓　眼瞼下垂（がんけんかすい）　blepharoptosis

睑生风粟　瞼生風粟（けんせいふうぞく）　follicle on the palpebral conjunctiva

睑生疡　瞼生瘍（けんせいよう）　calculus of palpebral conjunctiva

睑弦　瞼弦（けんげん）　palpebral margin

睑弦赤烂　瞼弦赤爛（けんげんせきらん）　red ulceration of palpebral margin，
marginal blepharitis

睑弦糜烂　瞼弦糜爛（けんげんびらん）　blepharitis ulcerosa

简明中医词典　簡明中医辞典（かんめいちゅういじてん）　*Concise Dictionary
of Traditional Chinese Medicine*

蹇　蹇（けん）　difficulty in movement

jiàn 间建健腱

间隔灸　間隔灸（かんかくきゅう）　indirect moxibustion

间接灸　間接灸（かんせつきゅう）　indirect moxibustion

间日疟　間日瘧（かんじつぎゃく）　tertian malaria

间歇痛　間歇痛（かんけつつう）　intermittent pain

建瓴汤　建瓴湯（けんれいとう）　Jian Ling Decoction

健脾补肺　健脾補肺（けんぴほはい）　invigorating the spleen and tonifying the
lung

健脾扶阳　健脾扶陽（けんぴふよう）　invigorating the spleen and reinforcing
yang，invigorating the spleen to reinforce yang

健脾和胃　健脾和胃（けんぴわい）　invigorating the spleen and harmonizing the
stomach

健脾化湿　健脾化湿（けんぴかしつ）　invigorating the spleen and resolving
dampness；invigorating the spleen to resolve dampness

健脾化痰　健脾化痰（けんぴかたん）　invigorating the spleen and resolving
phlegm；invigorating the spleen to resolve phlegm

健脾化浊　健脾化濁（けんぴかだく）　invigorating the spleen and resolving the
turbid；invigorating the spleen to resolve the turbid

健脾利湿　健脾利湿（けんぴりしつ）　invigorating the spleen and draining
dampness；invigorating the spleen to drain dampness

健脾疏肝　健脾疏肝（けんぴそかん）　invigorating the spleen and releasing liver qi

健脾消食　健脾消食（けんぴしょうしょく）　invigorating the spleen and promoting
digestion；invigorating the spleen to promote digestion

J

健脾益气　健脾益気（けんぴえっき）　invigorating the spleen and replenishing qi
健脾燥湿　健脾燥湿（けんぴそうしつ）　invigorating the spleen and drying dampness; invigorating the spleen to dry dampness
健胃化痰　健胃化痰（けんいかたん）　invigorating the stomach and resolving phlegm
健胃清肠　健胃清腸（けんいせいちょう）　invigorating the stomach and promoting bowel movements
健胃止呕　健胃止嘔（けんいしおう）　invigorating the stomach to arrest vomiting
腱鞘囊肿　腱鞘囊胞（けんしょうのうほう）　thecal cyst

JIANG 降绛

jiàng 降绛

降火化痰　降火化痰（こうかかたん）　removing lung fire and resolving phlegm
降剂　降剤（こうざい）　prescription with lowering action
降逆平喘　降逆平喘（こうぎゃくへいぜん）　lowering adverse qi to relieve asthma
降逆下气　降逆下気（こうぎゃくかき）　lowering counterflow of qi, directing qi downward, lowering the adverse flow of qi
降气　降気（こうき）　directing qi downward, lowering qi
降气化痰　降気化痰（こうきかたん）　lowering qi and resolving phlegm; directing qi downward to resolve phlegm
降气平喘　降気平喘（こうきへいぜん）　lowering qi and relieving dyspnea; lowering qi to relieve dyspnea
降气止呃　降気止呃（こうきしえつ）　lowering qi and relieving hiccup, directing qi downward to relieve hiccup, lowering qi to relieve hiccup
绛舌　絳舌（こうぜつ）　crimson tongue

JIAO 交胶椒绞脚

jiāo 交胶椒

交舌　交舌（こうぜつ）　recto-urethral fistula
交骨　交骨（こうこつ）　pubic bone; sacrococcygeal joint

交骨不开　交骨開かず（こうこつあかず）　immovability of pubic cartilage during parturition

交接出血　交接出血（こうせつしゅっけつ）　vaginal bleeding during sexual intercourse

交通心肾　交通心腎（こうつうしんじん）　restoring normal coordination between the heart and the kidney

胶艾汤　膠艾湯（きょうがいとう）　Decoction of Colla Corii Asini and Folium Artemisiae Argyi

胶囊剂　カプセル剤（かぷせるざい）　capsule

椒疮　椒瘡（しょうそう）　prickly-ash-like sore，trachoma

jiǎo 绞脚

绞痛　絞痛（こうつう）　colicky pain，colic，gripping pain

脚拐毒　脚拐毒（きゃくかいどく）　carbuncle on the external malleolus

脚盘出臼　脚盤出臼（きゃくばんしゅっきゅう）　ankle joint dislocation

脚气冲心　脚気衝心（かっけしょうしん）　heart-involving beriberi

脚湿气　脚湿気（きゃくしっけ）　foot dampness qi，tinea pedis

JIE 疖接洁结截解疥

jiē 疖接

疖　癤（せつ）　furuncle，boil

疖病　疖病（せつびょう）　furunculosis

接骨　接骨（せっこつ）　bone-knitting

接骨续筋　接骨続筋（せっこつぞくきん）　reunion of bone，muscle and ligament

jié 洁结截

洁净府　潔浄府（けつじょうふ）　cleaning the bladder，evacuating the bladder

结核　結核（けっかく）　subcutaneous node

结喉　結喉（けっこう）　Adam's apple，prominentia laryngea

结喉痈　結喉癰（けっこうよう）　abscess of prominentia laryngea

结脉　結脈（けつみゃく）　irregularly intermittent pulse，bound pulse

结膜红赤　結膜紅赤（けつまくこうせき）　conjunctival hyperemia

结膜鱼子　結膜魚子（けつまくぎょし）　conjunctival papillae

结舌　結舌（けつぜつ）　ankyloglossia

结胸　結胸（けっきょう）　thoracic accumulation，chest bind，chest accumulation of pathogenic factor

结阳　結陽（けつよう）　stagnancy of yang，binding in yang，yang qi inactivity

结阴　結陰（けついん）　stagnancy of yin，binding in yin，yin accumulation

截疟　截瘧（せつぎゃく）　preventing attack of malaria，interrupting malaria

截疟七宝饮　截瘧七宝飲（せつぎゃくしっぽういん / さいぎゃくしっぽういん）　Malaria Checking Decoction of Seven Valuable Drugs

jiě 解

解表法　解表法（かいひょうほう / げひょうほう）　releasing exterior method，exterior-releasing method

解表剂　解表剤（げひょうざい）　exterior-releasing formula

解表祛风　解表祛風（かひょうきょふう）　relieving exterior syndrome to dispel wind

解表散寒　解表散寒（げひょうざんかん）　releasing exterior and dissipating cold，releasing exterior to dissipate cold

解表药　解表薬（かいひょうやく / げひょうやく）　exterior-releasing medicinal，exterior-releasing drug

解毒　解毒（げどく）　removing toxin

解毒除瘴　解毒除瘴（げどくじょしょう）　detoxicating and treating malignant malaria，detoxicating to treat malignant malaria

解毒排脓　解毒排膿（げどくはいのう）　removing toxic substance and promoting pus discharge

解毒散结　解毒散結（げどくさんけつ）　removing toxic substance and resolving mass

解毒生肌　解毒生肌（げどくせいき）　removing toxic substance and engendering flesh

解毒消肿　解毒消腫（げどくしょうしゅ）　removing toxic substance and reducing swelling

解肌　解肌（げき）　releasing flesh，expelling pathogenic factors from the muscle and skin

解肌退热　解肌退熱（げきたいねつ）　expelling pathogenic factors from superficial muscle and reducing heat

解痉　解痙（かいけい）　spasmolysis

解痉止痛　解痙止痛（げけいしつう）　relieving spasm and pain

解颅　解顱（かいろ）　ununited skull, hydrocephalus, metopism

解热剂　解熱剤（げねつざい）　heat-reducing prescription

解索脉　解索脈（かいさくみゃく）　rope-untwining pulse, cord-fastening pulse

解郁泄热　解鬱泄熱（かいうつせつねつ）　resolving depression and discharging heat, resolving depression to discharge heat

jiè 疥

疥疮　疥瘡（かいそう）　scabies

JIN 金津筋紧近进浸禁噤

jīn 金津筋

金　金（きん）　metal

金疮　金瘡（きんそう）　incised wound

金疮痉　金瘡痙（きんそうけい）　lockjaw due to incised wound, tetanus

金疮内科　金瘡内傷（きんそうないしょう）　internal injury by incised wound

金疮书禁科　金瘡書禁科（きんそうしょきんか）　Department of Incised Wounds and Written Incantations

金匮要略方论　金匱要略方論（きんきようりゃくほうろん）　*Synopsis of Prescriptions of Golden Cabinet*

金匮要略方论本义　金匱要略方論本義（きんきようりゃくほうろんほんぎ）　*Genuine Conception of Synopsis of Golden Cabinet*

金匮心典　金匱心典（きんきしんてん）　*Essentials of Synopsis of Golden Cabinet*

金克木　金剋木（きんこくもく／ごんこくもく）　metal restricting wood, metal restraining wood

金铃子散　金鈴子散（きんれいしさん）　Powder of Fructus Toosendan

金破不鸣　金破不鳴（きんぱふめい）　broken gong failing to sound, dysphonia or hoarseness with excessive pathogenic factors in the lung

金气肃杀　金気粛殺（きんきしゅくさつ）　metal characterized by clearing and descending

金生水　金生水（きんしょうすい／ごんしょうすい）　metal generating water, metal engendering water

金实不鸣　金実不鳴（きんじつふめい）　muffled metal failing to sound, excess

metal failing to sound, aphonia due to sthenic pathogen of lung

金水相生 金水相生（きんすいそうせい） mutual generation between metal and water, promotion between metal and water, promotion between lung and kidney

金锁固精丸 金鎖固精丸（きんさこせいがん） Golden Lock Pill for Keeping Kidney Essence

金侮火 金侮火（ごんぶか） metal counter-restricting fire

金疡 金瘍（きんよう） incised wound; phlyctenular conjunctivitis

金元四大家 金元四大家（きんげんよんたいか） four eminent physicians in the *Jin* and *Yuan* Dynasties; four schools of medical thoughts in the *Jin* and *Yuan* Dynasties

金曰从革 金は従革と曰す（きんはじゅうかくともうす） metal characterized by changing, metal characterized by changes

金针 金針（きんしん） metal needle

金针拨内障 金針撥内障（きんしんはつこないしょう） cataractopiesis with metal needle, metal needle cataractopiesis

金镞 金鏃（きんぞく） battle-wound department

津 津（しん） fluid; saliva

津枯邪滞 津枯邪滞（しんこじゃたい） fluid exhaustion and pathogen retention

津枯血燥 津枯血燥（しんこけっそう） fluid exhaustion and blood dryness, fluid consumption and blood dryness, fluid deficiency resulting in blood dryness

津亏血瘀 津虧血瘀（しんきけつお） fluid exhaustion and blood stasis, fluid depletion and blood

津气 津気（しんき） body fluid; fluid, fluid and yang qi

津气亏虚证 津気虧虚証（しんきききょしょう） fluid-qi insufficiency syndrome/pattern, fluid-qi deficiency syndrome/pattern

津伤证 津傷証（しんしょうしょう） fluid consumption syndrome/pattern

津脱 津脱（しんだつ） fluid collapse

津血同源 津血同源（しんけつどうげん） fluid and blood from the same source

津液 津液（しんえき） body fluid

津液辨证 津液辨証（しんえきべんしょう） body fluid syndrome differentiation/pattern identification, fluid-humor pattern identification/ syndrome differentiation

津液亏虚证 津液虧虚証（しんえきききょしょう） fluid deficiency syndrome/pattern, fluid-humor deficiency syndrome/syndrome

筋　筋（きん）　sinew，tendon

筋痹　筋痹（きんぴ）　sinew impediment，impediment of the sinew，muscular rheumatism

筋弛　筋弛（きんし）　flaccidity of tendon and muscle

筋粗　筋粗（きんそ）　thickened sinew，hypertrophy of tendon and muscle

筋错　筋錯（きんさく）　irregularly-arranged tendons and muscular fibers

筋癫疾　筋癲疾（きんてんしつ）　sinew epilepsy

筋断　筋断（きんだん）　ruptured sinew

筋翻　筋翻（きんはん）　displacement of tendon and muscle

筋翻肉肿　筋翻肉腫（きんはんにくしゅ）　displacement and swelling of tendon and muscle

筋疳　筋疳（きんかん）　infantile sinew-involving malnutrition，infantile sinew-affecting malnutrition

筋骨不利　筋骨不利（きんこつふり）　stiffness of muscle and joint

筋骨寸断　筋骨寸断（きんこつすんだん）　severe injury of muscle and bone

筋骨疼痛　筋骨疼痛（きんこつとうつう）　arthralgia and myalgia

筋骨痿软　筋骨痿軟（きんこついなん）　flaccidity of extremities

筋合　筋合（きんごう）　restoration of tendon and muscle after injury

筋缓　筋緩（きんかん）　muscular atonia

筋会　筋会（きんかい）　influential point of tendon

筋急　筋急（きんきゅう）　muscular contracture

筋强　筋強（きんきょう）　soft tissue rigidity

筋结　筋結（きんけつ）　localized hyperplasia of soft tissue as nodule

筋疬　筋癧（きんれい）　hard scrofula

筋瘤　筋瘤（きんりゅう）　varix，varicosity，sinew tumor

筋挛　筋攣（きんれん）　muscular spasm，hypertonicity of the sinews

筋脉拘急　筋脈拘急（きんみゃくこうきゅう）　muscle spasm

筋膜　筋膜（きんまく）　aponeurosis，sinew-membrane

筋凝症　筋凝症（きんぎょうしょう）　tenosynovitis

筋扭　筋扭（きんじょう）　sprain of muscle and tendon

筋疝　筋疝（きんせん）　penitis

筋伤　筋傷（きんしょう）　sinew injury

筋伤壅肿　筋傷壅腫（きんしょうようしゅ）　traumatic edema

筋缩　筋縮（きんしゅく）　sinew contraction

筋惕肉瞤　筋惕肉瞤（きんてきにくじゅん）　muscular twitching and cramp

筋痿　筋痿（きんい）　muscle flaccidity；impotence
筋瘿　筋瘿（きんえい）　goiter with visible varicose veins
筋正　筋正（きんせい）　restoration of soft tissue
筋转　筋転（きんてん）　muscular spasm
筋纵　筋縦（きんじゅう）　flaccidity of tendon and muscle

jǐn 紧

紧喉　緊喉（きんこう）　closure throat，acute laryngemphraxis
紧脉　緊脈（きんみゃく）　tight pulse

jìn 近进浸禁噤

近部取穴　近部取穴（きんぶしゅけつ）　selection of adjacent points
近血　近血（きんけつ）　anorectal bleeding
进针法　進針法（しんしんほう）　needle-inserting method，needle insertion method
浸膏　浸膏（しんこう）　extract
浸剂　浸剤（しんざい）　infusion
浸酒　浸酒（しんしゅ）　infusing drugs in wine
浸淫疮　浸淫瘡（しんみそう）　acute eczema
浸渍法　浸漬法（しんしほう）　maceration
禁刺　禁刺（きんし）　acupuncture contraindication
禁方　禁方（きんぽう）　forbidden recipe
禁忌　禁忌（きんき）　contraindication
禁灸穴　禁灸穴（きんきゅうけつ）　moxibustion-contraindicated acupoint
禁科　禁科（きんか）　incantation department
噤风　噤風（きんふう）　lockjaw
噤口痢　噤口痢（きんこうり）　food-denial dysentery，food-denying dysentery

JING 经荆惊晶睛精井颈景痉镜

jīng 经荆惊晶睛精

经闭　経閉（けいへい）　amenorrhea，amenia
经闭发肿　経閉発腫（けいへいはっしゅ）　amenorrhea with edema
经别　経別（けいべつ）　meridian/channel divergence
经产剂　経産剤（けいさんざい）　formula for menstruation and childbirth

经迟　経遅（けいち）　delayed menstruation

经刺　経刺（けいし）　channel needling，meridian needling

经断复来　経断復行（けいだんふっこう）　postmenopausal hemorrhage

经方　経方（けいほう）　classical formula

经方派　経方派（けいほうは）　school in favor of classical prescriptions

经后吐衄　経後吐衄（けいごとじく）　postmenstrual epistaxis and hematemesis

经筋　経筋（けいきん）　meridian/channel sinew

经尽　経尽（けいじん）　end of meridian/channel transmission，ceasing to transmit

经乱　経乱（けいらん）　irregular menstruation，menstruation at irregular intervals

经络　経絡（けいらく）　meridian/channel and collateral

经络辨证　経絡弁証（けいらくべんしょう）　meridian/channel syndrome differentiation/pattern identification

经络感传　経絡感伝（けいらくかんでん）　meridian transmission

经络敏感点　経絡敏感点（けいらくびんかんてん）　sensitive point on meridian route

经络敏感人　経絡敏感人（けいらくびんかんじん）　meridian-sensitive subject

经络敏感线　経絡敏感線（けいらくびんかんせん）　sensitive line meridian

经络腧穴按诊　経絡腧穴按診（けいらくゆけつあんしん）　acupoint palpation

经络现象　経絡現象（けいらくげんしょう）　meridian/channel phenomenon

经络学　経絡学（けいらくがく）　study of meridians/channels and collaterals

经络学说　経絡学説（けいらくがくせつ）　theory of meridians/channels and collaterals

经络之海　経絡之海（けいらくのうみ）　sea of meridians，thoroughfare vessel

经络之气　経絡之気（けいらくのき）　meridian/channel qi

经络阻滞　経絡阻滞（けいらくそたい）　blockage of meridian

经脉　経脈（けいみゃく）　meridian，channel，meridian vessel

经脉之海　経脈之海（けいみゃくのうみ）　sea of meridians/channels，thoroughfare vessel

经期延长　経期延長（けいきえんちょう）　prolonged menstruation，menostaxis

经气　経気（けいき）　meridian/channel qi

经史证类备急本草　経史証類備急本草（けいししょうるいびきゅうほんぞう）
　Herbology for Emergency：*Classified Verification from Classics and Histories*

经水过多　経水過多（けいすいかた）　hypermenorrhea，menorrhagia，profuse menstruation

经水后期　経水後期（けいすいこうき）　delayed menstruation

经水涩少　経水渋少（けいすいじゅうしょう）　hypomenorrhea, scanty menstruation

经水先后不定期　経水先後不定期（けいすいせんごふていき）　irregular menstrual cycle

经水先期　経水先期（けいすいせんき）　advanced menstruation

经外奇穴　経外奇穴（けいがいきけつ）　extra point

经行便血　経行便血（けいこうべんけつ）　menstrual hemafecia

经行发热　経行発熱（けいこうはつねつ）　menstrual fever

经行风疹块　経行風疹塊（けいこうふうしんかい）　menstrual urticaria

经行浮肿　経行浮腫（けいこうふしゅ）　menstrual edema

经行腹痛　経行腹痛（けいこうふくつう）　dysmenorrhea, painful menstruation

经行后期　経行後期（けいこうこうき）　delayed menstrual period

经行口糜　経行口糜（けいこうこうび）　menstrual oral ulcer

经行衄血　経行衄血（けいこうじっけつ）　retrograde menstruation, regurgitant menstruation

经行身痛　経行身痛（けいこうしんつう）　menstrual general aching

经行吐血　経行吐衄（けいこうとじく）　menstrual hematemesis

经行先后无定期　経行先後不定期（けいこうせんごむていき）　irregular menstrual period

经行先期　経行先期（けいこうせんき）　advanced menstrual period

经行泄泻　経行泄瀉（けいこうせっしゃ）　diarrhea associated with menstruation

经穴　経穴（けいけつ）　meridian/channel point

经早　経早（けいそう）　advanced menstruation

荆防败毒散　荊防敗毒散（けいぼうはいどくさん）　Antiphlogistic Powder of Herba Schizonepetae and Radix Saposhnikoviae

惊风　驚風（きょうふう）　infantile convulsion

惊风抽搐　驚風抽搐（きょうふうちゅうちく）　convulsion

惊风烦渴　驚風煩渇（きょうふうはんかつ）　infantile convulsion with polydipsia

惊风腹痛　驚風腹痛（きょうふうふくつう）　infantile convulsion with abdominal pain

惊风热　驚風熱（きょうふうねつ）　infantile convulsion with fever

惊风四证八候　驚風四証八候（きょうふうよんしょうはっこう）　four syndromes and eight manifestations of infantile convulsion

惊风先兆　驚風先兆（きょうふうせんちょう）　prodrome of infantile seizure

惊疳　驚疳（きょうかん）　infantile heart-involving malnutrition

惊膈嗽　驚膈嗽（きょうかくそう）　cough after convulsion seizure

惊后瞳斜　驚後瞳斜（きょうごどうしゃ）　strabismus after convulsive seizure

惊积　驚積（きょうせき）　terror-indigestion syndrome

惊悸　驚悸（きょうき）　palpitation due to fright，fright palpitation

惊厥　驚厥（きょうけつ）　infantile convulsion；faint due to emotional upset

惊热　驚熱（きょうねつ）　fever with terror

惊伤胁痛　驚傷脇痛（きょうしょうきょうつう）　hypochondriac pain due to terror

惊水　驚水（きょうすい）　edema with infantile convulsion

惊瘫　驚癱（きょうたん）　paralysis of extremities after convulsive seizure

惊啼　驚啼（きょうてい）　cry with terror

惊痫　驚癇（きょうかん）　fright epilepsy；infantile convulsion

惊则气乱　驚則気乱（きょうそくきらん）　terror disturbing qi flow

惊震内障　驚震内障（きょうしんないしょう）　traumatic cataract

晶珠　水晶体（すいしょうたい）　crystalline lens

晶瘩　水晶様汗疹（すいしょうようかんしん）　miliaria crystalline

睛不和　睛不和（せいふわ）　eyeball moving unsmoothly，unsmooth eyeball movement；dull eye expression

睛带　眼筋（がんきん）　ocular muscle

睛高突起　突起睛高（とっきせいこう）　sudden protrusion of eyeball

睛胀　睛脹（せいちょう）　distension of eyeball

睛珠　睛珠（せいしゅ）　eyeball

精　精（せい）　renal essence；semen

精明之府　精明之府（せいめいのふ）　house of intelligence，head

精气　精気（せいき）　essential qi

精气夺则虚　精気奪則虚（せいきだつそくきょ）　exhaustion of essence qi bringing on deficiency syndrome

精气亏虚证　精気虧虚証（せいきききょしょう）　essential qi deficiency syndrome/pattern

精气学说　精気学説（せいきがくせつ）　theory of essential qi，essential qi theory

精窍　精竅（せいきょう）　male urinary meatus，essence orifice，external orifice of male urethra

精少　精少（せいしょう）　oligospermia

精神内守　精神内守（せいしんないしゅ）　keeping essence and spirit in interior

精室　精室（せいしつ）　semen chamber；mingmen；essence chamber

精微　精微（せいび）　refined nutritious substance

精脱　精脱（せいだつ）　essence collapse, collapse of essence, depletion of essence

精血同源　精血同源（せいけつどうげん）　essence and blood from the same source, homogeny of essence and blood

精者身之本　精者身之本（せいしゃしんのほん）　essence as the basis of body

精珠　水晶体（すいしょうたい）　crystalline lens

精浊　清濁（せいだく）　turbid essence, chronic prostatitis, turbid semen

jǐng 井颈景

井穴　井穴（せいけつ）　jing point

颈骨　頸骨（けいこつ）　cervical vertebrae

颈痈　頸癰（けいよう）　cervical carbuncle, acute pyogenic lymphadenitis of neck, cervical abscess

景岳全书　景岳全書（けいがくぜんしょ）　*Complete Collection of Jingyue's Treatise*

jìng 痉镜

痉病　痙病（けいびょう）　convulsive disease

痉咳　痙咳（けいがい）　paroxysmal spasmodic cough

痉厥　痙厥（けいけつ）　convulsive syncope

镜面舌　鏡面舌（きょうめんぜつ）　mirror tongue

JIU 九久灸酒救

jiǔ 九久灸酒

九刺　九刺（きゅうし）　nine types of needling, nine needling methods

九候　九候（きゅうこう）　nine pulse-taking locations

九六补泻法　九六補瀉法（きゅうろくほしゃほう／くろくほしゃほう）　nine-six reinforcing-reducing technique

九气　九気（きゅうき）　nine kinds of illnesses due to qi disturbance, nine qi-disorder diseases

九窍　九竅（きゅうきょう）　nine orifices

九味羌活汤　九味羌活湯（きゅうみきょうかつとう）　Nine-Ingredient Decoction of Radix et Rhizoma Notopterygii

九针　九鍼（きゅうしん）　nine needles，nine classical needles

久咳　久咳（きゅうがい）　chronic cough

久痢　久痢（きゅうり）　protracted dysentery

久疟　久瘧（きゅうぎゃく）　chronic malaria

久热伤阴　久熱傷陰（きゅうねつしょういん）　persistent fever with yin consumption

久泄　久泄（きゅうせつ）　chronic diarrhea

久泻　久瀉（きゅうしゃ）　chronic diarrhea

灸疮　灸瘡（きゅうそう）　moxibustion sore

灸法　灸法（きゅうほう）　moxibustion

灸剂　灸剤（きゅうざい）　preparation for moxibustion

酒悖　酒悖（しゅはい）　alcoholic irritability

酒疸　酒疸（しゅだん）　alcoholic jaundice

酒服送　酒服（しゅふく）　to be taken with wine，taken with wine

酒剂　酒剤（しゅざい）　wine preparation，medicated wine

酒煎　酒煎（しゅせん）　decocted with wine

酒客　酒客（しゅかく）　drunkard

酒醴　酒醴（しゅれい）　medicinal wine，vinum

酒癖　酒癖（しゅへき／さけぐせ）　alcohol addiction，liquor addiction；alcohol abdominal lump

jiù 救

救荒本草　救荒本草（きゅうこうほんぞう）　*Herbs for Relief of Famines*

救急剂　救急剤（きゅうきゅうざい）　emergency formula

救脱　救脱（きゅうだつ）　emergency treatment of collapse

JU 居疽局橘举巨拒剧聚

jū 居疽

居经　居経（きょけい）　trimonthly menstruation，quarterly menstruation

疽　疽（そ）　cellulitis，phlegmon

jú 局橘

局部选穴法　局部選穴法（きょくぶせんけつほう）　localized acupoint selection

橘半枳术丸　橘半枳朮丸（きっぱんきじゅつがん）　Pill of Pericarpium Citri Reticulatae，Rhizoma Pinelliae，Fructus Aurantii Immaturus and Rhizoma Atractylodis Macrocephalae

橘核丸　橘核丸（きっかくがん）　Semen Citri Reticulatae Pill

橘皮竹茹汤　橘皮竹茹湯（きっぴちくじょとう）　Decoction of Pericarpium Citri Reticulatoe and Caulis Bambusae in Taenia

jǔ 举

举按寻　举按尋（きょあんじん）　touching，pressing and searching

jù 巨拒剧聚

巨刺　巨刺（こし）　contra-lateral channel needling，contra-lateral meridian needling

拒按　拒按（きょあん）　tenderness

剧药　劇薬（げきやく）　potent drug

聚星障　聚星障（しゅうせいしょう）　clustered stars nebula，herpes simplex keratitis，superficial punctate keratitis

JUAN 蠲卷

juān 蠲

蠲痹汤　蠲痹湯（けんぴとう）　Anti-Rheumatism Decoction

蠲邪　蠲邪（けんじゃ）　expelling pathogenic factors

juǎn 卷

卷帘疗　卷簾疔（けんれんちょう）　bloody blister on the upper surface of tongue

卷舌痈　卷舌癰（けんぜつよう）　abscess on the border or center of the lower surface of tongue

JUE 决绝厥

jué 决绝厥

决渎之官　決涜の官（けっとくのかん）　organ serving as the passage for body fluid，triple energizer

绝汗　絶汗（ぜっかん）　anhidrosis

绝经期　絶経期（ぜっけいき）　menopausal period

绝经前后诸证　絶経前後諸証（ぜっけいぜんごしょしょう）　perimenopausal syndrome

厥聋　厥聾（けつろう）　deafness with vertigo

厥逆　厥逆（けつぎゃく）　reversal cold of limbs，reversal cold of the extremities；severe thoracic and abdominal pain；chronic headache

厥逆头痛　厥逆頭痛（けつぎゃくずつう）　headache due to cold

厥气　厥気（けっき）　chaotic qi

厥疝　厥疝（けつせん）　abdominal pain with cold limbs

厥心痛　厥心痛（けっしんつう）　precordial pain with cold limbs

厥阴证　厥陰病（けついんびょう）　yin-reverting syndrome/pattern

厥证　厥証（けつしょう）　syncope；reversal cold limbs

J

JUN 君峻

jūn 君

君臣佐使　君臣佐使（くんしんさし）　sovereign，minister，assistant and guide

君药　君薬（くんやく）　sovereign medicinal，monarch drug

jùn 峻

峻补　峻補（しゅんほ）　drastic tonification

峻剂　峻剤（しゅんざい）　drastic formula，quick-acting formula

峻下　峻下（しゅんげ）　drastic purgation

峻下寒积　峻下寒積（しゅんげかんせき）　eliminating cold accumulation and food stagnation with drastic purgation

峻下逐水药　峻下逐水薬（しゅんげちくすいやく）　drastic hydragogue，drastic purgative water-expelling medicinal

K

KA 咯

kǎ 咯

咯血　咯血（かっけつ）　hemoptysis

KAI 开

kāi 开

开达膜原　開達膜原（かいたつまくげん）　opening onto pleurodiaphragmatic interspace

开鬼门　鬼門を開く（きもんをひらく）　opening sweat pores

开阖补泻　開闔補瀉（かいこうほしゃ）　opening-closing reinforcement and reduction，opening-closing supplementation and draining

开痞　開痞（かいひ）　relieving flatulence

开窍　開竅（かいきょう）　inducing resuscitation；opening orifice

开窍化痰　開竅化痰（かいきょうけたん）　inducing resuscitation and reducing phlegm

开窍剂　開竅剤（かいきゅうざい）　resuscitative formula；orifice-opening formula

开窍药　開竅薬（かいきょうやく）　resuscitative stimulant，resuscitative medicinal；orifice-opening medicinal

开提　開提（かいてい）　eliminating and elevating

开胃　開胃（かいい）　promoting appetite

开郁结　鬱結を開く（うっけつをひらく）　relieving stagnation

开郁醒脾　開鬱醒脾（かいうつせいひ）　relieving stagnation and activating the spleen

开泄　開泄（かいせつ）　opening and discharging

111

KANG 亢抗

kàng 亢抗

亢害承制 亢害承制（こうがいしょうせい） unrestrained excess causing disorders
抗白喉合剂 抗白喉合剂（こうはくこうごうざい） Antidiphtheria Mixture

KE 咳客

ké 咳

咳逆上气 咳逆上気（がいぎゃくじょうき） cough with dyspnea
咳逆倚息 咳逆倚息（がいぎゃくいそく） cough and dyspnea in semireclining position
咳嗽 咳嗽（がいそう） cough
咳嗽失音 咳嗽失音（がいそうしつおん） aphonia due to cough
咳嗽痰盛 咳嗽痰盛（がいそうたんせい） cough with profuse sputum
咳血 咳血（がいけつ） hemoptysis

kè 客

客气 客気（きゃくき） guest qi, exogenous pathogenic qi
客气邪风 客気邪風（きゃくきじゃふう） abnormal climatic factor
客色 客色（きゃくしき） varied normal complexion, visiting complexion
客忤 客忤（きゃくご） infantile convulsive seizure due to terror
客邪 客邪（かくじゃ） intruding pathogen, external pathogen
客运 客運（きゃくうん） guest circuit

KONG 空孔恐控

kōng 空

空痛 空痛（くうつう） empty pain

kǒng 孔恐

孔窍 孔竅（こうきょう） orifice, opening

恐　恐（きょう）　fear, fright

恐伤肾　恐傷腎（きょうしょうじん）　fear damaging kidney, fright impairing kidney

恐胜喜　恐勝喜（きょうしょうき）　fear prevailing over joy, fright overcoming joy

恐则气下　恐則気下（きょうそくきげ）　fear causing qi sinking, fright causing qi to sink

kòng 控

控涎丹　控涎丹（こうぜんたん）　Salivation-Controlling Pill

KOU 芤口叩

kōu 芤

芤脉　芤脈（こうみゃく）　hollow pulse

kǒu 口

口不仁　口不仁（こうふじん）　numbness of mouth

口齿类要　口歯類要（こうしるいよう）　*Classified Essentials of Stomatology*

口齿咽喉科　口歯咽喉科（こうしいんこうか）　Department of Mouth, Teeth and Throat

口臭　口臭（こうしゅう）　foul breath, halitosis, ozostomia

口疮　口瘡（こうそう）　aphthae

口唇发紫　口唇、紫色し（くちびる、むらさきし）　cyanotic lips

口淡　口淡（こうたん）　bland taste in the mouth, bland taste, tastelessness

口服　口服（こうふく）　oral administration, per os

口干唇裂　口乾唇裂（こうかんしんれつ）　dry mouth with cracked lips

口疳　口疳（こうかん）　infantile malnutrition with aphthae, oral erosion

口噤　口噤（こうきん）　lockjaw, trismus

口噤唇青　口噤唇青（こうきんしんせい）　trismus with cyanotic lips

口渴　口渴（こうかつ）　thirst

口苦　口苦（こうく）　bitter taste, bitter taste in the mouth

口麻　口麻（こうま）　numbness of mouth

口糜　口糜（こうび）　aphtha, oral erosion

口黏膩　口膩（こうじ）/口粘（こうねん）　sticky and greasy sensation in mouth，sticky slimy sensation in the mouth

口僻　口僻（こうへき）　deviation of mouth，deviated mouth，oral deviation

口气　口気（こうき）　fetid mouth odor，foul breath

口软　口軟（こうなん）　infantile oral flaccidity

口酸　口酸（こうさん）　sour taste，sour taste in the mouth

口甜　口甜（こうてん）　sweet taste，sweet taste in the mouth

口味　口味（こうみ）　taste，taste in the mouth

口吻疮　口吻瘡（こうふんそう）　angular stomatitis，perleche

口咸　口鹹（こうかん）　salty taste，salty taste in the mouth

口香　口香（こうこう）　delicious taste

口中和　口中和（こうちゅうわ）　normal sense of taste

kòu 叩

叩刺　叩刺（こうし）　tapping needling

叩击法　叩撃法（こうげきほう）　tapping manipulation，tapping examination

KU 枯苦

kū 枯

枯痦　枯れ痦（かれはい）　dried miliaria

枯痔法　枯痔法（こじほう）　necrotizing therapy for hemorrhoids

kǔ 苦

苦寒清气　苦寒清気（くかんせいき）　clearing qi-level with bitter cold，clearing qi-level with bitter-flavored and cold-natured drugs

苦寒清热　苦寒清熱（くかんせいねつ）　clearing heat with bitter cold，clearing heat with bitter-flavored and cold-natured drugs

苦寒泄热　苦寒泄熱（くかんせつねつ）　discharging heat with bitter cold，discharging heat with bitter-flavored and cold-natured drugs

苦寒直折　苦寒直折（くうかんちょくせつ）　direct repulsion with bitter-flavored and cold-natured drugs

苦温平燥　苦温平燥（くおんへいそう）　relieving dryness with bitter-warm drugs，relieving dryness with bitter-flavored and warm-natured drugs

苦温燥湿　苦温燥湿（くおんそうしつ）　bitter-warm drying dampness，drying dampness with bitter-warm，drying dampness with bitter-flavored and warm-natured drugs

苦辛通降　苦辛通降（くしんつうこう）　dispersing stagnation and purging heat with bitter and pungent medicinals，dispersing stagnation and purging heat with bitter- and pungent-flavored medicinals

KUA 胯

kuà 胯

胯腹痈　胯腹癰（こふくよう）　inguinal carbuncle，acute pyogenic inguinal lymphadenitis

KUAI 快

kuài 快

快药　快薬（かいやく）　drastic purgative

KUAN 宽

kuān 宽

宽胸散结　寛胸散結（かんきょうさんけつ）　relieving chest stuffiness and resolving lump

宽中散结　寛中散結（かんちゅうさんけつ）　relieving epigastric distension and dissipating lump

KUANG 狂

kuáng 狂

狂病　狂病（きょうびょう）　mania，manic psychosis

狂言　狂言（きょうげん）　manic raving

KUI 溃

kuì 溃

溃坚　溃堅（かいけん）　promoting suppuration, promoting rupture
溃疡不敛　潰瘍不斂（かいようふれん）　unhealed ulcer

K

L

LA 拉蜡

lā 拉

拉法　拉法（らほう）　traction
拉腿手法　拉腿手法（らたいしゅほう）　leg-pulling manipulation

là 蜡

蜡丸　蝋丸（ろうがん）　wax pill，waxed pill

LAN 兰阑烂

lán 兰阑

兰室秘藏　蘭室秘蔵（らんしつひぞう）　*Secret Records in the Chamber of Orchids*
阑门　闌門（らんもん）　ileocecal junction

làn 烂

烂疔　爛疔（らんちょう）　ulcerated gangrene，gas gangrene
烂喉丹痧　爛喉丹痧（らんこうたんしゃ/らんこうたんさ）　scarlatina
烂喉风　爛喉風（らんこうふう）　putrefying throat wind，infective ulceration of pharynx，scarlatina
烂喉痧　爛喉痧（らんこうしゃ/らんこうさ）　scarlatina

LAO 劳牢痨老烙

láo 劳牢痨

劳风　労風（ろうふう）　common cold due to overstrain，common cold due to overfatigue
劳复　労復（ろうふく）　overfatigue relapse，taxation relapse

劳倦　劳倦（ろうけん）　overstrain，overexertion and fatigue，fatigue due to overexertion

劳淋　劳淋（ろうりん）　overstrain stranguria，fatigue strangury

劳聋　劳聾（ろうろう）　deafness due to overstrain or sexual intemperance

劳疟　劳瘧（ろうぎゃく）　consumptive malaria，taxation malaria；chronic malaria；malaria with splenomegaly

劳热　劳熱（ろうねつ）　consumptive fever

劳嗽　劳嗽（ろうそう）　phthisical cough

劳损　劳損（ろうそん）　internal damage by overstrain

劳则气耗　劳則気耗（ろうそくきもう）　overstrain resulting in qi exhaustion

劳瘵　劳瘵（ろうさい）　tuberculosis，consumptive disease

劳蒸　劳蒸（ろうじょう）　hectic fever due to consumption

牢脉　牢脈（ろうみゃく）　firm pulse

痨瘵　痨瘵（ろうさい）　pulmonary tuberculosis

痨疮　痨瘡（ろうそう）　cold abscess

lǎo 老

老黄苔　老黄苔（ろうこうたい）　dark yellow fur

老淋　老淋（ろうりん）　stranguria of the aged

老痰　老痰（ろうたん）　thick sputum

lào 烙

烙法　烙法（らくほう）　cauterization

烙伤　烙傷（らくしょう）　cauterizing wound

烙铁烙法　烙鉄烙法（らくてつらくほう）　iron cauterization

LEI 雷肋泪类

léi 雷

雷公炮炙论　雷公炮炙論（らいこうほうしゃろん）　*Lei Gong's Treatises on Processing Drugs*

雷火神针　雷火神針（らいかしんしん）　thunder-fire miraculous moxa stick

雷头风　雷頭風（らいずふう）　thunder-headache，thunder head wind

lèi 肋泪类

肋疽　肋疽 (ろくそ)　costal lump

泪点　涙点 (るいてん)　lacrimal punctum

泪窍　涙竅 (るいきょう)　lacrimal punctum

泪泉　涙泉 (るいせん)　lacrimal punctum

泪堂　涙堂 (るいどう)　lacrimal punctum，lacrimal orifice

类案　類案 (るいあん)　compilation of case records

类剥苔　類剥苔 (るいはくたい)　exfoliated coating，exfoliated fur

类搐　類搐 (るいちく)　similar convulsion

类经　類経 (るいけい)　*Annotated and Classified Huangdi's Medical Canon*

类经图翼　類経図翼 (るいけいいずよく)　*Illustrated and Classified Huangdi's Medical Canon*

类书　類書 (るいしょ)　books arranged according to subjects

类消症　類消症 (るいしょうしょう)　diabetes-like syndrome

类证活人书　類証活人書 (るいしょうかつじんしょ)　*Syndrome Classification of Exogenous Febrile Diseases*

类证治裁　類証治裁 (るいしょうちさい)　*Classified Treatment*

类中风　類中風 (るいちゅうふう)　apoplectic attack

LENG 冷

lěng 冷

冷敷　冷敷 (れいふ)　cold compress

冷服　冷服 (れいふく)　decoction taken cool，administration of cool decoction

冷疳　冷疳 (れいかん)　cold infantile malnutrition

冷汗　冷汗 (れいかん)　cold sweating，cold sweat

冷劳　冷労 (れいろう)　cold consumptive disease

冷泪　冷涙 (れいるい)　shedding cold tear，cold tear

冷疗法　寒冷療法 (かんれいりょうほう)　crymotherapy，cold therapy

冷庐医话　冷廬医話 (れいろいわ)　*Cold Cottage Medical Talks*

冷秘　冷秘 (れいひ)　cold constipation

冷痛　冷痛 (れいつう)　cold pain

冷哮　冷哮 (れいこう)　cold wheezing

冷心痛　冷心痛（れいしんつう）　cold precordial pain

冷瘴　冷瘴（れいしょう）　cold miasmic malaria

LI 厘离鬁里理历厉立利沥疬痢

lí 厘离鬁

厘正按摩要术　厘正按摩要術（りせいあんまようじゅつ）　*Revised Standards of Massage Manipulations*

离而复合　離して、また合す（はなして、またあわす）　osteodiastasic reduction

离经脉　離経脈（りけいみゃく）　abnormally rapid or slow pulse, anomalous pulse

鬁黑斑　鬁黑斑（れいこくはん）　chloasma

lǐ 里理

里寒　裏寒（りかん）　interior cold

里寒证　裏寒証（りかんしょう）　interior cold syndrome/pattern

里喉痈　裏喉癰（りこうよう）　retropharyngeal abscess

里急　裏急（りきゅう）　abdominal pain, abdominal urgency

里急后重　裏急後重（りきゅうこうじゅう）　tenesmus

里热　裏熱（りねつ）　interior heat

里热证　裏熱証（りねつしょう）　interior heat syndrome/pattern

里实　裏実（りじつ）　interior excess, interior sthenia

里实证　裏実証（りじつしょう）　interior excess syndrome/pattern, interior sthenia syndrome/pattern

里水　裏水（りすい）　internal edema, skin edema

里虚　裏虚（りきょ）　interior deficiency, interior asthenia

里虚寒证　裏虚寒証（りきょかんしょう）　cold syndrome with interior asthenia/deficiency

里虚热证　裏虚熱証（りきょねつしょう）　heat syndrome with interior asthenia/deficiency

里虚证　裏虚証（りきょしょう）　interior deficiency syndrome/pattern, interior asthenia syndrome/pattern

里证　裏証（りしょう）　interior syndrome/pattern

理法方药　理法方薬（りほうほうやく）　principle-method-recipe-medicinal；principles, methods, formulas and medicinals

L

理筋　理筋（りきん）　massaging soft tissues

理筋手法　理筋手法（りきんしゅほう）　therapeutic manipulation for sinew injury，manipulation for massaging soft tissues

理气和胃　理気和胃（りきわい）　regulating qi and harmonizing the stomach

理气化瘀　理気化瘀（りきかお）　regulating qi to dissipate blood stasis

理气剂　理気剤（りきざい）　qi-regulating formula

理气健脾　理気健脾（りきけんぴ）　regulating qi and invigorating the spleen，regulating qi and fortifying the spleen

理气解郁　理気解鬱（りきかいうつ）　regulating qi and relieving depression，regulating qi to relieve depression

理气开郁　理気開鬱（りきかいうつ）　regulating qi to alleviate mental depression

理气宽中　理気寛中（りきかんちゅう）　regulating qi to smooth the middle energizer，regulating qi to ease the chest

理气通便　理気通便（りきつうべん）　regulating qi to relieve constipation

理气通降　理気通降（りきつうこう）　regulating qi and lowering turbid to relieve constipation

理气通经　理気通経（りきつうけい）　regulating qi to promote menstruation

理气药　理気薬（りきやく）　qi-regulating medicinal，qi-regulating drugs

理气止痛　理気止痛（りきしつう）　regulating qi and relieving pain，regulating qi to relieve pain

理伤续断　理傷続断（りしょうぞくだん）　treating trauma and setting fractured bone

理血法　理血法（りけつほう）　blood-regulating method

理血剂　理血剤（りけつざい）　blood regulating formula

理中　理中（りちゅう）　regulating the middle energizer，regulating the spleen and stomach

理中安蛔汤　理中安蛔湯（りちゅうあんかいとう）　Decoction for Regulating the Middle Energizer and Relieving Ascariasis

理中化痰丸　理中化痰丸（りちゅうけたんがん）　Pill for Regulating the Middle Energizer and Resolving Phlegm

理中降痰丸　理中降痰丸（りちゅうこうたんがん）　Pill for Regulating the Middle Energizer and Resolving Phlegm

理中丸　理中丸（りちゅうがん）　Bolus for Regulating the Middle Energizer

Ii 历厉立利沥疠痢

历代名医蒙求　歴代名医蒙求（れきだいめいいもうきゅう）　*Elementary Courses of Distinguished Physicians of All Dynasties*

历节　歴節（れきせつ）　multiple arthralgia

历节风　歴節風（れきせつふう）　joint-running wind

厉痈　厲癰（れいよう）　serious abscess

立迟　立遅（りっち）　retardation in standing, standing retardation

利胆通肠　利胆通腸（りたんつうちょう）　promoting bile secretion and bowel movement

利胆退黄　利胆退黄（りたんたいおう）　promoting bile secretion to reduce jaundice

利筋骨　利筋骨（りきんこつ）　easing muscles and joints

利尿除湿　利尿除湿（りにょうじょしつ）　promoting diuresis and removing dampness

利尿化湿　利尿化湿（りにょうけしつ）　promoting diuresis to eliminate dampness

利尿调经　利尿調経（りにょうちょうけい）　promoting diuresis and normalizing menstruation

利尿通淋　利尿通淋（りにょうつうりん）　promoting diuresis to relieve stranguria

利尿消肿　利尿消腫（りにょうしょうしゅ）　promoting diuresis to reduce edema

利尿逐饮　利尿逐飲（りにょうちくいん）　promoting diuresis to relieve fluid retention syndrome

利气活血　利気活血（りきかっけつ）　invigorating qi to promote blood circulation

利湿　利湿（りしつ）　draining dampness, removing dampness with diuresis

利湿排脓　利湿排膿（りしつはいのう）　removing dampness and promoting pus discharge

利湿药　利湿薬（りしつやく）　dampness-excreting medicinal, dampness-draining diuretic medicinal

利石淋　石淋を利す（せきりんをりす）　relieving stranguria due to urolithiasis

利水　利水（りすい）　promoting diuresis

利水化石　利水化石（りすいかせき）　promoting diuresis and dissipating calculi

利水渗湿　利水滲湿（りすいしんしつ）　promoting urination and draining dampness, inducing diuresis to drain dampness

利水渗湿药　利水滲湿薬（りすいしんしつやく）　drug for promoting urination and draining dampness, drug for inducing diuresis to drain dampness

利水消肿药　利水消腫薬（りすいしょうしゅやく）　edema-alleviating diuretic，water-draining and swelling-dispersing medicinal

利咽　利咽（りいん）　easing the throat

利咽开音　利咽開音（りいんかいおん）　easing the throat to restore voice

利咽消肿　利咽消腫（りいんしょうしゅ）　easing the throat and reducing swelling

沥血腰痛　瀝血腰痛（れきけつようつう）　blood-stasis lumbago

疬　癧（れき）　pestilent qi，leprosy，pestilence

疬风　癧風（れきふう）　pestilent wind，leprosy

疬气　癧気（れきき）　pestilent qi，epidemic pathogen

痢疾　痢疾（りしつ）　dysentery

LIAN 连帘莲廉劀臁敛炼恋链

lián 连帘莲廉劀臁

连舌　連舌（れんぜつ）　ankyloglossia

帘珠喉　簾珠喉（れんじゅこう）/連珠状喉痹（れんじゅじょうこうひ）　chronic hypertrophic pharyngitis

帘珠喉痹　簾珠喉（れんじゅこう）/連珠状喉痹（れんじゅじょうこうひ）　membranous pharyngitis，chronic hypertrophic pharyngitis

莲花舌　連花舌（れんかぜつ）/重舌（じゅうぜつ）　carcinoma of tongue

廉泉受阻　廉泉を阻滞する（れんせんをそたいする）　obstruction of sublingual meridian/channel and collateral

劀法　鈎割及鍼鎌法（はりわりおよびしんれんほう）　puncturing and scraping method

臁疮　臁瘡（れんそう）　chronic shank ulcer，shank sore

liǎn 敛

敛疮生肌　生肌敛瘡（せいきれんそう）　healing up sore and promoting granulation，healing up sore to promote granulation

敛肺定喘　斂肺定喘（れんはいていぜん）　astringing the lung and relieving dyspnea，astringing the lung to relieve dyspnea

敛肺涩肠药　斂肺渋腸薬（れんはいじゅうちょうやく）　lung-intestine astringent medicinal

123

敛肺止咳　斂肺止咳(れんはいしがい)　astringing the lung and relieving cough, constraining the lung to suppress cough, astringing the lung to relieve cough

敛汗　斂汗(れんかん)　arresting sweating

敛汗固表药　斂汗固表薬(れんかんこひょうやく)　sweat-arresting and exterior-strengthening medicinal, sweat-constraining exterior-securing medicinal

敛阴养血　斂陰養血(れんいんようけつ)　astringing yin and nourishing blood

lián 炼恋链

炼精　煉精(れんせい)　invigorating vital essence

炼蜜为丸　煉蜜して丸と為す(れんみつしてがんとなす)　preparing pellets with honey

恋眉疮　恋眉瘡(れんびそう)　intersuperciliary seborrheic eczema, seborrheic eczema between the eyebrows

链锁配穴法　連鎖配穴法(れんさくはいけつほう)　chain selection of acupoints

L

LIANG 良凉两

liáng 良凉

良方　良方(りょうほう)　effective prescription

良附丸　良附丸(りょうぶがん)　Pill of Rhizoma Alpiniae Officinarum and Rhizoma Cyperi

良工　良工(りょうこう)　excellent practitioner/doctor

凉肝明目　涼肝明目(りょうかんめいもく)　removing heat from the liver to improve eyesight

凉肝息风　涼肝熄風(りょうかんそくふう)　cooling the liver and extinguishing wind, cooling the liver to extinguishing wind

凉膈散　涼膈散(りょうかくさん)　Diaphram-Cooling Powder

凉热补泻法　涼熱補瀉法(りょうねつほしゃほう)　cold-warm reinforcing-reducing method

凉血　涼血(りょうけつ)　cooling blood, clearing heat to cool the blood

凉血解毒　涼血解毒(りょうけつげどく)　cooling blood and removing toxic substance

凉血利尿　涼血利尿(りょうけつりにょう)　cooling blood and inducing diuresis

凉血散血　凉血散血（りょうけつさんけつ）　cooling blood and dissipating blood stasis，cooling blood to dissipate blood stasis

凉血止痢　凉血止痢（りょうけつしり）　cooling blood to relieve diarrhea

凉血止血　凉血止血（りょうけつしけつ）　cooling blood and stopping bleeding；cooling the blood to stop bleeding

凉血止血药　凉血止血薬（りょうけつしけつやく）　blood-cooling hemostatic，blood-cooling hemostatic drugs

liǎng 两

两感　両感（りょうかん）　double invasion

两感伤寒　両感傷寒（りょうかんしょうかん）　exogenous febrile disease with double affection

两睑黏睛　両瞼粘睛（りょうけんねんせい）　symblepharon

两目翻上　両目翻上（りょうもくはんじょう）　superduction

两腮赤肿　両腮赤腫（りょうさいせきしゅ）　flushed and swollen cheek

两肋拘急　両脇拘急（りょうきょうこうきゅう）　hypochondriac discomfort and dragging sensation

两阳相熏灼　両陽相燻灼す（りょうようあいくんしゃくす）　double yang interaction in combination

两阴交尽　両陰交尽（りょういんこうじん）　mergence of double yin

LIE 裂

liè 裂

裂纹舌　裂紋舌（れつもんぜつ）　fissured tongue

LIN 邻临鳞淋

lín 邻临鳞

邻近选穴法　隣近選穴法（りんきんせんけつほう）　approximal acupoint selection

临产借力　臨産惜力（りんさんせきりょく）　sparing strength during labor

临蓐　臨蓐（りんじょく）　antepartum

125

临睡服　臨睡前に服す（りんすいまえにふくす）　administered before bedtime，taking before sleeping，administration before bedtime

临证指南医案　臨証指南医案（りんしょうしなんいあん）　*A Guide to Clinical Practice*

鳞屑　鱗屑（りんせつ）　scale

lìn 淋

淋　淋（りん）　strangury，sprinkling

淋秘　淋秘（りんぴ）　dysuric stranguria

淋证　淋証（りんしょう）　stranguria

LING 灵苓凌羚另

líng 灵苓凌羚

灵龟八法　霊亀八法（れいきはっぽう）　eight methods of sacred tortoise，ling gui ba fa

灵枢经　霊枢経（れいすうきょう）　*Miraculous Pivot*

苓甘五味姜辛汤　苓甘五味姜辛湯（りょうかんごみきょうしんとう）　Decoction of Poria，Radix et Rhizoma Glycyrrhizae，Fructus Schisandrae，Rhizoma Zingiberis and Herba Asari

苓桂术甘汤　苓桂朮甘湯（りょうけいじゅつかんとう）　Decoction of Poria，Ramulus Cinnamomi，Rhizoma Atractylodis Macrocephalae and Radix et Rhizoma Glycyrrhizae

凌心射肺　凌心射肺（りょうしんしゃはい）　pathogens attacking the heart and lung

羚角钩藤汤　羚角釣藤湯（れいかくこうとうとう）　Decoction of Cornu Saigae Tataricae and Ramulus cum Uncis Uncariae

羚犀白虎汤　犀羚白虎湯（さいれいびゃっことう）　White Tiger Decoction with Cornu Saigae Tataricae and Cornu Rhinocerotis Asiatici

lìng 另

另燉　另燉（れいとん）　separately simmered

另煎　另煎（れいせん）　separately decocted，decoct separately

LIU 刘流留琉六

liú 刘流留琉

刘涓子鬼遗方　劉涓子鬼遺方（りゅうけんしきいほう）　*Liu Juanzi's Ghost-Bequeathed Remedies*

流火　流火（りゅうか）　fire flow, erysipelas of shank

流泪症　流涙症（りゅうるいしょう）　dacryorrhea

流金凌木　流金凌木（りゅうきんりょうもく）　pseudopterygium

流浸膏　流エキス剤（りゅうえきすざい）　liquid extract

流泪病　流涙病（りゅうるいびょう）　dacryorrhea

流火　流火（りゅうか）　fire flow, erysipelas of shank

流痰　流痰（りゅうたん）　flowing phlegm, tuberculosis of bone and joint

流涕　流涕（りゅうてい）　running nose, nasal discharge

流涎　流涎（りゅうぜん／りゅうせん）　slobbering, salivation

流饮　流飲（りゅういん）　retention of fluid in the gastrointestinal tract

流注　流注（りゅうちゅう）　deep multiple abscess, multiple abscess

流注疬　流注瘰（りゅうちゅうれき）　widespread scrofula

留罐　留罐（りゅうかん）　retained cupping, remaining cupping

留饮　留飲（りゅういん）　persistent fluid retention, prolonged fluid retention

留者攻之　留まるのはこれを攻める（とどまるのはこれをせめる）　treating retention with purgation

留针　留針（りゅうしん）　retaining the needle, needle retention

留针拔罐　留鍼抜罐（りゅうしんばっかん）　cupping with retaining of needle, cupping with retaining needle

琉璃疽　琉璃疽（るりそ）　heel infection

liù 六

六变　六変（ろくへん）　six changes

六腑　六腑（ろっぷ）　six fu-organs, six bowels

六腑下合穴　六腑下合穴（ろっぷしもごうけつ）　lower sea points of six fu-organs, lower sea points of six bowels

六腑以通为用　六腑は通を以て用と為す（ろっぷはつうをもってようとなす）　The six fu-organs function well when unobstructed.

六腑者，传化物而不藏　六腑とは物を伝化して蔵せず（ろっぷとはものをで

んかしてぞうせず） The six fu-organs transport and transform food，but do not store it.

六纲　六綱（ろくこう）　six guiding principles

六合　六合（ろくごう）　six pairs of meridians/channels；six directions

六极　六極（ろっきょく）　six exhaustion syndromes

六经辨证　六経弁証（ろっけいべんしょう）　six-meridian/channel syndrome differentiation/pattern identification，syndrome differentiation of febrile diseases in accordance with the six meridians

六经病　六経病（ろっけいびょう）　six-meridian/channel diseases

六君子汤　六君子湯（ろくくんしとう）　Six-Ingredient Decoction for Qi Deficiency

六科证治准绳　六科証治准縄（ろくかしょうちじゅんじょう）　*Standards of Diagnosis and Treatment of Six Branches of Medicine*

六脉　六脈（ろくみゃく）　six pulse conditions

六脉垂绝　六脈垂絶（ろくみゃくすいぜつ）　feeble pulses on six positions of the wrist pulse

六气　六気（りっき）　six types of qi

六味地黄丸　六味地黄丸（ろくみじおうがん）　Six-Drug Bolus with Radix Rehmanniae

六阳脉　六陽脈（ろくようみゃく）　six yang pulses，six yang channels

六一散　六一散（ろくいちさん）　Six to One Powder

六阴脉　六陰脈（ろくいんみゃく）　six yin pulses；six yin channels

六淫　六淫（ろくいん）　six excesses，six exogenous pathogens，six exopathogens，six climatic pathogenic factors

六郁　六鬱（ろくうつ）　six kinds of stagnancy

LONG 龙癃

lóng 龙癃

龙胆泻肝汤　竜胆瀉肝湯（りゅうたんしゃかんとう）　Decoction of Radix Gentianae for Purging Liver-Fire

龙虎交战法　竜虎交戦法（りゅうここうせんほう）　dragon-tiger contending method

龙虎升降法　竜虎昇降法（りゅうこしょうこうほう）　dragon-tiger raising-lowering method

龙门　竜門（りゅうもん）　nulliparous vaginal orifice

癃闭　癃閉（りゅうへい）　ischuria, retention of urine, difficult urination, dribbling urinary block

癃疝　癃疝（りゅうせん）　difficulty in urination with pain

LOU 蝼漏

lóu 蝼

蝼蛄窜　螻蛄竄（ろうこさん）　tuberculosis of forearm and wrist bones

蝼蛄疖　螻蛄癤（ろうこせつ）　mole cricket boil, folliculitis abscedens et suffodiens

lòu 漏

漏　漏（ろう）　fistula

漏底伤寒　漏底傷寒（ろうていしょうかん）　exogenous febrile disease with diarrhea

漏汗　漏汗（ろうかん）　leaking sweating, persistent sweating

漏睛　漏睛（ろうせい）　canthus pyorrhea, chronic dacryocystitis, dacryopyorrhea

漏睛疮　漏睛瘡（ろうせいそう）　acute dacryocystitis

漏睛脓出　漏睛膿出（ろうせいのうしゅつ）　chronic dacryocystitis, dacryopy-orrhea

漏胎　漏胎（ろうたい）　vaginal bleeding during pregnancy

漏下　漏下（ろうか）　metrostaxis, spotting

漏泄　漏泄（ろうせつ）　dripping perspiration

LU 鸬绿

lú 鸬

鸬鹚瘟　百日咳（ひゃくにちぜき）　mumps

lǜ 绿

绿风　緑風（りょくふう）　green glaucoma, acute angle-closure glaucoma, greenish glaucoma

绿风内障　緑風内障（りょくふうないしょう）　green glaucoma, acute angle-closure glaucoma, greenish glaucoma

绿水灌瞳 緑水灌珠（りょくすいかんしゅ） green glaucoma，acute angle-closure glaucoma

绿苔 緑苔（りょくたい） greenish coating，greenish fur

LUO 罗瘰络

luó 罗

罗汉针 羅漢針（らかんしん） Luo Han needle

luǒ 瘰

瘰疬 瘰癧（るいれき） scrofula

luò 络

络刺 刺絡（しらく） collateral needling

络脉 絡脈（らくみゃく） collateral vessel

络穴 絡穴（らくけつ） connecting point

L

M

má 麻

麻痹舌　麻痺舌（まひぜつ）　paralytic tongue，paralyzed tongue

麻出红肿　麻出紅腫（ましゅつこうしゅ）　measles with red and elevated rashes

麻促脉　麻促脈（まそくみゃく）　irregular and rapid pulse，confused skipping pulse

麻毒　麻毒（まどく）　measles toxin

麻毒攻目　麻毒攻目（まどくこうもく）　measles with keratoconjunctivitis

麻毒入营　麻毒入営（まどくにゅうえい）　measles involving nutrient qi phase

麻毒陷肺　麻毒陥肺（まどくかんはい）　pneumonia-complicated measles

麻黄附子甘草汤　麻黄附子甘草湯（まおうぶしかんぞうとう）　Decoction of Herba Ephedrae，Radix Aconiti Lateralis Praeparata and Radix et Rhizoma Glycyrrhizae

麻黄附子细辛汤　麻黄附子細辛湯（まおうぶしさいしんとう）　Decoction of Herba Ephedrae，Aconiti Lateralis Praeparata and Herba Asari

麻黄加术汤　麻黄加朮湯（まおうかじゅつとう）　Decoction of Herba Ephedrae with Rhizoma Atractylodis Macrocephalae

麻黄汤　麻黄湯（まおうとう）　Decoction of Herba Ephedrae

麻杏石甘汤　麻杏甘石湯（まきょうかんせきとう）　Decoction of Herba Ephedrae，Semen Armeniacae Amarum，Gypsum Fibrosum and Radix et Rhizoma Glycyrrhizae

麻杏苡甘汤　麻杏薏甘湯（まきょうよくかんとう）　Decoction of Herba Ephedrae，Semen Armeniacae Amarum，Semen Coicis and Radix et Rhizoma Glycyrrhizae

麻疹　麻疹（ましん）　measles

麻疹闭肺　麻疹閉肺（ましんへいはい）　measles pneumonia

麻疹闭证　麻疹閉証（ましんへいしょう）　measles without adequate eruption to expel toxins

麻疹不透　麻疹不透（ましんふとう）　measles without adequate eruption

麻疹喉痛　麻疹喉痛（ましんこうつう）　measles complicated by pharyngitis

麻疹逆证　麻疹逆証（ましんぎゃくしょう）　measles with unfavorable prognosis

麻疹失音　麻疹失音（ましんしつおん）　measles with laryngitis and aphonia

麻疹顺证 麻疹順証（ましんじゅんしょう）　measles with favorable prognosis
麻疹险证 麻疹険証（ましんけんしょう）　measles with critical condition
麻疹陷肺 麻疹陥肺（ましんかんはい）　measles pneumonia
麻子仁丸 麻子仁丸（ましにんがん）　Pill of Fructus Cannabis

mǎ 马

马脾风 馬脾風（ばひふう）　acute infantile dyspnea
马桶癣 馬桶癬（ばとうせん）　chamber-pot dermatitis, contact dermatitis of buttock
马牙 馬牙（ばが）　newborn gingival cyst, gingival eruption

MAI 埋麦脉

mái 埋

埋线疗法 埋線療法（まいせんりょうほう）　catgut-embedded therapy
埋针疗法 埋針療法（まいしんりょうほう）　needle-embedded therapy

mài 麦脉

M

麦粒灸 麦粒灸（ばくりゅうきゅう）　moxibustion with grain-sized moxa-cone
麦门冬汤 麦門冬湯（ばくもんどうとう）　Decoction of Radix Ophiopogonis
脉 脈（みゃく）　vessel, meridian; pulse
脉暴出 脈暴出す（みゃくばくだす）　sudden throbbing of pulse, fulminating pulse
脉痹 脈痺（みゃくひ）　vessel impediment
脉冲电刺激 脈衝電刺激（みゃくしょうでんしげき）　electric-impulse stimulation
脉癫疾 脈癲疾（みゃくてんしつ）　vascular epilepsy
脉度 脈度（みゃくど）　measurement of meridians/channels
脉管 脈管（みゃっかん）　vessel
脉合四时 脈四時に合う（みゃくしじにあう）　pulse matching with seasons
脉会 脈会（みゃくえ）　confluence of vessels
脉静 脈静（みゃくせい）　calm pulse, tranquil pulse
脉诀 脈訣（みゃくけつ）　*A Handbook of Pulsology in Verse*
脉膜 脈膜（みゃくまく）　vessel membrane
脉逆四时 脈四時に逆らう（みゃくしじにさからう）　incongruence of pulse with four seasons, pulse unmatched with seasons
脉气 脈気（みゃくき）　vessel qi, meridian/channel qi

脉舍神　脈舎神（みゃくしゃしん）　vessel storing spirit

脉神　脈神（みゃくしん）　vitality of pulse

脉脱　脈脱（みゃくだつ）　missing pulse

脉微肢冷　脈微肢冷（みゃくびしれい）　faint pulse and cold extremities

脉痿　脈痿（みゃくい）　vessel flaccidity, vessel wilting

脉无胃气　脈に胃気なし（みゃくにいきなし）　pulse without stomach qi

脉象　脈象（みゃくしょう）　pulse manifestation, pulse condition

脉象主病　脈象、病を主る（みゃくしょう、びょうをつかさどる）　diseases indicated by pulse conditions, disease correspondences of the pulse

脉悬绝　脈懸絶（みゃくけんぜつ）　extremely abnormal pulse

脉应四时　脈四時に適応する（みゃくしじにてきおうする）　congruence of pulse with four seasons

脉躁　脈躁（みゃくそう）　impetuous pulse

脉诊　脈診（みゃくしん）　pulse diagnosis

脉症合参　脈証合参（みゃくしょうがっさん）　comprehensive analysis of pulse and symptoms

MAN 慢

màn 慢

慢肝惊风　慢肝驚風（まんかんきょうふう）　recurrent convulsion due to liver disorder

慢疳　慢疳（まんかん）　chronic infantile malnutrition

慢喉喑　慢喉喑（まんこういん）　chronic hoarseness

慢火　とろ火（とろび）　slow fire

慢惊风　慢驚風（まんきょうふう）　chronic infantile convulsion

慢脾风　慢脾風（まんひふう）　chronic convulsion due to spleen disorder, chronic spleen wind

MANG 芒

máng 芒

芒刺舌　芒刺舌（ぼうしぜつ）　prickly tongue

MAO 猫毛冒瞀

māo 猫

猫眼疮　猫眼瘡（びょうがんそう）　cateye-like sore，erythema multiforme

máo 毛

毛刺　毛刺（もうし）　skin needling

mào 冒

冒　冒（ぼう）　vertigo；palpitation；trance
冒家　冒家（ぼうか）　patient suffering from recurrent dizziness
冒湿　冒湿（ぼうしつ）　dampness affection
冒暑　冒暑（ぼうしょ）　summerheat affection，summerheat affliction
冒暑眩晕　冒暑眩暈（ぼうしょげんうん）　dizziness due to heat-stroke
冒眩　冒眩（ぼうげん）　vertigo
瞀瘛　瞀けい（ぼうけい）　blurring of vision and convulsion

M

MEI 眉梅霉

méi 眉梅霉

眉棱骨　眉棱骨（びりょうこつ）　supraorbital ridge，eyebrow bone
眉心疔　眉心疔（びしんちょう）　furuncle on glabella
梅核气　梅核気（ばいかくき）　plum-stone qi，globus hystericus，plum-pit qi
梅花针　梅花針（ばいかしん）　plum-blossom needle
霉酱苔　霉醬苔（ばいしょうたい）　rotten-curdy coating，rotten-curdy fur

MEN 扪闷

mén 扪

扪　捫（もん）　palpation

mèn 闷

闷痛	悶痛（もんつう）	stuffy pain, oppressive pain
闷瞀	悶瞀（もんぼう）	blurring of vision accompanied by restlessness

MENG 礞梦

méng 礞

礞石滚痰丸　礞石滾痰丸（ぼうせきこんたんがん）　Phlegm-Expelling Pill of Chlorite Schist

mèng 梦

梦遗	夢遺（むい）	nocturnal emission, dream emission
梦呓	寝言（ねごと）	sleep talking
梦游	夢遊（むゆう）	sleep walking

MI 泌秘蜜

mì 泌秘蜜

泌别清浊　泌別清濁（ひべつせいだく）　separating the lucid from the turbid

秘传眼科龙木论　秘伝眼科竜木論（ひでんがんかりゅうぼくろん）　*Long Mu's Secret Treatise on Ophthalmology*

蜜煎导　蜜煎導（みつせんどう）　honey suppository

蜜丸　蜜丸（みつがん）　honeyed pill, honey-processed pill

MIAN 面

miàn 面

面尘	面塵（めんちん）	dusty complexion
面疔	面疔（めんちょう）	pustule of face
面垢	面垢（めんこう）	dirty complexion
面红	面紅（めんこう）	flushed face

面黄肌瘦　面黄肌瘦（めんおうきそう）　emaciation with sallow complexion

面目浮肿　面目浮腫（めんもくふしゅ）　edema of face

面色　面色（めんしょく）　complexion

面色苍白　面色蒼白（めんしょくそうはく）　pale complexion, pallor

面色黧黑　面色黎黑（めんしょくれいこく）　blackish complexion

面色萎黄　面色萎黄（めんしょくいおう）　sallow complexion

面色无光　面色無光（めんしょくむこう）　dim complexion

面色缘缘正赤　面色縁縁として正しく赤き（めんしょくえんえんとしてまさしくあかき）　flushed face

面瘫　面癱（めんたん）　facial paralysis

面脱　面脱（めんだつ）　emaciated face

面游风　面遊風（めんゆうふう）　facial seborrheic dermatitis

面针　面針（めんしん）　facial acupuncture, face acupuncture

面针麻醉　面針麻酔（めんしんますい）　face acupuncture anesthesia

MIAO 苗

miáo 苗

苗窍　苗竅（びょうきょう）　signal orifices, sprout orifices, five sense organs

MING 名明命

míng 名明

名医类案　名医類案（めいいるいあん）　*Classified Medical Records of Famous Physicians*

明灸　明灸（めいきゅう）　direct moxibustion

明目聪耳　明目聡耳（めいもくそうじ）　improving sight and hearing

明目剂　明目剤（めいもくざい）　vision-improving formula

明目退翳　明目退翳（めいもくたいえい）　improving acuity of vision and removing nebula

明堂　明堂（めいどう）　nose; tip of nose; acupoint chart

明医杂著　明医雑著（めいいざつちょ）　*Collection of Experiences of Famous Physicians in the Ming Dynasty*

mìng 命

命关　命関（めいかん）　life pass，life bar
命门　命門（めいもん）　life gate
命门火衰　命門火衰（めいもんかすい）　declining life gate fire，decline of life gate fire，decline of kidney fire
命门火旺　命門火旺（めいもんかおう）　excessive life gate fire，excessive kidney fire
命门之火　命門の火（めいもんのひ）　fire of life gate，life gate fire

MIU 缪

miù 缪

缪刺　繆刺（びゅうし）　contralateral needling

MO 膜摩

mó 膜摩

膜原　膜原（まくげん）　membrane source；pleurodiaphragmatic interspace
摩法　摩法（まほう）　rubbing manipulation

MU 母牡拇木目募

mǔ 母牡拇

母病及子　母病及子（ぼびょうきゅうし）　disorder of mother-organ affecting child-organ，disorder of mother-organ involving son-organ
母气　母気（ぼき）　mother-element/phase qi，mother qi
牡蛎散　牡蠣散（ぼれいさん）　Powder of Concha Ostreae
拇食指押手法　拇食指押手法（ぼしょくしおうしゅほう）　pressing method with the thumb-index fingers
拇指同身寸　拇指同身寸（ぼしどうしんすん）　thumb body-cun，thumb body-inch，thumb cun

mù 木目募

木　木（もく）　wood

木火刑金　木火刑金（もっかけいきん）　wood-fire tormenting metal，wood and fire tormenting metal

木克土　木克土（もっこくど）　wood restricting earth，wood restraining earth

木舌　木舌（もくぜつ）　wooden tongue

木生火　木生火（もくしょうか）　wood generating fire，wood engendering fire

木侮金　木侮金（もくぶきん）　wood counter-restricting metal

木喜条达　木は条達を喜ぶ（もくはじょうたつをよろこぶ）　wood preferring free activity

木香槟榔丸　木香檳榔丸（もくこうびんろうがん）　Pill of Radix Aucklandiae and Semen Arecae

木郁化风　木鬱化風（もくうつかふう）　wood depression transforming into wind

木郁化火　木鬱化火（もくうつかか）　wood depression transforming into fire

木曰曲直　木を曲直と曰う（もくをきょくちょくという）　wood characterized by bending and straightening

目胞　目胞（もくほう）　eyelid

目本　目本（もくほん）　eye connector

目不瞑　目不瞑（もくふめい）　insomnia

目赤　目赤（もくせき）　red eye

目赤翳膜　目赤翳膜（もくせきえいまく）　conjunctivitis

目飞血　目飛血（もくひけつ）　hyperemia of bulbar conjunctiva

目封塞　目封塞（もくふうそく）　severe palpebral edema

目缝　瞼裂（けんれつ）　palpebral fissure

目纲　目綱（もくこう）　eyelid

目裏　目裏（もくり）　eyelid

目昏　目昏（もくこん）　blurred vision

目睑重缓　目瞼重緩（もくけんじゅうかん）　myasthenic eyelid，blepharoptosis

目窠上微肿　目窠上に微腫す（もくかうえにびしょす）　puffiness of eyelid

目眶　目きょう（もくきょう）　orbit，eye socket

目眶骨　目きょう骨（もくきょうこつ）　orbit bone，eye socket

目盲　目盲（もくもう）　blindness

目眜　目眜（もくまい）　blurred vision

目内眦　目内眦（もくないじ）　inner canthus

目偏视　斜视（しゃし）　strabismus，squint

目锐眦　目鋭眦（もくえいじ）　outer canthus

目涩　目渋（もくじゅう）　dry eyes

目上纲　目上綱（もくじょうこう）　meridian/channel sinew mesh above eyes

目上弦　目上弦（もくじょうげん）　margin of upper eyelid

目痛　眼痛（がんつう）　eye pain

目外眦　目尻（めじり）/眦（まなじり）　outer canthus

目系　目系（もくけい）　eye connector

目下纲　目下綱（もくかこう）　meridian/channel sinew mesh below eyes

目下弦　目下弦（もくかげん）　margin of lower eyelid

目眩　目弦（もくげん）　dizzy vision

目疡　目瘍（もくよう）　blepharitis

目痒　目痒（もくよう）　itching eyes，itchy eyes

目肿胀　眼瞼腫脹（がんけんしゅちょう）　swelling of eyes

目珠　目珠（めだま）　eyeball

目转耳鸣　目転耳鳴（もくてんじめい）　nystagmus with tinnitus

募穴　募穴（ぼけつ）　mu point

M

N

NA 拿纳

ná 拿

拿法　拿法（だほう）　grasping manipulation
拿捏法　拿捏法（だねつほう）　grasping-kneading manipulation

nà 纳

纳呆　納呆（のうほう）　anorexia，torpid intake，loss of appetite
纳干法　納干法（のうかんほう）　day-prescription of points
纳谷不香　無食欲症（むしょくよくしょう）　anorexia
纳甲法　納甲法（のうこうほう）　day-prescription of points
纳气平喘　納気平喘（のうきへいぜん）　improving qi reception and relieving dyspnea，promoting qi absorption to calm panting，promoting inspiration to relieve panting
纳支法　納支法（のうしほう）　hour-prescription of points
纳子法　納子法（のうしほう）　hour-prescription of points

NAI 奶

nǎi 奶

奶疳　奶疳（だいかん）　lactational malnutrition
奶麻　奶麻（だいま）　roseola infantum

NAN 难

nán 难

难产　難産（なんざん）　dystocia
难乳　難乳（なんにゅう）　difficulty in sucking

nàn 难

难经　難経（なんきょう）　*Classic of Difficulties*，*Classic of Difficult Problems*

难经本义　難経本義（なんきょうほんぎ）　*The Genuine Meaning of Classic of Difficulties*

难经集注　難経集注（なんきょうしゅうちゅう）　*The Variorum of Classic of Difficulties*

NANG 囊

náng 囊

囊痈　囊癰（のうよう）　scrotal abscess

NAO 脑臑

nǎo 脑

脑崩　脳崩（のうほう）　sinusitis

脑疳　脳疳（のうかん）　boil on the head

脑骨伤　脳骨傷（のうこつしょう）　fracture of cranial bone

脑疽　脳疽（のうそ）　carbuncle on the nape

脑漏　脳漏（のうろう）　serious sinusitis

脑鸣　脳鳴（のうめい）　tinnitus cranii

脑衄　脳衄（のうじく）　severe epistaxis

脑渗　脳浸（のうしん）　sinusitis

脑髓　脳髄（のうずい）　brain and spinal cord

脑髓受伤　脳髄の傷（のうずいのしょう）　cerebrospinal damage

脑转耳鸣　脳転耳鳴（のうてんじめい）　vertigo and tinnitus

nào 臑

臑　臑（じゅ）　upper arm

臑骨　臑骨（じゅこつ）　humerus

臑骨伤　臑骨傷（じゅこつしょう）　fracture of humerus

臑内　臑内（じゅない）　medial aspect of upper arm

N

臑外　臑外（じゅがい）　lateral aspect of upper arm

臑痈　臑癰（じゅよう）　carbuncle of upper arm

NEI 内

nèi 内

内闭外脱　内閉外脱（ないへいがいだつ）　internal blockage and external collapse，loss of consciousness and collapse

内闭外脱证　内閉外脱証（ないへいがいだつしょう）　syndrome/pattern of internal blockage and external collapse

内吹乳痈　内吹乳癰（ないすいにゅうよう）　mastitis during pregnancy

内钓　内釣（ないちょう）　convulsion with visceral colic，convulsion with abdominal pain

内毒　内毒（ないどく）　internal toxin

内发丹毒　内発丹毒（ないはつたんどく）　erysipelas in the hypochondrium and waist

内烦　内煩（ないはん）　restlessness

内风　内風（ないふう）　internal wind，endogenous wind

内风证　内風証（ないふうしょう）　internal wind syndrome/pattern

内服　内服（ないふく）　oral administration

内服量　内服量（ないふくりょう）　oral dosage

内服药　内服薬（ないふくやく）　medicine for oral administration

内寒　内寒（ないかん）　internal cold，endogenous cold

内踝　内踝（ないか）　medial malleolus

内踝疽　内踝疽（ないかそ）　carbuncle on medial malleolus

内踝扭伤　内踝の捻挫傷（ないかのねんざしょう）　sprain of medial malleolus

内经知要　内経知要（ないきょうちよう）　*Classified Essentials of Huangdi's Canon of Medicine*

内科疾病　内科疾患（ないかしっかん）　internal disease

内溃　内潰（ないかい）　internal ulceration

内廉　内廉（ないれん）　medial side

内臁疮　内臁瘡（ないれんそう）　leg ulcer on the medial aspect

内漏　内漏（ないろう）　internal hemorrhage due to trauma；suppurative otitis media

内气　内気（ないき）　intrinsic qi, internal qi

内热　内熱（ないねつ）　interior heat; interior-heat syndrome

内伤不得卧　内傷不得臥（ないしょうふとくが）　insomnia due to internal injury

内伤头痛　内傷頭痛（ないしょうずつう）　headache due to internal injury

内伤吐血　内傷吐血（ないしょうとけつ）　hematemesis due to internal injury

内伤胃脘痛　内傷胃脘痛（ないしょういかんつう）　stomachache due to internal injury

内伤腰痛　内傷腰痛（ないしょうようつう）　lumbago due to internal injury

内伤饮食痉　内傷飲食痙（ないしょういんしょくけい）　convulsion due to improper diet

内湿　内湿（ないしつ）　internal dampness, endogenous dampness

内外俱实　内外俱実（ないがいぐじつ）　excess of dual interior and exterior, sthenia of both the interior and exterior

内外俱虚　内外俱虚（ないがいぐきょ）　deficiency of dual interior and exterior, asthenia of both the interior and the exterior

内陷　内陥（ないかん）　inward invasion

内因　内因（ないいん）　endogenous etiologic factor

内痈　内癰（ないよう）　abscess of internal organs, internal organ abscess

内燥　内燥（ないそう）　internal dryness, endogenous dryness

内燥证　内燥証（ないそうしょう）　internal dryness syndrome/pattern, interior dryness syndrome/pattern

内障　内障（ないしょう）　internal visual obstruction, internal oculopathy

内痔　内痔（ないじ）　internal hemorrhoid

内眦　内眦（ないじ）　inner canthus

NENG 能

néng 能

能近怯远证　能近怯遠証（のうきんきょえんしょう）　myopia, nearsightedness

能近视不能远视　近眼（きんがん）　myopia, nearsightedness

能远怯近症　能遠怯近証（のうえんきょきんしょう）　farsightedness, hyperopia, hypermetropia

能远视不能近视　遠視（えんし）　farsightedness, hyperopia, hypermetropia

NI 逆溺腻

nì 逆溺腻

逆传　逆伝（ぎゃくでん）　reverse transmission

逆传心包　逆伝心包（ぎゃくでんしんぽう）　reverse transmission to pericardium

逆经　逆経（ぎゃくけい）　vicarious menorrhea，inverted menstruation

逆流挽舟　逆流挽舟（ぎゃくりゅうばんしゅう）　boating against the current

逆者正治　逆らう者は正治なり（さからうものはせいちなり）　counteraction being routine treatment，routine treatment for counteraction

逆证　逆証（ぎゃくしょう）　unfavorable syndrome/pattern，deteriorated case

溺白　溺白（できはく）　cloudy urine

溺浊　溺濁（できだく）　turbid urine

腻苔　膩苔（じたい）　greasy coating，slimy fur

NIAN 黏捻碾

nián 黏

黏腻苔　粘膩苔（ねんじたい）　sticky greasy coating，sticky slimy fur

niǎn 捻碾

捻法　捻法（ねんぽう）　holding and kneading

捻衣摸床　循衣摸床（じゅんいもしょう）　floccillation，carphology

捻转补泻　捻転補瀉（ねんてんほしゃ）　twirling reinforcement and reduction，twirling supplementation and draining，reinforcement and reduction with the twirling manipulation

捻转法　捻転法（ねんてんほう）　twirling method

碾挫伤　碾挫創（てんざそう）　crushed-contused wound

NIE 捏

niē 捏

捏法　捏法（ねつほう）　pinching manipulation

捏脊　捏脊（ねっせき）　pinching the spine

NING 宁凝

níng 宁凝

宁心安神　寧心安神（ねいしんあんしん）　relieving mental stress
凝脂翳　凝脂翳（ぎょうしえい）　fat-congealed nebula，purulent keratitis

NIU 牛扭纽

niú 牛

牛黄承气丸　牛黄承気丸（ごおうしょうきがん）　Calculus Bovis Bolus for
　　Resurrection with Radix et Rhizoma Rhei
牛黄清心丸　牛黄清心丸（ごおうせいしんがん）　Sedative Bolus of Calculus Bovis

niǔ 扭纽

扭伤　捻挫（ねんざ）　sprain
纽扣风　鈕扣風（じゅうこうふう）　seborrheic eczema

NONG 浓脓弄

nóng 浓脓

浓缩丸　濃縮丸（のうしゅくがん）　concentrated pill，condensed pill
脓疮　膿瘡（のうそう）　pustule
脓疮疹　膿瘡疹（のうそうしん）　pustular eruption
脓耳　膿耳（のうじ）　otopyorrhea，suppurative otitis media，purulent ear
脓耳变症　膿耳変症（のうじへんしょう）　deteriorated case of suppurative ear
脓耳口眼歪斜　膿耳口眼歪斜（のうじこうがんわいしゃ）　otogenic facial palsy
脓耳眩晕　膿耳眩暈（のうじげんうん）　otopyorrhea with vertigo
脓疱　膿疱（のうほう）　pustule
脓疱疹　膿疱疹（のうほうしん）　pustular eruption
脓痰证　膿痰証（のうたんしょう）　purulent phlegm syndrome/pattern

N

脓窝疥　膿窩疥（のうかかい）　scabies complicated by pyogenic infection

脓血痢　膿血痢（のうけつり）　dysentery with pus and blood in stool

脓瘀内焮　膿瘀内焮（のうおないきん）　sanguineous abscess with local heat or hyperpyrexia

脓证　膿証（のうしょう）　suppuration syndrome/pattern，pus syndrome/pattern

nòng 弄

弄产　弄産（ろうさん）　hyperactivity of fetus in late pregnancy

弄舌　弄舌（ろうぜつ）　waggling tongue，involuntary movement of tongue

弄舌喉风　弄舌喉風（ろうぜつこうふう）　throat disorder accompanied by involuntary movement of tongue

弄胎　仮性陣痛（かせいちんつう）　false labor

NU 胬怒

nǔ 胬

胬肉扳睛　翼状片（よくじょうへん）　pterygium

胬肉攀睛　翼状片（よくじょうへん）　pterygium

胬肉侵睛　翼状片（よくじょうへん）　pterygium

nù 怒

怒　怒（ど）　anger

怒伤肝　怒傷肝（どしょうかん）　anger damaging liver

怒胜思　怒勝思（どしょうし）　anger prevailing over anxiety，anger overcoming anxiety

怒则气上　怒ればすなわち気上る（おこればすなわちきのぼる）　rage causing qi rise

Nü 女衄

nǔ 女

女科百问　女科百問（じょかひゃくもん）　*Hundred Questions on Gynecology and Obstetrics*

女科经纶　女科経論（じょかきょうろん）　*Synopsis of Obstetrics and Gynecology*

女劳疸　女労疸（じょろうたん）　jaundice due to sexual intemperance

女劳复　女労復（じょろうふく）　relapse due to sexual intemperance

女子胞　女子胞（じょしほう）　uterus

nǜ 衄

衄家　衄家（じくか）　frequently nose-bleeding patient

衄血　衄血（じくけつ）　epistaxis，rhinorrhagia

NUAN 暖

nuǎn 暖

暖肝煎　暖肝煎（だんかんせん）　Liver-Warming Decoction

暖脾胃　暖脾胃（だんひい）　warming the spleen and stomach

暖肾　暖腎（だんじん）　warming the kidney

NUE 疟

nüè 疟

N

疟疾　瘧病（ぎゃくびょう）　malaria

疟母　瘧母（ぎゃくぼ）　malaria with splenomegaly

疟邪　瘧邪（ぎゃくじゃ）　malarial pathogen

O

OU 呕偶

ǒu 呕偶

呕家　嘔家（おうか）　frequently-vomiting patient

呕苦　嘔苦（おうく）　vomiting of bilious fluid

呕逆反胃　嘔逆反胃（おうぎゃくはんい）　vomiting and regurgitation

呕乳　嘔乳（おうにゅう）　milk regurgitation

偶刺　偶刺（ぐうし）　paired needling

偶方　偶方（ぐうほう）　even-numbered ingredient formula，formula with even-numbered ingredients

O

P

PAI 拍排

pāi 拍

拍击法 拍打法（はくだほう） patting-striking manipulation

pái 排

排罐法 排罐法（はいかんほう） multiple cupping
排脓 排膿（はいのう） expelling pus, extracting pus, evacuating pus
排脓解毒 排膿解毒（はいのうげどく） evacuating pus and expelling toxin
排脓托毒 排膿托毒（はいのうたくどく） expelling pus and expressing toxin, evacuating pus by reinforcing qi and blood
排石 排石（はいせき） discharge of calculus

PAN 盘蟠

pán 盘蟠

盘肠产 盤腸産（ばんちょうさん） prolapse of rectum during delivery
盘肠气痛 盤腸気痛（ばんちょうきつう） intestinal colic in children
盘肠痈 盤腸癰（ばんちょうよう） intestinal abscess with perforation of abdominal wall
盘肠痔 盤腸痔（ばんちょうじ） hemorrhoids with prolapse of rectum
盘肛痈 盤肛癰（ばんこうよう） perianal abscess
盘疝 盤疝（ばんせん） periumbilical colic
蟠蛇疬 蟠蛇癧（ばんじゃれき） scrofula around the neck

PANG 膀胖

páng 膀

膀胱不利 膀胱不利（ぼうこうふり） dysfunction of urinary bladder

P

膀胱气闭　膀胱気閉（ぼうこうきへい）　dysuria due to dysfunction of urinary bladder

膀胱气化　膀胱気化（ぼうこうきか）　bladder qi transformation

膀胱湿热　膀胱湿熱（ぼうこうしつねつ）　bladder dampness-heat

膀胱湿热证　膀胱湿熱証（ぼうこうしつねつしょう）　bladder dampness-heat syndrome/pattern

膀胱虚寒　膀胱虚寒（ぼうこうきょかん）　bladder deficiency-cold

膀胱虚寒证　膀胱虚寒証（ぼうこうきょかんしょう）　deficiency-cold syndrome/pattern of bladder

pàng 胖

胖大舌　胖大舌（はんだいぜつ）　enlarged tongue, swollen tongue

PAO 脬炮泡疱

pāo 脬

脬气不固　胞気不固（ぼうきふこ）　hypofunction of urinary bladder, qi unconsolidation of urinary qi

páo 炮

炮　炮（ほう）　stirring-baking

炮炙　炮炙（ほうしゃ）　processing, processing of medicinals, preparing medicinal material

炮炙大全　炮炙大全（ほうきゅうだいぜん）　*A Complete Handbook on Preparing Drugs*

炮制　炮製（ほうせい）　processing of materia medica, preparing medicinal material

pào 泡疱

泡服　泡服（ほうふく）　to be taken after infusion in hot water or decoction

疱疹　疱疹（ほうしん）　herpes

PEI 呸培配

pēi 呸

呸血　呸血（はいけつ）　darkened extravasated blood

péi 培

培土生金　培土生金（ばいどしょうきん）　banking up earth to generate metal，strengthening the spleen to promote the lung

培土抑木　培土抑木（ばいどよくもく）　reinforcing the spleen to suppress the liver

pèi 配

配方　配方（はいほう）　medicinal formula；making up a prescription

配伍　配伍（はいご）　combination of medicinals，combination，compatibility of ingredients in a prescription

配伍禁忌　配伍禁忌（はいごきんき）　prohibited combination，incompatibility of ingredients in a prescription

配穴　配穴（はいけつ）　subsidiary acupoint

配穴法　配穴法（はいけつほう）　selection of acupoints

PI 皮脾痞

P

pí 皮脾

皮痹　皮痹（ひひ）　skin impediment，skin numbness

皮部　皮部（ひぶ）　cutaneous region

皮刺　皮刺（ひし）　skin needling

皮腠　皮そう（ひそう）　skin striae

皮肤牵引　皮膚牽引（ひふけんいん）　skin traction

皮肤青紫　皮膚青紫（ひふせいし）　skin cyanosis

皮肤针　皮膚針（ひふしん）　dermal needle，skin needle

皮肤针法　皮膚針療法（ひふしんりょうほう）　manipulation of dermal needle

皮毛　皮毛（ひもう）　skin and hair，skin and body hair

皮内埋针　皮内埋針（ひないまいしん）　intradermal embedding of needle

151

皮内针　皮内針（ひないしん）　intradermal needle

皮水　皮水（ひすい）　skin edema, cutaneous edema

皮下留针法　皮下置針法（ひかちしんほう）　subcutaneous needle retention method

脾痹　脾痺（ひひ）　spleen impediment, spleen qi stagnation

脾病辨证　脾病の弁証（ひびょうのべんしょう）　spleen disease syndrome differentiation/pattern identification

脾不健运　脾不健運（ひふけんうん）　dysfunction of spleen

脾不统血　脾不統血（ひふとうけつ）　spleen failing to control blood, failure of spleen to keep blood flowing within the vessels

脾不统血证　脾不統血証（ひふとうけつしょう）　syndrome/pattern of spleen failing to control blood

脾藏意　脾は意を蔵す（ひはいをぞうす）　spleen storing thoughts

脾藏营　脾は営を蔵す（ひはえいをぞうす）　spleen storing nutrients

脾瘅　脾癉（ひたん）　spleen-warm syndrome

脾肺两虚　脾肺両虚（ひはいりょうきょ）　asthenia/deficiency of both lung and spleen, dual asthenia/deficiency of the lung-spleen

脾肺气虚证　脾肺気虚証（ひはいききょしょう）　spleen-lung qi deficiency syndrome/pattern

脾疳　脾疳（ひかん）　infantile spleen-involving malnutrition, spleen malnutrition

脾寒　脾寒（ひかん）　spleen cold

P

脾合胃　脾は胃に合す（ひはいにがっす）　spleen and stomach in pair, spleen closely related to stomach, spleen and stomach being closely related

脾积　脾積（ひせき）　lump resulting from dysfunction of spleen and stomach

脾绝　脾絶（ひぜつ）　failure of spleen

脾开窍于口　脾は口に開竅す（ひはくちにかいきょうす）　mouth being a window of spleen, mouth as a window of spleen

脾咳　脾咳（ひがい）　spleen cough

脾劳　脾労（ひろう）　impairment of spleen by overstrain

脾冷多涎　脾冷多涎（ひれいたせん）　salivation due to cold spleen

脾脉缓　脾脈、緩なり（ひみゃく、かんなり）　Slow pulse is often seen when spleen is diseased.

脾气　脾気（ひき）　spleen qi, spleen-qi

脾气不固证　脾気不固証（ひきふこしょう）　spleen qi insecurity syndrome/pattern, unconsolidation of spleen qi

脾气不升　脾気昇らず（ひきのぼらず）　failure of spleen qi to ascend, spleen qi failing to bear upward, spleen-qi failing to send nutrients upwards

脾气不舒　脾気不舒（ひきふじょ）　constrained spleen qi, spleen-qi stagnation

脾气实　脾気実（ひきじつ）　spleen qi excess, spleen excess

脾气下陷　脾気下陥（ひきげかん）　sinking of spleen qi, sunken spleen qi, spleen-qi collapse

脾气虚　脾気虚（ひききょ）　spleen qi deficiency, deficiency of spleen qi

脾气虚证　脾気虚証（ひききょしょう）　spleen qi deficiency syndrome/pattern

脾窍　脾竅（ひきょう）　window of spleen, mouth

脾热　脾熱（ひねつ）　spleen heat, spleen-heat syndrome

脾热多涎　脾熱多涎（ひねつたせん）　salivation due to spleen-heat

脾肾阳虚　脾腎陽虚（ひじんようきょ）　spleen-kidney yang deficiency, yang deficiency of the spleen and kidney

脾肾阳虚证　脾腎陽虚証（ひじんようきょしょう）　spleen-kidney yang deficiency syndrome/pattern, syndrome/pattern of yang deficiency of the spleen and kidney

脾生肉　脾は筋肉を生ず（ひはきんにくをしょうず）　spleen strengthening muscles

脾失健运　脾失健運（ひしつけんうん）　dysfunction of spleen in transportation, spleen failing in transportation

脾实　脾実（ひじつ）　spleen excess, spleen sthenia

脾实热　脾実熱（ひじつねつ）　excess heat in spleen, spleen excess heat, sthenic heat of spleen

脾属土　脾は土に属す（ひはどにぞくす）　spleen corresponding to earth

脾水　脾水（ひすい）　edema with spleen involved

脾统血　脾統血（ひとうけつ）　spleen controlling blood

脾为后天之本　脾は後天の本（ひはこうてんのもと）　spleen being the acquired foundation, spleen as the acquired basis

脾为生化之源　脾は生化の源なり（ひはせいかのげんなり）　spleen being the material source for growth and development, spleen as the material source for growth and development

脾痿　脾痿（ひい）　flaccidity of muscles due to disorder of spleen

脾胃不和证　脾胃不和証（ひいふわしょう）　spleen-stomach disharmony syndrome/pattern

P

脾胃俱实 脾胃ともに実（ひいともにじつ） excess of dual spleen and stomach，dual excess of the spleen-stomach，sthenia of both the spleen and stomach

脾胃论 脾胃論（ひいろん） *Treatise on the Spleen and Stomach*

脾胃湿热 脾胃湿熱（ひいしつねつ） dampness and heat of spleen and stomach，dampness-heat of the spleen and stomach

脾胃为后天之本 脾胃は後天の本（ひいはこうてんのもと） spleen and stomach as the material basis of acquired constitution，spleen and stomach providing the material basis of acquired constitution

脾胃相表里 脾、胃は相い表裏をなす（ひ、いはあいひょうりをなす） spleen and stomach being interiorly-exteriorly related，interiorly-exteriorly related spleen and stomach

脾胃虚寒 脾胃虚寒（ひいきょかん） deficiency-cold of spleen and stomach，deficiency and cold of spleen and stomach

脾胃虚弱 脾胃虚弱（ひいきょじゃく） spleen-stomach weakness

脾胃阳虚证 脾胃陽虚証（ひいようきょしょう） spleen-stomach yang deficiency syndrome/pattern

脾胃阴虚 脾胃陰虚（ひいいんきょ） spleen-stomach yin deficiency

脾胃阴虚证 脾胃陰虚証（ひいいんきょしょう） spleen-stomach yin deficiency syndrome/pattern

脾恶湿 脾は湿をにくむ（ひはしつをにくむ） spleen being averse to dampness，aversion of the spleen to dampness

脾心痛 脾心痛（ひしんつう） precordial pain due to spleen disorder

脾消 脾消（ひしょう） spleen-involved diabetes

脾泄 脾泄（ひせつ） diarrhea of splenic origin

脾虚 脾虚（ひきょ） spleen deficiency

脾虚带下 脾虚帯下（ひきょたいげ） leukorrhagia due to asthenia/deficiency of spleen

脾虚动风证 脾虚風動証（ひきょふうどうしょう） syndrome/pattern of spleen deficiency and stirring wind，syndrome/pattern of spleen deficiency with stirring wind

脾虚多涎 脾虚多涎（ひきょたせん） spleen-deficiency/asthenia salivation，salivation caused by deficiency of spleen

脾虚寒 脾虚寒（ひきょかん） asthenia/deficiency-cold of spleen

脾虚经闭 脾虚経閉（ひきょけいへい） amenorrhea due to asthenia/deficiency of spleen

脾虚气陷证 脾虚気陥証（ひきょきかんしょう） syndrome/pattern of spleen deficiency and sinking of qi

脾虚生风 脾虚、風を生ず（ひきょ、ふうをしょうず） spleen deficiency generating wind，spleen deficiency engendering wind

脾虚湿困 脾虚湿困（ひきょしっこん） spleen deficiency with dampness retention，spleen deficiency with dampness encumbrance，dampness retention due to asthenia/deficiency of spleen

脾虚湿盛 脾虚湿盛（ひきょしつせい） asthenia/deficiency of spleen with overabundance of dampness

脾虚泄泻 脾虚泄瀉（ひきょせっしゃ） diarrhea due to asthenia/deficiency of spleen

脾虚水泛证 脾虚水泛証（ひきょすいはんしょう） syndrome/pattern of spleen insufficiency and water diffusion，syndrome/pattern of spleen deficiency/asthenia with water flood

脾阳 脾陽（ひよう） spleen yang，spleen-yang

脾阳虚 脾陽虚（ひようきょ） spleen yang deficiency，deficiency of spleen yang

脾阳虚证 脾陽虚証（ひようきょしょう） spleen yang deficiency syndrome/pattern

脾阴 脾陰（ひいん） spleen yin，spleen-yin

脾阴虚 脾陰虚（ひいんきょ） spleen yin deficiency，deficiency of spleen-yin

脾约 脾約（ひやく） constipation of splenic origin

脾胀 脾脹（ひちょう） abdominal distension of splenic origin

脾之大络 脾の大絡（ひのだいらく） large splenic collateral，large spleen collateral

脾主后天 脾主後天（ひしゅこうてん） spleen being in charge of acquired constitution，spleen as the acquired constitution

脾主肌肉 脾主肌肉（ひしゅきにく） spleen nourishing muscles

脾主口 脾は口を主る（ひはくちをつかさどる） spleen being related to mouth

脾主肉 脾は肉を主る（ひはにくをつかさどる） spleen being in charge of muscles

脾主身之肌肉 脾は身の肌肉を主る（ひはみのきにくをつかさどる） spleen governing muscles of the body

脾主升清 脾は昇清を主る（ひはしょうせいをつかさどる） spleen governing rise of the clear，spleen being in charge of sending up essential substances

155

脾主四肢　脾主四肢（ひしゅしし）　spleen governing four limbs, spleen nouri-
　　shing limbs
脾主运化　脾主運化（ひしゅうんか）　spleen governing transportation and trans-
　　formation, spleen being in charge of transporting and transforming nutrients

pǐ 痞

痞　痞（ひ）　stuffiness, mass, lump
痞积　痞積（ひせき）　abdominal mass, abdominal lump
痞满　痞満（ひまん）　stuffiness and fullness
痞证　痞証（ひしょう）　fullness syndrome

PIAN 偏

piān 偏

偏产　偏産（へんさん）　oblique presentation
偏方　偏方（へんぽう）　folk prescription; peculiar prescription
偏废不仁　偏廃不仁（へんはいふじん）　hemiplegia
偏沮　偏沮（へんそ）　hemihidrosis
偏全　偏全（へんぜん）　tongue coating covered on full or part of tongue body
偏头风　偏頭風（へんとうふう）　migraine, hemilateral head wind

P

PIN 频牝

pín 频

频服　頻服（ひんぷく）　taken in small doses at short intervals, administration in
　　small doses at short intervals
频咳　頻咳（ひんがい）　hacking cough

pìn 牝

牝疟　牝瘧（ひんぎゃく）　malaria of yin type
牝脏　牝臓（ひんぞう）　yin organ
牝痔　牝痔（ひんじ）　mixed hemorrhoids and perianal abscess

PING 平

píng 平

平补平泻 平補平瀉（へいほへいしゃ） neutral reinforcement-reduction，neutral supplementation and draining

平产 平産（へいさん） eutocia，normal delivery

平肠痔 平腸痔（へいちょうじ） hemorrhoids close to anus

平喘 平喘（へいぜん） relieving asthma

平冲降逆 平沖降逆（へいちゅうこうぎゃく） lowering adverse qi rise

平刺 平刺（へいし） transverse insertion

平旦服 平旦に服す（へいたんにふくす） administrated before breakfast，taking before breakfast，administration before breaktime

平肝潜阳 平肝潜陽（へいかんせんよう） pacifying the liver and subduing yang，pacifying the liver to subdue yang，calming the liver to check yang，calming the liver and suppressing yang

平肝息风 平肝熄風（へいかんそくふう） pacifying the liver and extinguishing wind，liver-pacifying and wind-extinguishing，calming the liver to suppress wind

平肝药 平肝薬（へいかんやく） liver-pacifying medicinal，liver-calming drug

平肝镇惊 平肝鎮驚（へいかんちんきょう） calming the liver to relieve convulsion

平肝止血 平肝止血（へいかんしけつ） calming the liver to stop bleeding

平脉 平脈（へいみゃく） normal pulse

平胬药 翼状片を直す薬（よくじょうへんをなおすくすり） wound-healing medicinal

平人 平人（へいじん） a healthy person

平胃散 平胃散（へいいさん） Stomach-Regulating Powder，Powder for Regulating the Stomach

平息 平息（へいそく） normal breathing

平整复元 平整復元（へいせいふくげん） restoration in bone-setting

PO 破魄

pò 破魄

破溃痈疽 破潰癰疽（はかいようそ） promoting carbuncle perforation

P

破皮疮　破皮瘡（はひそう）　chronic ulcer with exudation

破气　破気（はき）　relieving qi stagnation

破气消痞　破気消痞（はきしょうひ）　breaking stagnated qi and dispersing mass, promoting qi to remove lump

破水　破水（はすい）　amniorrhea

破血　破血（はけつ）　breaking blood stasis, removing blood stasis with potent drugs

破血祛瘀　破血祛瘀（はけつきょお）　removing blood stasis with potent drugs

破血消癥　破血消癥（はけつしょうちょう）　breaking blood stasis and resolving mass, breaking blood stasis to resolve mass

破血消癥药　破血消癥薬（はけつしょうちょうやく）　medicinal for breaking blood stasis and eliminating mass

破血逐瘀　破血逐瘀（はけつちくお）　breaking and expelling blood stasis

破瘀　破瘀（はお）　breaking blood stasis

破瘀生新　破瘀生新（はおせいしん）　removing blood stasis and promoting tissue regeneration

破瘀通经　破瘀通経（はおつうけい）　removing blood stasis and restoring menstruation

破瘀消癥　破瘀消癥（はおしょうちょう）　removing blood stasis and lump

魄　魄（はく）　soul

魄门　魄門（はくもん）　anus

P

PU 葡普

pú 葡

葡萄胎　胞状奇胎（ほうじょうきたい）　hydatidiform mole

葡萄疫　紫斑病（しはんびょう）　purpura

葡萄痔　葡萄痔（ぶどうじ）　thrombosed hemorrhoids

pǔ 普

普济本事方　普済本事方（ふさいほんじほう）　*Effective Prescriptions of Universal Benevolence*

普济方　普済方（ふさいほう）　*Prescriptions of Universal Benevolence*

普济消毒饮　普済消毒飲（ふさいしょうどくいん）　Universal Antiphlogistic Decoction

Q

QI 七漆齐芪奇脐蛴杞气

qī 七漆

七冲门　七衝門（しちしょうもん）　seven important portals

七恶　七悪（しちあく）　seven ominous signs, seven malignant signs

七怪脉　七怪脈（しちかいみゃく）　seven strange pulses

七厘散　七厘散（しちりんさん）　Qi Li Powder

七窍　七竅（しちきょう）　seven orifices

七情　七情（しちじょう）　seven emotions; seven relations of medicinal compatibility

七日风　七日風（しちにちふう）　seven-day convulsion, neonatal tetanus

七疝　七疝（しちせん）　seven kinds of hernia

七伤　七傷（しちしょう）　seven kinds of impairment; seven symptoms and signs suggesting consumption of kidney-qi

七星针　七星針（しちせいしん）　seven-star needle

漆疮　漆瘡（しっそう）　dermatitis rhus

qí 齐芪奇脐蛴

齐刺　斉刺（さいし）　triple puncture

芪附汤　耆附湯（ぎふとう）　Decoction of Radix Astragali and Radix Aconiti Lateralis Praeparata

奇恒痢　奇恒痢（きこうり）　fulminant dysentery

奇恒之腑　奇恒の腑（きこうのふ）　extraordinary fu-organ, extraordinary organs

奇经　奇経（きけい）　extra meridian/channel

奇经八脉　奇経八脈（きけいはちみゃく）　eight extra meridians/channels

奇经八脉考　奇経八脈考（きけいはちみゃくこう）　*A Study on the Eight Extra Meridians*

奇邪　奇邪（きじゃ）　peculiar pathogenic factor

奇穴　奇穴（きけつ）　extra point

脐　臍（へそ）　umbilicus, navel

脐疮　臍瘡（せいそう）　umbilical sore

脐带　臍帯（せいたい）　umbilical cord

脐风　臍風（せいふう）　neonatal tetanus，umbilical wind，tetanus neonatorium

脐漏　臍漏（せいろう）　umbilical fistula

脐疝　臍疝（せいせん）　umbilical hernia

脐湿　臍湿（せいしつ）　umbilical dampness

脐湿肿　臍湿腫（せいしつしゅ）　navel swelling with exudation

脐突　臍突（せいとつ）　umbilical hernia

脐下悸动　臍下悸（さいかき）　infra-umbilical throbbing，infra-umbilical palpitation

脐血　臍血（せいけつ）　umbilical bleeding

脐痈　臍癰（せいよう）　umbilical carbuncle，omphalitis，umbilical abscess

蛴螬漏　せいそう漏（せいそうろう）　tuberculosis of cervical lymph node

qǐ 杞

杞菊地黄丸　杞菊地黄丸（こぎくじおうがん）　Bolus of Fructus Lycii, Flos Chrysanthemi and Radix Rehmanniae

qì 气

气　気（き）　qi

气闭　気閉（きへい）　qi block，qi blockage

气闭神厥　気閉神厥（きへいしんけつ）　syndrome/pattern of qi block and syncope，syndrome/pattern of qi block with syncope

气闭证　気閉証（きへいしょう）　qi block syndrome/pattern

气秘　気秘（きひ）　constipation due to qi disorder

气痹　気痺（きひ）　bi-syndrome due to qi stagnation

气不化水　気は水を化することができず（きはみずをかすることができず）　qi failing to promote water transformation

气不摄血　気不摂血（きふせっけつ）　failure of qi to control blood，qi deficiency failing to control blood

气不摄血证　気不摂血証（きふせっけつしょう）　syndrome/pattern of qi failing to control blood

气呃　気呃（きあく）　qi-disorder hiccup

气分　気分（きぶん）　qi phase，qi aspect

气分寒　気分寒（きぶんかん）　cold of qi phase，qi aspect cold

气分热　気分熱（きぶんねつ）　heat of qi phase，qi aspect heat

气分热盛　気分熱盛（きぶんねっせい）　excessive heat in qi phase

气分湿热证　気分湿熱証（きぶんしつねつしょう）　syndrome/pattern of dampness-heat of qi phase, qi aspect dampness-heat syndrome/pattern

气分证　気分証（きぶんしょう）　qi-phase syndrome/pattern, qi aspect syndrome/pattern

气疳　気疳（きかん）　infantile qi-involved malnutrition, infantile lung malnutrition

气关　気関（きかん）　qi pass, qi bar

气化　気化（きか）　qi transformation, qi activity

气化不利　気化、利せず（きか、りせず）　disturbance of qi transformation, inhibited qi transformation

气化无权　気化無権（きかむけん）　failure in qi transformation

气机　気機（きき）　qi movement, functional activity

气机不利　気機不利（ききふり）　disturbance of qi movement, inhibited qi movement

气机失调　気機失調（ききしっちょう）　disorder of qi movement, qi movement disorder

气机郁滞　気機鬱滞（ききうつたい）　depression and stagnation of qi movement, qi movement stagnation

气积　気積（きせき）　qi mass

气极　気極（ききょく）　qi exhaustion

气结腹痛　気結腹痛（きけつふくつう）　abdominal pain due to qi stagnation

气厥　気厥（きけつ）　qi syncope, qi reversal

气厥证　気厥証（きけつしょう）　qi syncope syndrome

气口　気口（きくち）　wrist pulse

气疬　気癧（きれき）　scrofula aggravated by anger

气淋　気淋（きりん）　qi stranguria

气瘤　気瘤（きりゅう）　qi tumor, subcutaneous neurofibroma

气轮　気輪（きりん）　qi orbiculus, white of the eye, qi wheel

气秘　気秘（きひ）　qi constipation

气门伤　気門傷（きもんしょう）　injury of lower abdomen

气逆　気逆（きぎゃく）　qi counterflow, reverse qi flow

气逆证　気逆証（きぎゃくしょう）　qi counterflow syndrome/pattern, reverse qi flow syndrome/pattern

气痞　気痞（きひ）　qi fullness, distension due to qi stagnation

Q

气怯　気怯（ききょう）　fright due to qi deficiency

气疝　気疝（きせん）　pain due to qi stagnation

气伤　気傷（きしょう）　impairment of qi

气上　気上（きじょう）　uprising qi, rising qi

气上冲心　気上衝心（きじょうしょうしん）　upward reflux of qi to the heart

气上冲胸　気上衝胸（きじょうしょうきょう）　upward reflux of qi to the chest

气随血脱　気随血脱（きずいけつだつ）　qi collapse following blood loss, qi collapse following bleeding

气随血脱证　気随血脱症（きずいけつだつしょう）　syndrome/pattern of qi collapse following bleeding

气随液脱　気随液脱（きずいえきだつ）　qi collapse following fluid loss, qi collapse due to humor depletion

气脱　気脱（きだつ）　qi collapse, qi depletion

气脱血脱　気脱血脱（きだつけつだつ）　qi collapse following blood loss

气脱证　気脱証（きだつしょう）　qi collapse syndrome/pattern, qi depletion syndrome/pattern

气为血帅　気は血の帥為り（きはけつのそつなり）　qi being the commander of blood, qi as the commander of blood

气陷　気陥（きかん）　qi sinking, qi fall, qi collapse

气陷证　気陥証（きかんしょう）　qi-sinking syndrome/pattern

气行则水行　気、行すれば血、行なり（き、こうすればち、こうなり）　qi flow promoting water transportation

气虚　気虚（ききょ）　qi deficiency

气虚痹　気虚痹（ききょひ）　bi-syndrome due to qi deficiency

气虚不摄　気虚不摂（ききょふせつ）　qi deficiency failing to control

气虚喘　気虚喘（ききょぜん）　dyspnea due to qi deficiency

气虚耳鸣　気虚耳聾（ききょじろう）　tinnitus due to qi deficiency

气虚发热　気虚発熱（ききょはつねつ）　qi-deficiency fever

气虚发热证　気虚発熱証（ききょはつねつしょう）　syndrome/pattern of qi deficiency and fever, qi deficiency fever syndrome/pattern

气虚滑胎　気虚による滑胎（ききょによるかったい）　threatened miscarriage due to qi deficiency

气虚湿阻证　気虚湿阻証（ききょしつそしょう）　syndrome/pattern of qi deficiency and dampness obstruction, syndrome/pattern of qi deficiency with dampness obstruction

Q

气虚水停证　気虚水停証（ききょすいていしょう）　syndrome/pattern of qi deficiency and water retention，syndrome/pattern of qi deficiency with water retention

气虚外感证　気虚外感証（ききょがいかんしょう）　syndrome/pattern of qi deficiency and external contraction，syndrome/pattern of qi deficiency with external contraction

气虚痿　気虚痿（ききょい）　flaccidity of limbs due to qi deficiency

气虚血瘀　気虚血瘀（ききょけつお）　qi deficiency and blood stasis，qi deficiency with blood stasis

气虚血瘀证　気虚血瘀証（ききょけつおしょう）　syndrome/pattern of qi deficiency and blood stasis，syndrome/pattern of qi deficiency with blood stasis

气虚则寒　気虚なれば寒（ききょなればかん）　qi deficiency resulting in cold，qi deficiency resulting in cold syndrome

气虚证　気虚証（ききょしょう）　qi deficiency syndrome/pattern

气虚自汗　気虚による自汗（ききょによるじかん）　spontaneous sweating due to qi deficiency

气虚中满　気虚であれば中が満ちる（ききょであればなかがみちる）　abdominal fullness with qi deficiency，qi deficiency with fullness in the middle energizer

气血辨证　気血弁証（きけつべんしょう）　qi-blood syndrome differentiation/pattern identification

气血不足　気血不足（きけつふそく）　deficiency of qi and blood

气血畅通　気血暢通（きけつちょうつう）　normal circulation of qi and blood

气血两燔　気血両燔（きけつりょうはん）　blazing of both qi and blood，consumption of qi and blood with heat

气血两燔证　気血両燔証（きけつりょうはんしょう）　syndrome/pattern of dual blaze of qi and blood，syndrome/pattern of consumption of qi and blood with heat

气血两虚证　気血両虚証（きけつりょうきょしょう）　syndrome/pattern of both qi and blood deficiency，syndrome/pattern of dual deficiency of heart qi and blood

气血凝滞　気血凝滞（きけつぎょうたい）　stagnation of qi and blood

气血失调　気血失調（きけつしっちょう）　disharmony of qi and blood

气血虚弱痛经　気血、虚弱による痛経（きけつ、きょじゃくによるつうけい）　dysmenorrhea due to deficiency of qi and blood

气翳　気翳（きえい）　qi nebula，interstitial keratitis

气阴亏虚证　気陰虧虚証（きいんききょしょう）　qi-yin insufficiency syndrome/

Q

pattern, syndrome/pattern of dual deficiency of qi and yin

气阴两虚　気陰両虚（きいんりょうきょ）　deficiency of both qi and yin, dual deficiency of qi and yin

气营两燔　気営両燔（きえいりょうはん）　blazing of both qi and nutrient phases, consumption of qi and nutrient phases with heat

气营两燔证　気営両燔証（きえいりょうはんしょう）　syndrome/pattern of dual blaze of qi and nutrient phases, syndrome/pattern of consumption of qi and nutrient phases with heat

气营两清　気営両清（きえいりょうせい）　clearing both qi and nutrient aspects, clearing both qi and nutrient phases

气瘿　気瘿（きえい）　qi goiter

气郁　気鬱（きうつ）　qi depression, qi stagnation

气郁发热　気鬱発熱（きうつはつねつ）　qi-depression fever

气郁化火　気鬱化火（きうつかか）　qi depression transforming into fire, stagnant qi transforming into fire

气郁脘痛　気鬱による脘痛（きうつによるかんつう）　stomachache due to qi stagnation

气郁胁痛　気鬱による脇痛（きうつによるきょうつう）　hypochondriac pain due to qi stagnation

气郁眩晕　気鬱による眩暈（きうつによるげんうん）　dizziness due to qi stagnation

气郁血崩　気鬱による血崩（きうつによるけっぽう）　metrorrhagia due to qi stagnation

气针疗法　鍼術（しんじゅつ）　air acupuncture therapy

气痔　気痔（きじ）　internal hemorrhoids with prolapse of rectum

气滞　気滞（きたい）　qi stagnation

气滞腹痛　気滞による腹痛（きたいによるふくつう）　abdominal pain due to qi stagnation

气滞水停证　気滞水停証（きたいすいていしょう）　syndrome/pattern of qi stagnation and water retention

气滞痛经　気滞による痛経（きたいによるつうけい）　dysmenorrhea due to qi stagnation

气滞血瘀　気滞血瘀（きたいけつお）　qi stagnation and blood stasis, blood stasis due to qi stagnation

气滞血瘀闭经　気滞血瘀による経閉（きたいけつおによるけいへい）　amenorrhea due to qi stagnation and blood stasis

气滞血瘀心悸　気滞血瘀による心悸（きたいけつおによるしんき）　palpitation due to qi stagnation and blood stasis

气滞血瘀证　気滞血瘀証（きたいけつおしょう）　syndrome/pattern of qi stagnation and blood stasis

气滞腰痛　気滞腰痛（きたいようつう）　lumbago due to qi stagnation

气滞证　気滞証（きたいしょう）　qi stagnation syndrome/pattern

气主煦之　気が温煦を支配する（きがおんくをしはいする）　qi governing warmth，qi acting as warming action

QIA 掐

qiā 掐

掐法　掐法（こうほう）　finger-nail pressing

掐脊法　掐脊法（こうせきほう）　pinching and pulling the back muscle

QIAN 千牵前潜浅

qiān 千牵

千金翼方　千金翼方（せんきんよくほう）　*A Supplement to Essentially-Treasured Prescriptions*

牵拉肩　牵拉肩（けんらけん）　dragged shoulder

牵推法　牵推法（けんすいほう）　pulling-pushing manipulation

牵正散　牵正散（けんせいさん）　Anti-Mouth-Deviating Powder

qián 前潜

前后配穴法　前後配穴法（ぜんごはいけつほう）　anterior-posterior point combination，anterior-posterior acupoint association

前阴　前陰（ぜんいん）　external genitalia；anterior yin

潜阳　潜陽（せんよう）　subduing yang，suppressing the hyperactive yang

潜阳安神　潜陽安神（せんようあんしん）　suppressing the hyperactive yang to ease mental strain

潜阳敛阴　潜陽斂陰（せんようれんいん）　suppressing the hyperactive yang to preserve yin

Q

潜阳纳气　潜陽納気（せんようのうき）　suppressing the hyperactive yang to restore qi

潜阳息风　潜陽熄風（せんようそくふう）　suppressing the hyperactive yang to calm endogenous wind, subduing yang and extinguishing wind

潜阳镇惊　潜陽鎮驚（せんようちんきょう）　suppressing the hyperactive yang to relieve convulsion

潜镇　潜鎮（せんちん）　suppressing the hyperactive yang and tranquilizing mind

qiǎn 浅

浅刺　浅刺（せんし）　shallow puncture

浅刺拔罐法　浅刺抜罐法（せんしばつかんほう）　shallow puncture with cupping

QIANG 羌强

qiāng 羌

羌活胜湿汤　羌活勝湿湯（きょうかつしょうしつとう）　Dampness-Expelling Decoction of Rhizoma et Radix Notopterygii

qiáng 强

强筋骨　強筋健骨（きょうきんけんこつ）　strengthening bones and tendons

强硬舌　舌強（ぜつきょう）　stiff tongue

强阴　強陰（ごういん）　reinforcing yin

QIE 切

qiē 切

切开法　切開法（せっかいほう）　incision

qiè 切

切脉　切脈（せつみゃく）　taking the pulse, feeling the pulse

切诊　切診（せつしん）　pulse taking and palpation, palpation

QIN 噙

qín 噙

噙化　噙化（きんか）　melted in mouth，taken by dissolving in the mouth

QING 青轻清

qīng 青轻清

青风　青風（せいふう）　bluish wind，angle-opening glaucoma

青风内障　青風内障（せいふうないしょう）　bluish wind glaucoma，angle-opening glaucoma

青蒿鳖甲汤　青蒿鱉甲湯（せいこうべっこうとう）　Decoction of Herba Artemisiae Annuae and Carapax Trionycis

青盲　青盲（せいもう）　optic atrophy

青舌　青舌（せいぜつ）　blue tongue

青铜针　青銅の針（せいどうのはり）　bronze needle

轻剂　軽剤（けいざい）　light formula

轻可去实　軽は実をさるべし（けいはじつをさるべし）　light medicines relieving excess syndrome

轻清疏解　軽清疎解（けいせいそかい）　clearing heat and releasing wind with light medicines

轻清宣气　軽清宣気（けいせいせんき）　dispersing qi with light medicinal，dispersing qi with light-natured medicinal

轻下　軽下（けいげ）　mild purgation

轻宣肺气　軽宣肺気（けいせんはいき）　releasing lung-qi with drugs of mild action，dispersing lung qi with light-natured herbs

轻宣凉燥　軽宣涼燥（けいせんりょうそう）　relieving cold dryness by light diffusion

轻宣润燥　軽宣潤燥（けいせんじゅんそう）　moisturizing dryness by light diffusion，releasing lung-qi by moisturizing dryness

清补　清補（せいほ）　moistening and tonifying

清肠润燥　清腸潤燥（せいちょうじゅんそう）　relieving constipation by moisturizing dryness-heat

Q

167

清炒　清炒（せいしょう）　plain stir-frying

清法　清法（せいほう）　clearing method，heat-clearing method

清肺化痰　清肺化痰（せいはいかたん）　clearing lung-heat and resolving sputum

清肺火　清肺火（せいはいか）　clearing lung fire

清肺利咽　清肺利咽（せいはいりいん）　clearing lung heat and relieving sore throat

清肺热　清肺熱（せいはいねつ）　clearing lung heat

清肺润燥　清肺潤燥（せいはいじゅんそう）　clearing lung heat and moisturizing dryness

清肺止咳　清肺止咳（せいはいしがい）　clearing lung heat to relieve cough

清肝火　清肝火（せいかんか）　clearing liver fire

清肝降压　清肝降圧（せいかんこうあつ）　clearing liver heat to reduce blood pressure

清肝明目　清肝明目（せいかんめいもく）　clearing liver heat and improving acuity of sight

清肝胃热　清肝胃熱（せいかんいねつ）　clearing liver heat and stomach heat

清肝泻肺　清肝瀉肺（せいかんしゃはい）　clearing the liver and purging lung，clearing the liver to purge lung

清肝泻火　清肝瀉火（せいかんしゃか）　clearing the liver and draining fire

清宫　清宮（せいきゅう）　clearing pericardium

清化热痰　清化熱痰（せいかねつたん）　clearing and resolving heat phlegm，clearing heat to resolve phlegm

清化暑湿　清化暑湿（せいかしょしつ）　clearing summerheat and dissipating dampness，clearing summerheat to dissipate dampness

清解暑热　清解暑熱（せいかいしょねつ）　clearing summerheat

清里泄热　清里泄熱（せいりせつねつ）　clearing interior heat

清利肝胆湿热　清利肝胆湿熱（せいりかんたんしつねつ）　removing dampness-heat from liver and gallbladder

清利湿热　清利湿熱（せいりしつねつ）　removing dampness-heat

清利下焦湿热　清利下焦湿熱（せいりげしょうしつねつ）　removing dampness-heat from lower energizer

清凉透邪　清涼透邪（せいりょうとうじゃ）　eliminating pathogen with cooling therapy

清络保阴　清絡保陰（せいらくほいん）　clearing heat from collaterals to preserve yin

清络饮　清絡飲（せいらくいん）　Decoction for Clearing Summerheat from Lung Meridian

清脾饮　清脾飲（せいひいん）　Decoction for Malaria

清气　清気（せいき）　clearing qi phase；clear qi of cereal nutrient；cool air in autumn

清气法　清気法（せいきほう）　therapy for clearing heat from qi phase

清气分热　清気分熱（せいきぶんねつ）　clearing heat from qi phase

清气化痰丸　清気化痰丸（せいきかたんがん）　Heat-Clearing and Phlegm-Resolving Bolus

清气凉营　清気涼営（せいきりょうえい）　clearing qi aspect and cooling nutrient phase

清窍　清竅（せいきょう）　seven orifices；brain

清热保津　清熱保津（せいねつほしん）　clearing heat to preserve fluid

清热法　清熱法（せいねつほう）　heat-clearing method

清热导滞　清熱導滞（せいねつどうたい）　clearing heat and resolving stagnation

清热固经汤　清熱固経湯（せいねつこけいとう）　Heat-Clearing and Hysterorrhage-Arresting Decoction

清热化湿　清熱化湿（せいねつかしつ）　clearing heat and resolving dampness，clearing heat to resolve dampness

清热化痰　清熱化痰（せいねつかたん）　clearing heat and resolving phlegm，clearing heat to resolve phlegm

清热化浊　清熱化濁（せいねつかだく）　clearing heat and eliminating the turbid，clearing heat to eliminate the turbid

清热剂　清熱剤（せいねつざい）　heat-clearing formula

清热解表　清熱解表（せいねつかいひょう）　clearing heat to release exterior，clearing heat and releasing exterior

清热解毒　清熱解毒（せいねつげどく）　clearing heat and removing toxin，clearing heat to remove toxin

清热解毒药　清熱解毒薬（せいねつげどくやく）　heat-clearing and detoxicating medicinal

清热解暑　清熱解暑（せいねつかいしょ）　clearing summerheat

清热开窍　清熱開竅（せいねつかいきょう）　clearing heat for resuscitation

清热利胆　清熱利胆（せいねつりたん）　clearing heat and promoting function of gallbladder，clearing heat to promote function of gallbladder

Q

清热利尿　清熱利尿（せいねつりにょう）　clearing heat and promoting diuresis

清热利湿　清熱利湿（せいねつりしつ）　clearing heat and eliminating dampness，clearing heat to eliminate dampness

清热凉血　清熱涼血（せいねつりょうけつ）　clearing heat and cooling blood，clearing heat to cool blood

清热明目　清熱明目（せいねつめいもく）　clearing heat to improve vision acuity

清热排脓　清熱排膿（せいねつはいのう）　clearing heat and eliminating pus

清热祛风　清熱祛風（せいねつきょふう）　clearing heat and dispelling wind

清热润肺　清熱潤肺（せいねつじゅんはい）　clearing heat and moistening lung，clearing heat to moisten lung

清热生津　清熱生津（せいねつせいしん）　clearing heat and promoting fluid production，clearing heat and promoting salivation

清热通便　清熱便通（せいねつべんつう）　clearing heat and loosening bowels

清热息风　清熱熄風（せいねつそくふう）　clearing heat and extinguishing wind，clearing heat to extinguish wind

清热消食　清熱消食（せいねつしょうしょく）　clearing heat and relieving dyspepsia

清热宣肺　清熱宣肺（せいねつせんはい）　clearing heat and ventilating lung，clearing heat to ventilate lung

清热药　清熱薬（せいねつやく）　heat-clearing medicinal

清热燥湿　清熱燥湿（せいねつそうしつ）　clearing heat and drying dampness

清热燥湿药　清熱燥湿薬（せいねつそうしつやく）　heat-clearing and dampness-drying medicinal

清热止呕　清熱止嘔（せいねつしおう）　clearing heat to stop vomiting

清热止痛　清熱止痛（せいねつしつう）　clearing heat and alleviating pain

清热止泻　清熱止瀉（せいねつししゃ）　clearing heat and relieving diarrhea

清热止血　清熱止血（せいねつしけつ）　clearing heat to stop bleeding

清肾火　清腎火（せいじんか）　clearing kidney fire

清湿则伤下　清湿は下を傷む（せいしつはしたをいたむ）　cold and dampness affecting body from the lower

清暑化湿　清暑化湿（せいしょかしつ）　clearing summerheat and eliminating dampness

清暑剂　清暑剤（せいしょざい）　summerheat-clearing formula

清暑解表　清暑解表（せいしょかいひょう）　clearing summerheat to relieve exterior syndrome

清暑利湿　清暑利湿（せいしょりしつ）　clearing summerheat and eliminating dampness

清暑热　清暑熱（せいしょねつ）　clearing summerheat

清暑益气　清暑益気（せいしょえきき）　clearing summerheat and replenishing qi

清暑益气汤　清暑益気湯（せいしょえききとう）　Summerheat-Clearing and Qi-Invigorating Decoction

清肃肺气　清粛肺気（せいしゅくはいき）　keeping lung-qi pure and descendant

清胃火　清胃火（せいいか）　clearing stomach fire

清胃散　清胃散（せいいさん）　Powder for Clearing Stomach Heat

清胃泻火　清胃瀉火（せいいしゃか）　clearing stomach fire

清瘟败毒饮　清瘟敗毒飲（せいおんはいどくいん）　Pestilence-Clearing and Toxin-Removing Decoction

清相火　清相火（せいそうか）　clearing ministerial fire，clearing kidney fire

清泄肺热　清泄肺熱（せいせつはいねつ）　clearing lung heat

清泄少阳　清泄少陽（せいせつしょうよう）　clearing lesser yang meridian，clearing heat from *Shaoyang* Meridian

清心　清心（せいしん）　clearing heart

清心安神　清心安神（せいしんあんしん）　clearing heart fire to keep tranquility

清心火　心火を清す（しんかをきよす）　clearing heat fire

清心开窍　清心開竅（せいしんかいきょう）　clearing heart to open orifices，clearing heart fire to restore consciousness

清心泻火　清心瀉火（せいしんしゃか）　clearing heat and reducing fire

清虚热药　清虚熱薬（せいきょねつやく）　deficiency-heat-clearing medicinal

清咽利膈　清咽利膈（せいいんりかく）　clearing heat from throat and chest

清阳不升　清陽不昇（せいようふしょう）　clear yang failing to rise，lucid yang failing to rise

清阳出上窍　清陽、上竅に出づ（せいよう、じょうきょうにいづ）　lucid yang rising to upper orifices

清阳发腠理　清陽は腠理に発す（せいようはそうりにはっす）　lucid yang acting on body surface

清营　清営（せいえい）　clearing nutrient aspect

清营凉血　涼血清営（りょうけつせいえい）　clearing nutrient aspect and cooling blood

Q

清营祛瘀　清営祛瘀（せいえいきょお）　clearing nutrient aspect and dispelling stasis，clearing nutrient aspect to dispel stasis

清营汤　清営湯（せいえいとう）　Decoction for Clearing Heat in Nutrient Phase

清营透疹　清営透疹（せいえいとうしん）　clearing nutrient aspect and promoting eruption，clearing nutrient aspect to promote eruption

清营泄热　清営泄熱（せいえいせつねつ）　clearing nutrient aspect and discharging heat，clearing nutrient aspect to discharge heat

清燥救肺汤　清燥救肺湯（せいそうきゅうはいとう）　Decoction for Relieving Dryness of Lung

清燥润肺　清燥潤肺（せいそうじゅんはい）　relieving dryness and moistening lung，relieving dryness to moisten lung

QIU 丘秋

qiū 丘秋

丘疹　丘疹（きゅうしん）　papule

秋后晚发　秋後晚発（しゅうごばんぱつ）　late autumn malaria，late fall malaria

秋时晚发　秋時晚発（しゅうじばんぱつ）　disease of latent summerheat in autumn

秋应中衡　秋応中衡（しゅうおうちゅうこう）　pulse appearing even in autumn

秋燥　秋燥（しゅうそう）　autumn dryness

Q

QU 屈驱祛去

qū 屈驱祛

屈伸法　屈伸法（くっしんほう）　flexing-stretching manipulation

驱虫　駆虫（くちゅう）　expelling intestinal parasites

驱虫消积　駆虫消積（くちゅうしょうせき）　expelling intestinal parasites to relieve malnutrition

驱蛔汤　駆蛔湯（くかいとう）　Ascaris-Expelling Decoction

驱绦汤　駆条湯（くじょうとう）　Cestode-Expelling Decoction

祛风　祛風（きょふう）　dispelling wind

祛风除湿　祛風除湿（きょふうじょしつ）　dispelling wind and removing dampness

祛风除湿止痛　祛風除湿止痛（きょふうじょしつしつう）　dispelling wind，removing dampness and relieving pain

祛风定惊　祛風定驚（きょふうていきょう）　dispelling wind and relieving convulsion

祛风化痰　祛風化痰（きょふうかたん）　expelling wind and resolving phlegm

祛风活血　祛風活血（きょふうかっけつ）　dispelling wind and activating blood flow

祛风剂　祛風剤（きょふうざい）　wind-dispelling formula

祛风解表　祛風解表（きょふうかいひょう）　dispelling wind to relieve exterior syndrome

祛风解痉　祛風解痙（きょふうかいけい）　dispelling wind to relieve convulsion

祛风利湿　祛風利湿（くふうりしつ）　dispelling wind and eliminating dampness

祛风清热　祛風清熱（きょふうせいねつ）　dispelling wind and clearing heat

祛风散寒　祛風散寒（きょふうさんかん）　dispelling wind and eliminating cold

祛风湿　祛風湿（きょふうしつ）　dispelling wind-dampness，dispelling wind and dampness

祛风胜湿　祛風勝湿（きょふうしょうしつ）　expelling wind and eliminating dampness

祛风湿强筋骨药　祛風湿強筋健骨薬（きょふうしつきょうきんけんこつやく）　wind-dampness dispelling and sinew-bone strengthening medicinal

祛风湿清热药　祛風湿清熱薬（きょふうしつせいねつやく）　wind-dampness dispelling and heat-clearing medicinal，wind- and dampness-dispelling and heat-clearing drugs

祛风湿散寒药　祛風湿散寒薬（きょふうしつさんかんやく）　wind-dampness-dispelling and cold-dissipating medicinal，wind- and dampness-dispelling and cold-dissipating drugs

祛风湿药　祛風湿薬（きょふうしつやく）　wind-dampness-dispelling medicinal，wind- and dampness-dispelling drugs

祛风通络　祛風通絡（きょふうつうらく）　expelling wind and dredging collaterals，dispelling wind to free the collateral vessels

祛风通窍　祛風通竅（きょふうつうきょう）　dispelling wind and promoting restoration of consciousness

祛风行水　祛風行水（きょふうぎょうすい）　dispelling wind and promoting diuresis

祛风养血　祛風養血（きょふうようけつ）　dispelling wind and nourishing blood

Q

祛风燥湿　祛風燥湿（きょふうそうしつ）　dispelling wind and drying dampness

祛风镇痉　祛風鎮痙（きょふうちんけい）　dispelling wind to relieve spasm

祛风止痒　祛風止痒（きょふうしよう）　dispelling wind and arresting itching

祛寒化痰　祛寒化痰（きょかんかたん）　dispelling cold and dissipating phlegm

祛寒剂　祛寒剤（きょかんざい）　cold-dispelling formula

祛湿化浊　祛湿化濁（きょしつかだく）　removing dampness and eliminating the turbid, removing dampness to eliminate turbidity

祛湿剂　祛湿剤（きょしつざい）　dampness-dispelling formula

祛湿止泻　祛湿止瀉（きょしつししゃ）　eliminating dampness to relieve diarrhea

祛湿止痒　祛湿止痒（きょしつしよう）　eliminating dampness to relieve itching

祛暑化湿　祛暑化湿（きょしょかしつ）　expelling summerheat and resolving dampness

祛暑剂　祛暑剤（きょしょざい）　summerheat-dispelling formula

祛痰　祛痰（きょたん）　dispelling phlegm

祛痰剂　祛痰剤（きょたんざい）　phlegm-expelling formula, phlegm-dispelling formula

祛邪　祛邪（きょじゃ）　eliminating pathogenic factors

祛邪扶正　祛邪扶正（きょじゃふせい）　eliminating pathogenic factors and supporting genuine qi

祛邪截疟　祛邪截瘧（きょじゃせつぎゃく）　eliminating pathogens to prevent attack of malaria

祛瘀软坚　祛瘀軟堅（きょおなんけん）　dispelling stasis and softening hard mass, dispelling stasis to soften hard lumps

祛瘀生新　祛瘀生新（きょおせいしん）　dispelling stasis and promoting regeneration, dispelling stasis to promote regeneration

qù 去

去腐　去腐（きょふ）　removing necrotic tissue

去腐生肌　去腐生肌（きょふせいき）　removing necrotic tissue and promoting tissue regeneration

去火毒　火毒を除去する（かどくをじょきょする）　removing fire toxin, eliminating fire toxin

QUE 缺雀

quē 缺

缺乳　缺乳（けつにゅう）　agalactia, oligogalactia

què 雀

雀舌　雀舌（じゃくぜつ）　bird-tongue like mass

雀啄灸　雀啄灸（じゃくたくきゅう）　sparrow-pecking moxibustion, pecking sparrow moxibustion, bird-pecking moxibustion

雀啄脉　雀啄脈（じゃくたくみゃく）　sparrow-pecking pulse, pecking sparrow pulse, bird-pecking pulse

Q

R

RE 热

rè 热

热闭 熱閉（ねつへい）　heat block，heat blockage

热闭心包 熱閉心包（ねっぺいしんぽう）　heat invading pericardium

热秘 熱秘（ねつひ）　heat constipation

热痹 熱痺（ねつひ）　heat arthralgia，heat impediment

热病 熱病（ねつびょう）　febrile disease；summerheat disease

热病伤津 熱病傷津（ねつびょうしょうしん）　consumption of body fluid by febrile disease

热病伤阴 熱病傷陰（ねつびょうしょういん）　consumption of yin by febrile disease

热产 熱産（ねつさん）　delivery in hot weather

热喘 熱喘（ねつぜん）　heat dyspnea

热疮 熱瘡（ねつそう）　heat sore，herpes simplex

热毒 熱毒（ねつどく）　heat toxin，noxious heat

热毒闭肺证 熱毒閉肺証（ねつどくへいはいしょう）　syndrome/pattern of heat toxin blocking lung

热毒攻喉证 熱毒攻喉証（ねつどくこうこうしょう）　syndrome/pattern of heat toxin attacking throat

热毒攻舌证 熱毒攻舌証（ねつどくこうぜつしょう）　syndrome/pattern of heat toxin attacking tongue

热毒下血 熱毒下血（ねつどくげけつ）　hematochezia due to noxious heat

热遏 熱遏（ねつあつ）　heat obstruction，trapped heat

热敷 温罨法（おんあんぽう）　hot compress

热伏冲任 熱伏衝任（ねつふくしょうにん）　heat lodging in thoroughfare and conception vessels，hidden heat in the thoroughfare and conception vessels

热服 熱服（ねっぷく）　taken hot

热疳 熱疳（ねつかん）　infantile heat malnutrition

热膈 熱膈（ねつかく）　heat dysphagia

热汗 熱汗（ねつかん）　perspiration in yang syndrome

热烘　熱烘（ねつこう）　heating after applying drug

热化　熱化（ねつか）　heat transformation, heat formation

热霍乱　熱霍乱（ねつかくらん）　heat cholera

热积大肠　熱、大腸に積む（ねつ、だいちょうにつむ）　heat accumulation in large intestine

热极动风证　熱極動風証（ねっきょくどうふうしょう）　syndrome/pattern of extreme heat generating wind, syndrome/pattern of extreme heat engendering wind

热极生风　熱極生風（ねつきょくせいふう）　extreme heat producing wind, extreme heat engendering wind

热极生寒　熱極生寒（ねつきょくせいかん）　extreme heat producing cold

热剂　熱剤（ねつざい）　hot-natured prescription

热结　熱結（ねつけつ）　heat accumulation

热结旁流　熱結旁流（ねつけつぼうりゅう）　heat retention with watery discharge

热结膀胱　熱結膀胱（ねつけつぼうこう）　heat accumulation in bladder

热结下焦　熱、下焦に結ぶ（ねつ、げしょうにむすぶ）　heat accumulation in the lower energizer, heat binding in the lower energizer

热厥　熱厥（ねっけつ）　heat reversal, heat syncope

热厥证　熱厥証（ねっけつしょう）　heat reversal syndrome

热痢　熱痢（ねつり）　heat dysentery

热淋　熱淋（ねつりん）　heat stranguria

热秘　熱秘（ねつひ）　heat constipation

热痞　熱痞（ねつひ）　heat fullness

热迫大肠　熱、大腸に迫る（ねつ、だいちょうにせまる）　heat distressing large intestine, heat invading large intestine

热扰心神证　熱が心神を擾乱する証（ねつがしんしんをじょうらんするしょう）　syndrome/pattern of heat harassing heart spirit

热入气分　熱、気分に入る（ねつ、きぶんにはいる）　syndrome/pattern of heat invading qi phase

热入心包　熱、心包に入る（ねつ、しんぽうにはいる）　heat invading the pericardium, heat entering the pericardium, heat attacking the pericardium

热入心包证　熱、心包に入る証（ねつ、しんぽうにはいるしょう）　syndrome/pattern of heat entering the pericardium

热入血分　熱、血分に入る（ねつ、けつぶんにはいる）　heat invading blood phase, heat entering the blood aspect, invasion of blood system by heat

热入血室证　熱、血室に入る証（ねつ、けつしつにはいるしょう）　syndrome/pattern of heat invading the blood chamber, syndrome/pattern of heat the entering blood chamber

热入营血证　熱、営血に入る証（ねつ、えいけつにはいるしょう）　syndrome/pattern of heat entering nutrient-blood

热伤肺络　熱、肺絡を傷める（ねつ、はいらくをいためる）　heat injury of blood vessels of the lung

热伤津液　熱、津液を傷める（ねつ、しんえきをいためる）　heat consuming body fluid

热伤筋脉　熱、筋脈を傷める（ねつ、きんみゃくをいためる）　heat damaging the muscles and tendons, heat damaging the sinews, impairment of muscles and tendons due to heat

热伤神明　熱、神明を傷める（ねつ、しんめいをいためる）　heat damaging mind, heat damaging bright spirit, impairment of spirit due to heat

热深厥深　熱深ければ厥深し（ねつふかければけつぶかし）　the deeper the pathogenic heat, the colder the limbs

热甚发痉　熱、甚しき発痙し（ねつ、いたしきはっけいし）　intense heat causing convulsion, convulsive seizure due to intense heat

热胜则肿　熱勝れば腫れる（ねつまされればはれる）　predominant heat causing swelling, excessive heat bringing about swelling

热盛动风　熱盛動風（ねつせいどうふう）　excessive heat generating wind

热盛动风证　熱盛動風証（ねつせいどうふうしょう）　syndrome/pattern of exuberant heat stirring wind

热盛动血证　熱盛動血証（ねつせいどうけつしょう）　syndrome/pattern of exuberant heat and bleeding, syndrome/pattern of exuberant heat with bleeding

热盛津伤　熱盛傷津（ねつじょうしょうしん）　consumption of body fluid due to excessive heat

热结胸　熱結胸（ねつけっきょう）　accumulation of heat in chest

热痰证　熱痰証（ねつたんしょう）　heat-phlegm syndrome/pattern

热无犯热　熱無犯熱（ねつむはんねつ）　Hot-natured drugs should not be administered in hot weather, unless there is cold syndrome.

热痫　熱痫（ねつかん）　heat epilepsy

热哮　熱哮（ねつこう）　heat wheezing, heat asthma

热邪传里　熱邪、裏に伝わる（ねつじゃ、うらにつたわる）　inward transmission of pathogenic heat, pathogenic heat passing into the interior

热邪内结　熱邪内結（ねつじゃないけつ）　accumulation of heat in the interior

热邪伤阴　熱邪傷陰（ねつじゃしょういん）　yin damage due to pathogenic heat

热邪阻肺　熱邪、肺を阻む（ねつじゃ、はいをはばむ）　retention of pathogenic heat in lung

热泻　熱瀉（ねつしゃ）　heat diarrhea

热夜啼　熱夜啼（ねつよなき／ねつやてい）　night cry due to heat

热因热用　熱因熱用（ねついんねつよう）　treating heat with heat，treating heat syndrome with hot-natured drugs，using drugs of hot nature to treat pseudo-heat syndrome

热郁　熱鬱（ねつうつ）　heat stagnation，heat depression

热熨　熱熨（ねつうつ）　hot medicated compress

热瘴　熱瘴（ねつしょう）　heat miasmic malaria

热者寒之　熱はこれを寒す（ねつはこれをかんす）　treating heat with cold，treating heat with cold-natured drugs

热证　熱証（ねっしょう）　heat syndrome/pattern

热灼肾阴　熱、腎陰を灼く（ねつ、じんいんをやく）　consumption of kidney yin due to heat

REN 人任妊

rén 人

人参汤　人参湯（にんじんとう）　Ginseng Decoction

人参养荣汤　人参養栄湯（にんじんようえいとう）　Ginseng Face-Nourishing Decoction

人参养营汤　人参養営湯（にんじんようえいとう）　Ginseng Decoction for Nourishing Nutrient Phase

rèn 任妊

任脉　任脈（にんみゃく）　conception vessel/CV

妊娠病　妊娠中の病気（にんしんちゅうのびょうき）　diseases of pregnancy

妊娠疮疡　妊娠瘡瘍（にんしんそうよう）　infection of skin during pregnancy

妊娠毒药伤胎　妊娠毒薬傷胎（にんしんどくやくしょうたい）　damage of fetus due to poison during pregnancy

妊娠恶阻　妊娠悪阻（にんしんおそ）　morning sickness，pernicious vomiting

R

妊娠腹痛　妊娠腹痛（にんしんふくつう）　abdominal pain during pregnancy

妊娠禁忌药　妊娠禁忌薬（にんしんきんきやく）　contraindication during pregnancy

妊娠咳嗽　妊娠咳嗽（にんしんがいそう）　cough during pregnancy

妊娠尿血　妊娠尿血（にんしんにょうけつ）　hematuria during pregnancy

妊娠呕吐　妊娠嘔吐（にんしんおうと）　vomiting of pregnancy，vomiting during pregnancy

妊娠偏嗜　妊娠偏嗜（にんしんへんし）　food preference during pregnancy

妊娠失音　妊娠失音（にんしんしつおん）　aphonia during pregnancy

妊娠痫证　妊娠癇証（にんしんかんしょう）　eclampsia of pregnancy，eclampsia during pregnancy

妊娠小便淋痛　妊娠小便淋痛（にんしんしょうべんりんつう）　strangury during pregnancy，strangury of pregnancy

妊娠心烦　妊娠の際の精神不安感（にんしんのさいのせいしんふあんかん）　dysphoria during pregnancy，pregnancy vexation

妊娠眩晕　妊娠眩暈（にんしんげんうん）　vertigo during pregnancy，dizziness in pregnancy

妊娠药忌　妊娠薬忌（にんしんやくき）　drug contraindication in pregnancy

妊娠遗尿　妊娠遺尿（にんしんいにょう）　enuresis during pregnancy

妊娠音哑　妊娠音哑（にんしんおんあ）　hoarseness during pregnancy

妊娠肿胀　妊娠腫脹（にんしんしゅちょう）　edema in pregnancy，pregnant swelling

妊娠中风　妊娠中風（にんしんちゅうふう）　apoplexy during pregnancy

RI 日

R

rì 日

日晡潮热　日晡潮熱（にっぽちょうねつ）　late afternoon tidal fever，hectic fever

日晒疮　日晒瘡（にちさいそう）　solar dermatitis

RONG 荣

róng 荣

荣枯老嫩　栄枯老嫩（えいころうどん）　moistness，dryness，toughness and flabbiness

ROU 柔揉肉

róu 柔揉

柔肝　柔肝（じゅうかん）　emolliating liver, nourishing liver
柔肝药　柔肝薬（じゅうかんやく）　liver-emolliating medicinal
柔肝止痛　柔肝止痛（じゅうかんしつう）　nourishing liver to relieve pain
柔痉　柔痙（じゅうけい）　hidrotic convulsion
揉法　揉法（じゅうほう）　kneading manipulation

ròu 肉

肉极　肉極（にくきょく）　muscle exhaustion
肉轮　肉輪（にくりん）　flesh orbiculus, eyelid, flesh wheel
肉烁　肉爍（にくしゃく）　muscle emaciation
肉痿　肉痿（にくい）　fleshy flaccidity, fleshy wilting
肉瘿　肉瘻（にくえい）　fleshy goiter

RU 如儒濡乳蓐

rú 如儒濡

如法炮制　方法の如き、薬剤を炮製する（ほうほうのごとき、やくざいをほう
　　せいする）　preparing herbal medicine as prescribed
如疟　瘧の如し（ぎゃくのごとし）　malaria-like fever
如丧神守　神守を失うが如し（かみもりをうしなうがごとし）　mental derange-
　　ment
儒门事亲　儒門事親（じゅもんじしん）　*A Medical Text for Confucianists to
　　Serve Family Members*
濡脉　濡脈（じゅみゃく）　soggy pulse, soft pulse
濡泄　濡泄（じゅせつ）　soggy diarrhea

rǔ 乳

乳吹　乳吹（にゅうすい）　acute mastitis
乳鹅　乳鵝（にゅうが）　tonsillitis
乳蛾　乳蛾（にゅうが）　tonsillitis

R

乳发　乳発（にゅうはつ）　phlegmonous mastitis，suppurative mastitis

乳房疼痛　乳房痛（にゅうぼうつう）　breast pain

乳疳　乳疳（にゅうかん）　ulcerative breast mass

乳核　乳核（にゅうかく）　breast nodule，fibroadenoma of breast

乳积　乳積（にゅうせき）　infantile dyspepsia

乳疖　乳癤（にゅうせつ）　breast furuncle

乳疽　乳疽（にゅうそ）　deep-lodged mammary abscess

乳痨　乳癆（にゅうろう）　breast tuberculosis，mammary phthisis，infantile consumptive disease

乳疬　乳癧（にゅうれき）　gynecomastia；infantile mastauxy

乳漏　乳漏（にゅうろう）　mammary fistula

乳衄　乳衄（にゅうじく）　nipple bleeding，thelorrhagia

乳癖　乳癖（にゅうへき／にゅうひ）　breast lump，mammary gland hyperplasia，mammary hyperplasia

乳泣　乳泣（にゅうきゅう）　galactorrhea

乳食不节　乳食不節（にゅうしょくふせつ）　improper feeding in infants

乳头风　乳頭風（にゅうとうふう）　cracked nipple

乳头瘘　乳頭瘻（にゅうとうろう）　mammary fistula

乳岩　乳岩（にゅうがん）　breast carcinoma，rocky breast mass，breast cancer

乳痈　乳癰（にゅうよう）　acute mastitis

乳汁不通　乳汁不通（にゅうじゅうふつう）　agalactia

乳汁不行　乳汁不行（にゅうじゅうふこう）　agalactia

乳汁自出　乳汁自出（にゅうじゅうじしゅつ）　galactorrhea

rù 蓐

蓐风　褥風（じょくふう）　puerperal tetanus

蓐劳　褥癆（じょくろう）　postpartum debility

RUAN 软

ruǎn 软

软膏　軟膏（なんこう）　ointment，unguentum

软坚除满　軟堅除満（なんけんじょまん）　softening the dry feces and relieving flatulence

软坚利咽　軟堅利咽（なんけんりいん）　softening hard mass and relieving sore throat
软坚散结　軟堅散結（なんけんさんけつ）　softening hardness and dissipating mass
软瘫　軟癱（なんたん）　flaccid paralysis

RUI 锐

ruì 锐

锐毒　鋭毒（えいどく）　carbuncle of the right mastoid region
锐疽　鋭疽（えいそ）　carbuncle of coccygeal region
锐眦　鋭眦（えいじ）　outer canthus

RUN 润

rùn 润

润肠通便　潤腸通便（じゅんちょうつうべん）　moistening intestines to relieve constipation，lubricating bowel to relieve constipation
润肺滑肠　潤肺滑腸（じゅんはいかつちょう）　moisturizing lung and loosing bowel
润肺化痰　潤肺化痰（じゅんはいかたん）　moisturizing lung and resolving sputum
润肺下气　潤肺下気（じゅんはいかき）　moisturizing lung and keeping the adverse qi downward
润肺养阴　潤肺養陰（じゅんはいよういん）　moisturizing lung and nourishing yin
润肺止咳　潤肺止咳（じゅんはいしがい）　moistening lung and relieving cough；moistening the lung to suppress cough
润苔　潤苔（じゅんたい）　moist coating，moist fur
润下　潤下（じゅんげ）　moistening purgation，lubricant laxation
润下剂　潤下剤（じゅんげざい）　lubricant laxative formula
润下药　潤下薬（じゅんげやく）　laxative medicinal，laxative drug
润血止血　潤血止血（じゅんけつしけつ）　nourishing blood and stopping bleeding
润燥腐腻　潤燥腐膩（じゅんそうふじ）　moistness，dryness，curdiness and greasiness

R

润燥化痰　潤燥化痰（じゅんそうかたん）　moistening dryness and resolving phlegm；moistening dryness to resolve phlegm

润燥剂　潤燥剤（じゅんそうざい）　dryness-moistening formula

润燥降气　潤燥降気（じゅんそうこうき）　moistening dryness and lowering qi，moistening dryness to descend qi

润燥止咳　潤燥止咳（じゅんそうしがい）　moistening dryness and relieving cough，moistening dryness to relieve cough

润燥止渴　潤燥止渴（じゅんそうしかつ）　moistening dryness to quench thirst

RUO 弱

ruò 弱

弱脉　弱脈（じゃくみゃく）　weak pulse，feeble pulse

R

S

SA 洒

sǎ 洒

洒淅恶寒 洒淅悪寒（しゃせきおかん） chilliness with a feeling of cold sprinkling over the body

SAI 腮塞

sāi 腮塞

腮肿焮燃 腮腫焮燃（さいしゅうきんねん） mumps with burning sensation

塞因塞用 塞因塞用（そくいんそくよう） treating obstructive syndrome with tonics

SAN 三散

sān 三

三拗汤 三拗湯（さんおうとう） Decoction of Three Crude Drugs

三痹 三痺（さんぴ） three types of arthralgia

三部九候 三部九候（さんぶきゅうこう） three positions and nine locations for pulse-taking，three regions and nine locations for pulse taking

三点挤压法 三点擠圧法（さんてんせいあつほう） three-point pressing technique

三垫治法 三墊治法（さんてんちほう） fixation with three pads

三关 三関（さんかん） three passes，three bars

三黄石膏汤 三黄石膏湯（さんこうせっこうとう） San Huang Decoction with Gypsum Fibrosum

三焦 三焦（さんしょう） triple energizer

三焦辨证 三焦弁証（さんしょうべんしょう） triple energizer syndrome differentiation/pattern identification

三焦咳　三焦咳（さんしょうがい）　triple energizer cough

三焦湿热证　三焦湿熱症（さんしょうしつねつしょう）　triple energizer dampness-heat syndrome/pattern

三焦实热　三焦実熱（さんしょうじつねつ）　excess-heat in triple energizer

三焦虚寒　三焦虚寒（さんしょうきょかん）　deficiency-cold in triple energizer

三棱针法　三稜針法（さんりょうしんほう）　three-edged needle manipulation

三妙散　三妙散（さんみょうさん）　Wonderful Three-Ingredient Powder

三妙丸　三妙丸（さんみょうがん）　Wonderful Three-Ingredient Pill

三仁汤　三仁湯（さんにんとう）　Three-Kernel Decoction

三物白散　三物白散（さんぶつはくさん）　White Three-Ingredient Powder

三物备急丸　三物備急丸（さんぶつびきゅうがん）　Three-Ingredient Pill for Emergency

三消　三消（さんしょう）　three types of diabetes

三阳病　三陽病（さんようびょう）　three yang-meridian diseases

三阳合病　三陽合病（さんようごうびょう）　disease involving all three yang meridians

三阳经　三陽経（さんようけい）　three yang meridians

三因　三因（さんいん）　three categories of disease cause，three causes

三因极一病证方论　三因極一病症方論（さんいんきょくいちびょうしょうほうろん）　*Treatise on the Tripartite Pathogenesis of Diseases*

三因学说　三因学説（さんいんがくせつ）　theory of three types of disease cause

三阴经　三陰経（さんいんけい）　three yin meridians

三阴痉　三陰痙（さんいんけい）　convulsion involving three yin meridians

三阴疟　三陰瘧（さんいんぎゃく）　three-yin malaria

三子养亲汤　三子養親湯（さんしようしんとう）　Three-Seed Decoction for the Aged

sǎn 散

散刺法　散刺法（さんしほう）　scattered needling method，dispersed needling method，needle dispersion acupuncture method

散剂　散剤（さんざい）　powder；powder preparation

散脉　散脈（さんみゃく）　scattered pulse，dissipated pulse

sàn 散

散寒除湿　散寒除湿（さんかんじょしつ）　dispelling cold and removing dampness

散寒平喘　散寒平喘（さんかんへいぜん）　dispelling cold and relieving dyspnea

散寒祛湿　散寒祛湿（さんかんきょしつ）　dispelling cold and removing dampness

散寒通阳　散寒通陽（さんかんつうよう）　dispelling cold and promoting yang-qi

散寒温肾　散寒温腎（さんかんおんじん）　dispelling cold and warming kidney

散寒止呕　散寒止嘔（さんかんしおう）　dispelling cold and relieve vomiting

散寒止痛　散寒止痛（さんかんしつう）　dispelling cold and relieving pain

散结　散結（さんけつ）　dispersing stagnation; resolving mass

散结通络　散結通絡（さんけつつうらく）　dispersing stagnation and dredging collaterals

散结消癥　散結消癥（さんけつしょうちょう）　dispersing stagnation and resolving mass

散结止痛　散結止痛（さんけつしつう）　dispersing stagnation and relieving pain

散饮止呕　散飲止嘔（さんいんしおう）　dispelling fluid-retention to relieve vomiting

散壅化痰　散壅化痰（さんようかたん）　dispersing stagnation and resolving phlegm

散瘀　散瘀（さんお）　dissipating blood stasis

散瘀活血　散瘀活血（さんおかっけつ）　dissipating blood stasis and activating blood circulation

散瘀舒筋　散瘀舒筋（さんおじょきん）　dissipating blood stasis to relax muscles

散瘀消肿　散瘀消腫（さんおしょうしゅ）　dissipating blood stasis and reducing swelling

SANG 桑

sāng 桑

桑菊饮　桑菊飲（そうきくいん）　Decoction of Folium Mori and Flos Chrysanthemi

桑螵蛸散　桑螵蛸散（そうひょうしょうさん）　Powder of Ootheca Mantidis

桑杏汤　桑杏湯（そうきょうとう）　Decoction of Folium Mori and Semen Armeniacae Amarum

SE 色涩

sè 色涩

色悴 色悴（しょくすい） pallid complexion

色脉合参 色脈合参（しきみゃくごうさん） comprehensive analysis of pulse and complexion

色随气华 色は気に随って華す（しきはきにしたがってかす） complexion varying with the qi condition

色诊 色診（しきしん） inspection of skin color

涩肠 澀腸（じゅうちょう） astringing intestines to relieve diarrhea

涩肠止痢 澀腸止痢（じゅうちょうしり） relieving dysentery with astringents

涩肠止泻 澀腸止瀉（じゅうちょうししゃ） astringing intestines to check diarrhea, relieving diarrhea with astringents

涩剂 澀剤（じゅうざい） astringent formula; astringent drug

涩精 澀精（じゅうせい） arresting seminal emission

涩精止带 澀精止帯（じゅうせいしたい） arresting seminal emission or leuko-rrhagia

涩脉 澀脈（じゅうみゃく） unsmooth pulse, rough pulse, uneven pulse

SHA 杀沙砂痧

shā 杀沙砂痧

杀虫止痒 殺虫止痒（さっちゅうしよう） killing parasite and relieving itch

杀血心痛 殺血心痛（さっけつしんつう） precordial pain due to metrorrhagia

沙参麦冬汤 沙参麦冬湯（しゃじんばくとうとう） Decoction of Radix Glehniae and Radix Ophiopogonis

砂淋 砂淋（さりん） urolithic stranguria

砂石淋 砂石淋（させきりん） urolithic stranguria

痧 痧（さ） rash of measles; filthy-attack disease

S

SHAN 闪疝善

shǎn 闪

闪跌血崩 閃跌血崩（せんてつけっほう） traumatic metrorrhagia
闪罐 閃罐（せんかん） flash cupping, quick cupping
闪火法 閃火法（せんかほう） flash-fire cupping method
闪痛 閃痛（せんつう） shooting pain
闪腰 閃腰（せんよう） acute lumbar sprain

shàn 疝善

疝 疝（せん） hernia; external genital diseases, testicle and scrotum
善色 善色（ぜんしょく） favorable complexion
善食而瘦 善く食べても痩せる（よくたべてもやせる） emaciation with polyphagia

SHANG 伤上

shāng 伤

伤产 傷産（しょうさん） injured labor, labor injury, forced labor
伤肺 傷肺（しょうはい） impairment of lung
伤风 傷風（しょうふう） common cold, attack by wind
伤风发痉 傷風発痙（しょうふうはっけい） common cold complicated by convulsion
伤肝 傷肝（しょうかん） impairment of liver
伤寒 傷寒（しょうかん） exogenous febrile disease, cold damage; affection of cold
伤寒表证 傷寒表証（しょうかんひょうしょう） exterior syndrome of exogenous febrile disease
伤寒贯珠集 傷寒貫珠集（しょうかんかんしゅしゅう） *Collection of Precious Materials on Exogenous Febrile Diseases*
伤寒来苏集 傷寒来蘇集（しょうかんらいそしゅう） *A New Annotation of Treatise on Exogenous Febrile Diseases*
伤寒里证 傷寒裏症（しょうかんりしょう） interior syndrome of exogenous febrile disease

189

伤寒论　傷寒論（しょうかんろん）　*Treatise on Exogenous Febrile Diseases*

伤寒论类方　傷寒論類方（しょうかんろんるいほう）　*Classified Prescriptions from Treatise on Exogenous Febrile Diseases*

伤寒明理论　傷寒明理論（しょうかんめいりろん）　*Concise Exposition on Exogenous Febrile Diseases*

伤寒舌鉴　傷寒舌鑑（しょうかんぜつかん）　*Differentiation of the Tongue Pictures in Exogenous Febrile Diseases*

伤寒蓄水证　傷寒蓄水証（しょうかんちくすいしょう）　exogenous febrile disease with fluid retention syndrome

伤寒蓄血证　傷寒蓄血証（しょうかんちくけつしょう）　exogenous febrile disease with blood accumulation

伤寒杂病论　傷寒雑病論（しょうかんざつびょうろん）　*Treatise on Exogenous Febrile and Miscellaneous Diseases*

伤津　傷津（しょうしん）　damage to fluid, body fluid consumption

伤科补要　傷科補要（しょうかほよう）　*Supplement to Traumatology*

伤科汇纂　傷科匯纂（しょうかかいさん）　*Compilation of Traumatology*

伤冷乳　傷冷乳（しょうれいにゅう）　impairment of stomach with cold milk intake

伤乳食　傷乳食（しょうにゅうしょく）　dyspepsia due to improper feeding

伤湿　傷湿（しょうしつ）　dampness damage

伤食　傷食（しょうしょく）　dyspepsia

伤食泄泻　傷食泄瀉（しょうしょくせつしゃ）　indigestion diarrhea, dyspeptic diarrhea

伤势　傷勢（しょうせい）　severity of trauma

伤暑　傷暑（しょうしょ）　summerheat damage, summerheat injury

伤损筋骨证　傷損筋骨証（しょうそんきんこつしょう）　syndrome/pattern of injury of bone and sinew

伤形　傷形（しょうけい）　impairment of constitution

伤阳　傷陽（しょうよう）　impairment of yang

伤阴　傷陰（しょういん）　impairment of yin

伤志　傷志（しょうし）　impairment of mentality

伤重昏聩　傷重昏聵（しょうじゅうこんかい）　unconsciousness due to severe injury

shàng 上

上胞下垂　上胞下垂（じょうほうかすい）　drooping of upper eyelid, blepharoptosis

上病下取　病が上にあれば下に取り（びょうがうえにあればしたにとり）needling acupoints on the lower part of the body for the disease on the upper part; treating diseases in the upper part by managing the lower

上寒下热　上寒下熱（じょうかんかねつ）upper cold and lower heat, upper body cold and lower body heat

上寒下热证　上寒下熱証（じょうかんかねつしょう）syndrome/pattern of upper cold and lower heat

上横骨　上横骨（じょうおうこつ）manubrium of sternum

上火　上火（じょうか）suffering from excessive internal heat

上焦　上焦（じょうしょう）upper energizer

上焦病证　上焦病証（じょうしょうびょうしょう）upper energizer syndrome/pattern

上焦如雾　上焦は霧の如し（じょうしょうはきりのごとし）upper energizer like a mist, upper energizer resembling a mist

上焦湿热证　上焦湿熱証（じょうしょうしつねつしょう）upper energizer dampness-heat syndrome/pattern

上焦主纳　上焦は納を主る（じょうしょうはのうをつかさどる）upper energizer governing reception

上厥下竭　上厥下竭（じょうけつかけつ）syncope due to lower exhaustion, upper body reversal and lower body exhaustion

上气　上気（じょうき）abnormally rising of qi, adversely rising qi; the upper qi

上窍　上竅（じょうきょう）upper orifices

上热下寒　上熱下寒（じょうねつかかん）upper heat and lower cold, upper body heat and lower body cold

上热下寒证　上熱下寒証（じょうねつかかんしょう）syndrome/pattern of upper heat and lower cold

上盛下虚　上盛下虚（じょうせいかきょ）upper excess and lower deficiency, upper excess with lower deficiency

上损及下　上損、下へ及ぶ（じょうそん、したへおよぶ）upper impairment affecting the lower, upper involving affecting the lower

上下配穴法　上下配穴法（じょうげはいけつほう）superior-inferior point combination

上消　上消（じょうしょう）upper consumptive thirst, upper wasting-thirst

上虚下实　上虚下実（じょうきょかじつ）upper deficiency and lower excess, deficiency in the upper and excess in the lower

S

上燥则咳　上燥なれば咳（じょうそうなればせき）　upper dryness leading to cough

上燥治气　上燥なれば気を治す（じょうそうなればきをなおす）　treating qi for upper dryness

SHAO 烧芍少

shāo 烧

烧存性　焼存性（しょうぞんせい）　scorching with original nature retained

烧山火　焼山火（しょうざんか）　mountain-burning fire method，heat-producing manipulation

sháo 芍

芍药汤　芍薬湯（しゃくやくとう）　Decoction of Radix Paeoniae Alba

shǎo 少

少气　少気（しょうき）　qi deficiency

少神　少神（しょうしん）　lack of vitality，lack of spirit

shào 少

少腹急结　少腹急結（しょうふくきゅうけつ）　spasmodic pain in the lower abdomen，distension and fullness in the lower abdomen

少腹拘急　少腹拘急（しょうふくこうきゅう）　spasmodic sensation in the lower abdomen

少腹疽　少腹疽（しょうふくそ）　cellulitis on the lower abdominal wall

少腹满　少腹満（しょうふくまん）　fullness of the lower abdomen

少腹如扇　少腹如扇（しょうふくじょせん）　cold sensation of the lower abdomen

少腹硬满　少腹硬満（しょうふくこうまん）　muscular rigidity and fullness of the lower abdomen

少腹逐瘀汤　少腹逐瘀湯（しょうふくちくおとう）　Decoction for Removing Blood Stasis in the Lower Abdomen

少火　少火（しょうか）　vigorous fire

少阳病证　少陽病証（しょうようびょうしょう）　lesser yang syndrome/pattern，lesser yang disease syndrome/pattern

S

少阳腑证　少陽腑証（しょうようふしょう）　lesser yang fu-organ syndrome/pattern，lesser yang bowel syndrome/pattern

少阳经证　少陽経証（しょうようけいしょう）　lesser yang meridian/channel syndrome/pattern

少阳阳明　少陽陽明（しょうようようめい）　transmission from lesser yang to yang brightness

少阴表寒证　少陰表寒証（しょういんひょうかんしょう）　exterior cold syndrome/pattern of lesser yin，lesser yin exterior cold syndrome/pattern

少阴病证　少陰病証（しょういんびょうしょう）　lesser yin syndrome/pattern

少阴寒化证　少陰寒化証（しょういんかんかしょう）　cold transformation syndrome/pattern of lesser yin，lesser yin cold transformation syndrome/pattern

少阴热化证　少陰熱化証（しょういんねつかしょう）　heat transformation syndrome/pattern of lesser yin，lesser yin heat transformation syndrome/pattern

少阴三急下证　少陰三急下証（しょういんさんきゅうげしょう）　three urgently purgative syndromes/patterns of lesser yin

SHE 舌蛇舍

shé 舌蛇

舌痹　舌痹（ぜつひ）　tongue numbness

舌边　舌辺（ぜっぺん）　tongue margin

舌颤　舌顫（ぜつせん）　tremulous tongue

舌出　舌出（ぜつしゅつ）　tongue protrusion

舌疮　舌瘡（ぜつそう）　tongue sore，tongue boil

舌淡　舌淡（ぜつたん）　pale tongue

舌淡薄白润苔　舌淡薄白潤苔（ぜつたんはくはくじゅんたい）　pale tongue with thin，white and moist coating

舌淡红　舌淡紅（ぜつたんこう）　pink tongue

舌淡苔润　舌淡苔潤（ぜつたんたいじゅん）　pale tongue with moist coating

舌淡无苔　舌淡無苔（ぜつたんむたい）　pale tongue without coating

舌疔　舌疔（ぜつちょう）　tongue pustule，tongue boil

舌端　舌端（ぜつたん）　tip of tongue，apex of linguae

舌短而强　舌、短し、而も強ばり（ぜつ、みじかし、しかもこわばり）　stiff and contracted tongue

S

舌根痈　舌根癰（ぜっこんよう）　abscess at the root of tongue

舌光苔　舌光苔（ぜっこうたい）　uncoated tongue

舌红干无苔　舌紅乾無苔（ぜっこうかんむたい）　red, dry and uncoated tongue

舌红苔白微黄　舌紅苔白微黄（ぜつこうたいはくびおう）　red tongue with white and yellowish coating

舌红苔薄黄　舌紅苔薄黄（ぜつこうたいはくおう）　red tongue with thin and yellow coating

舌红苔黄　舌紅苔黄（ぜつこうたいおう）　red tongue with yellow coating

舌謇　舌蹇（ぜっけん）　inflexible tongue, sluggish tongue

舌绛　舌絳（ぜつこう）　crimson tongue

舌强　舌強（ぜっごう）　stiff tongue

舌筋急　舌筋急（ぜつきんきゅう）　spasm of tongue

舌卷囊缩　舌巻嚢縮（ぜっけんのうしゅく）　curled tongue and retracted testicles

舌菌　舌菌（ぜっきん）　tongue carcinoma, tongue cancer

舌烂　舌爛（ぜつらん）　erosion of tongue

舌裂　舌裂（ぜつれつ）　fissured tongue

舌略红　舌略紅（ぜつりゃくこう）　reddish tongue

舌麻　舌麻（ぜつま）　numbness of tongue

舌面如镜　舌面、鏡の如し（ぜつめん、かがみのごとし）　glossy tongue

舌乃心之苗　舌、乃ち心の苗なり（ぜつ、すなわちこころのみょうなり）　tongue as a window of the heart

舌衄　舌衄（ぜつじく）　tongue bleeding, spontaneous bleeding of the tongue

舌旁　舌旁（ぜつぼう）　lateral side of tongue

舌胖　舌胖（ぜつはん）　enlarged tongue

舌起芒刺　舌に芒刺起こり（ぜつにぼうしおこり）　prickly tongue

舌色　舌色（ぜつしょく）　tongue color

舌上疮　舌上瘡（ぜつじょうそう）　tongue sore

舌上起瓣　舌上起瓣（ぜつじょうきべん）　petaloid tongue coating

舌生疱　舌生泡（ぜつせいほう）　vesiculation of tongue

舌神　舌神（ぜつしん）　tongue spirit

舌苔　舌苔（ぜつたい）　tongue coating, tongue fur

舌苔黏腻　舌苔粘膩（ぜつたいねんぎ）　sticky and greasy tongue coating

舌苔润燥腐腻　舌苔の潤、燥、腐、膩（ぜつたいのじゅん、そう、ふ、に）　moist, dry, curdy or greasy tongue coating

舌态　舌態（ぜつたい）　motility of tongue

舌痛　舌痛（ぜつつう）　glossodynia，pain in the tongue

舌歪　舌歪（ぜつわい）　tongue deviation

舌为心窍　舌は心竅為り（ぜつはしんきょうなり）　tongue as the window of heart

舌萎　舌萎（ぜつい）　flaccid tongue

舌系　舌係（ぜつけい）　sublingual vessel and ligament

舌下络脉　舌下絡脈（ぜっからくみゃく）　sublingual vein，sublingual collateral vessels

舌象　舌象（ぜつしょう）　tongue manifestation

舌心　舌心（ぜつしん）　tongue center

舌形　舌形（ぜつけい）　form of tongue

舌岩　舌岩（ぜつがん）　tongue carcinoma

舌瘖　舌瘖（ぜついん）　flaccid tongue with aphasia

舌痈　舌癰（ぜつよう）　tongue abscess

舌有瘀斑　舌に瘀斑あり（ぜつにおはんあり）　tongue ecchymosis

舌针疗法　舌針療法（ぜつしんりょうほう）　tongue acupuncture therapy

舌诊　舌診（ぜつしん）　tongue inspection，tongue diagnosis

舌质　舌質（ぜつしつ）　tongue texture，tongue body

舌质肥胖娇嫩　舌質肥胖嬌嫩（ぜつしつひはんきょうどん）　enlarged and tender tongue

舌质红绛　舌質紅絳（ぜつしつこうこう）　crimson tongue

舌质红紫　舌質紅紫（ぜつしつこうし）　purplish red tongue

舌质坚敛苍老　舌質堅斂蒼老（ぜつしつけんれんそうろう）　tight and shriveled tongue

舌灼热感　舌灼熱感（ぜつしゃくねつかん）　burning sensation of tongue

舌自痹　舌自痺（ぜつじひ）　tongue numbness

舌纵　舌縦（ぜつじゅう）　protracted tongue

蛇串疮　蛇串瘡（じゃせんそう）　herpes zoster

蛇丹　蛇丹（じゃたん）　herpes zoster

蛇毒内攻证　蛇毒内攻証（じゃどくないこうしょう）　syndrome/pattern of internal attack of snake venom，syndrome/pattern of inward attack of snake venom，syndrome/pattern of internal attack by snake venom

蛇腹疔　蛇腹疔（じゃふくちょう）　snake-belly whitlow，thecal whitlow

蛇节疔　蛇節疔（じゃせつちょう）　inflammation involving the middle finger segment

蛇盘疬　蛇盤癧（じゃばんれき）　pericervical scrofula

S

蛇头疔　蛇頭疔（じゃとうちょう）　snake-head whitlow，felon

蛇眼疔　蛇眼疔（じゃがんちょう）　snake-eye whitlow，paronychia

shě 舍

舍脉从症　脈を捨てて証に従う（みゃくをすててしょうにしたがう）　prefer-ence symptoms to pulse manifestation，making a diagnosis on the basis of symptoms and signs with pulse condition neglected

舍症从脉　証を捨てて脈に従う（しょうをすててみゃくにしたがう）　prefer-ence pulse manifestation to symptoms，making a diagnosis on the basis of pulse condition with symptoms and signs neglected

SHEN 身参神审肾渗

shēn 身参

身不仁　身不仁（しんふじん）　bodily numbness and hypoesthesia

身热不扬　身熱不揚（しんねつふよう）　hiding fever，unsurfaced fever

身热喜凉　身熱にして涼を喜ぶ（しんねつにしてりょうをよろこぶ）　fever with preference for coolness

身热夜甚　身熱、夜甚だしい（しんねつ、よるはなはだしい）　fever aggravated at night，fever worsened at night

身瘦不孕　身瘦不孕（しんそうふよう）　sterility in emaciated woman

身痛逐瘀汤　身痛逐瘀湯（しんつうちくおとう）　Decoction for Relieving Pantalgia due to Blood Stasis

身痒　身痒（しんよう）　generalized itching

身重　身重（しんじゅう）　heaviness sensation of limbs

参附汤　参附湯（じんぶとう）　Decoction of Radix et Rhizoma Ginseng and Radix Aconiti Lateralis Praeparata

参苓白术散　参苓白朮散（じんりょうびゃくじゅつさん）　Powder of Radix et Rhizoma Ginseng，Poria and Rhizoma Atractylodis Macrocephalae

参苏饮　参蘇飲（じんそいん）　Decoction of Radix et Rhizoma Ginseng and Folium Perillae

shén 神

神　神（しん）　spirit，vitality

神不安啼　神不安啼（しんふあんてい）　cry with irritability

神不守舍　神は舎を守らず（しんはしゃをまもらず）　mental derangement

神昏谵语　神昏譫語（しんこんせんご）　coma and delirium

神乱　神乱（しんらん）　mental disorder

神明　神明（しんめい）　mental activity，bright spirit

神农本草经　神農本草経（しんのうほんぞうけい）　*Shennong's Classic of Materia Medica*

神疲　神疲（しんひ）　mental fatigue，lassitude of spirit

神水混浊　神水混濁（しんすいこんだく）　turbidity of aqueous humor

神思间病　神思間病（しんしかんびょう）　psychoneurosis，mental derangement

神犀丹　神犀丹（しんさいたん）　Miraculous Bolus of Cornu Rhinocerotis

神脏　神臓（しんぞう）　mind-storing organ

shěn 审

审苗窍　審苗竅（しんびょうきょう）　inspecting sensory organs

审视瑶函　審視瑶函（しんしようかん）　*A Valuable Manual of Ophthalmology*

shèn 肾渗

肾痹　腎痺（じんぴ）　kidney impediment，obstruction of kidney meridian

肾不纳气　腎不納気（じんふのうき）　failure of kidney to receive qi，kidney failing to receive qi

肾藏精　腎蔵精（じんぞうせい）　kidney storing essence

肾藏志　腎蔵志（じんぞうし）　kidney storing will

肾喘　腎喘（じんぜん）　shortness of breath due to kidney asthenia/deficiency

肾疔　腎疔（じんちょう）　pustule of external auditory meatus

肾风　腎風（じんふう）　kidney-wind edema

肾疳　腎疳（じんかん）　infantile malnutrition involving kidney，infantile kidney malnutrition

肾合膀胱　腎は膀胱を合す（じんはぼうこうをあわす）　kidney and bladder in pair，kidney and bladder being closely related

肾火偏亢　腎火、偏亢す（じんか、へんこうす）　hyperactivity of kidney fire，hyperactive kidney fire

肾间动气　腎間の動気（じんかんのどうき）　motive qi between kidneys，stirring qi of the kidney region

S

肾经寒湿证　腎経寒湿証（じんけいかんしつしょう）　syndrome/pattern of cold-dampness in kidney meridian/channel, kidney meridian cold-dampness syndrome/pattern

肾精　腎精（じんせい）　kidney essence

肾精不足　腎精不足（じんせいふそく）　kidney essence insufficiency, insufficiency of kidney essence, kidney essence deficiency

肾精不足证　腎精不足証（じんせいふそくしょう）　kidney essence insufficiency syndrome/pattern

肾开窍于耳　腎は耳に開竅す（じんはみみにかいきょうす）　ear being a window of kidney, ear as a window of kidney

肾开窍于二阴　腎は二陰に開竅す（じんはにいんにかいきょうす）　urethral orifice and anus as windows of kidney

肾劳　腎労（じんろう）　overstrain impairment of kidney

肾囊风　腎囊風（じんのうふう）　scrotum eczema

肾囊痈　腎囊癰（じんのうよう）　scrotum abscess

肾膀胱病辨证　腎膀胱病弁証（じんぼうこうびょうべんしょう）　kidney-bladder disease syndrome differentiation/pattern identification

肾气　腎気（じんき）　kidney qi

肾气不固　腎気不固（じんきふこ）　insecurity of kidney qi, unconsolidation of kidney qi

肾气不固证　腎気不固証（じんきふこしょう）　kidney qi insecurity syndrome/pattern, syndrome/pattern of unconsolidation of kidney qi

肾气盛　腎気盛（じんきせい）　kidney qi excess

肾气实　腎気実（じんきじつ）　kidney qi excess

肾气丸　腎気丸（じんきがん）　Renal Qi-Tonifying Bolus

肾气虚　腎気虚（じんききょ）　kidney qi deficiency

肾气虚证　腎気虚証（じんききょしょう）　kidney qi deficiency syndrome/pattern

肾热　腎熱（じんねつ）　kidney heat

肾实　腎実（じんじつ）　kidney excess, kidney sthenia

肾衰　腎衰（じんすい）　renal failure

肾为先天之本　腎は先天の本為り（じんはせんてんのもとなり）　kidney being the innate foundation, kidney as the innate foundation

肾恶燥　腎は燥を悪む（じんはそうをにくむ）　kidney being averse to dryness

肾消　腎消（じんしょう）　kidney-involved diabetes with polyuria

肾泄　腎泄（じんせつ）　kidney diarrhea

肾虚　腎虚（じんきょ）　kidney deficiency/asthenia

肾虚不孕　腎虚不孕（じんきょふよう）　sterility due to kidney deficiency/asthenia

肾虚耳鸣　腎虚による耳鳴（じんきょによるみみなり）　tinnitus due to kidney deficiency/asthenia

肾虚滑胎　腎虚滑胎（じんきょかつたい）　threatened miscarriage due to kidney deficiency/asthenia

肾虚经闭　腎虚経閉（じんきょけいへい）　amenorrhea due to kidney deficiency/asthenia

肾虚经行后期　腎虚経行後期（じんきょけいこうこうき）　delayed menstrual period due to kidney deficiency/asthenia

肾虚水泛　腎虚水泛（じんきょすいはん）　edema due to kidney deficiency/asthenia，kidney deficiency/asthenia with water flood

肾虚水泛证　腎虚水泛証（じんきょすいはんしょう）　syndrome/pattern of kidney deficiency/asthenia and water diffusion，syndrome/pattern of kidney deficiency/asthenia with water flood

肾虚水肿　腎虚水腫（じんきょすいしゅ）　edema due to kidney deficiency/asthenia

肾虚头痛　腎虚頭痛（じんきょずつう）　headache due to kidney deficiency/asthenia

肾虚泄泻　腎虚泄瀉（じんきょせつしゃ）　kidney-deficiency/-asthenia diarrhea

肾虚眩晕　腎虚眩暈（じんきょげんうん）　dizziness due to kidney deficiency/asthenia

肾虚阳痿　腎虚陽痿（じんきょようい）　impotence due to kidney deficiency/asthenia

肾虚腰痛　腎虚腰痛（じんきょようつう）　kidney-deficiency/-asthenia lumbago

肾虚遗精　腎虚遺精（じんきょいせい）　spermatorrhea due to kidney deficiency/asthenia

肾虚遗尿　腎虚遺尿（じんきょいにょう）　enuresis due to kidney deficiency/asthenia

肾岩　腎岩（じんがん）　penial carcinoma

肾阳　腎陽（じんよう）　kidney yang

肾阳虚　腎陽虚（じんようきょ）　kidney yang deficiency

肾阳虚证　腎陽虚証（じんようきょしょう）　kidney-yang deficiency syndrome/pattern

肾阴　腎陰（じんいん）　kidney yin

肾阴虚　腎陰虚（じんいんきょ）　kidney yin deficiency

肾阴虚火旺证　腎陰虚火旺証（じんいんきょかおうしょう）　syndrome/ pattern of kidney yin deficiency and effulgent fire

肾阴虚证　腎陰虚証（じんいんきょしょう）　kidney yin deficiency syndrome/ pattern

肾与膀胱相表里　腎と膀胱は相い表裏す（じんとぼうこうはあいひょうりす）　kidney and bladder being exteriorly-interiorly related, exteriorly-interiorly related kidney and bladder

肾着　腎着（じんちゃく）　kidney deficiency/asthenia with cold-dampness retention

肾者主水　腎は水を主る（じんはみずをつかさどる）　kidney governing water

肾之府　腎の府（じんのふ）　residence of kidney, waist, lumbus

肾主骨　腎は骨を主る（じんはほねをつかさどる）　kidney being in charge of bones

肾主纳气　腎は納気を主る（じんはのうきをつかさどる）　kidney governing qi reception

肾主身之骨髓　腎は身の骨髄を主る（じんはみのこつずいをつかさどる）　kidney governing bone marrow

肾主生殖　腎は生殖を主る（じんはせいしょくをつかさどる）　kidney governing reproduction

肾主水液　腎は水を主る（じんはみずをつかさどる）　kidney governing water

肾主先天　腎は先天を主る（じんはせんてんをつかさどる）　kidney governing innateness

渗湿利尿药　滲湿利尿薬（しんしつりにょうやく）　dampness-discharging diuretics

渗湿于热下　熱下に滲湿す（ねつかにしんしつす）　dispelling heat by discharging dampness

SHENG 升生声圣胜盛

shēng 升生声

升发清阳　昇発清陽（しょうはつせいよう）　sending up lucid yang, raising lucid yang

升剂　昇剤（しょうざい）　prescription with lifting action

升降出入　昇降出入（しょうこうしゅつにゅう）　raising, lowering, exiting and entering; upward, downward, inward and outward movements

升降浮沉　昇降浮沈（しょうこうふちん）　raising, lowering, floating and sinking

升降失常　昇降失常（しょうこうしつじょう）　disturbance in raising and lowering

升举中气　中気を昇挙す（ちゅうきをしょうきょす）　raising middle qi, upraising the middle qi

升麻葛根汤　昇麻葛根湯（しょうまかつこんとう）　Decoction of Rhizoma Cimicifugae and Radix Pueraria

升清固涩　昇清固澀（しょうせいこじゅう）　elevating lucid yang and consolidating essence, elevating lucid yang to consolidate essence

升清降浊　昇清降濁（しょうせいこうだく）　raising lucidity and lowering turbidity, lucidifying to descend turbidity

升提中气　昇提中気（しょうていちゅうき）　uplifting the middle qi, upraising the middle qi

升阳举陷　昇陽挙陥（しょうようきょかん）　lifting yang and raising the dropping, elevating yang to raise the sunken

升阳透疹　昇陽透疹（しょうようとうしん）　lifting yang and promoting eruption

生化　生化（せいか）　generation and transformation, engendering transformation

生化汤　生化湯（せいかとう）　Decoction for Postpartum Trouble

生肌敛疮　生肌斂瘡（せいきれんそう）　promoting tissue regeneration and wound healing

生肌收敛　生肌収斂（せいきしゅうれん）　astringing and promoting tissue regeneration

生肌止血　生肌止血（せいきしけつ）　promoting tissue regeneration and arresting bleeding

生姜泻心汤　生薑瀉心湯（しょうきょうしゃしんとう）　Decoction of Rhizoma Zingiberis for Purging Stomach Fire

生津安神　生津安神（せいしんあんしん）　promoting production of body fluid and inducing tranquilization

生津润肺　生津潤肺（せいしんじゅんはい）　promoting production of body fluid and nourishing lung

生津益气　生津益気（せいしんえきき）　promoting production of body fluid and benefiting qi

S

生津止渴　生津止渴（せいしんしかつ）　promoting fluid production to quench thirst

生克制化　生克制化（せいこくせいか）　mutual generation and restriction

生脉散　生脈散（しょうみゃくさん）　Pulse-Activating Powder

声如拽锯　声拽鋸の如し（せいえいきょのごとし）　wood-sawing sound

shèng 圣胜盛

圣济总录　聖濟総録（せいさいそうろく）　*Imperial Medical Encyclopedia*

胜湿止痛　勝湿止痛（しょうしつしつう）　removing dampness to relieve pain

盛者泻之　盛者であればこれを瀉す（じょうしゃであればこれをしゃす）　treating excess with purgation，treating sthenia with purgation

SHI 失湿十石时实食矢使世试视柿是室嗜

shī 失湿

失精　失精（しっせい）　seminal emission；loss of essence

失精家　失精家（しっせいか）　frequently semen-losing patient，patient with frequent spermatorrhea

失眠多梦　失眠多夢（しつみんたむ）　insomnia and dreamful sleep，insomnia with dream-disturbed sleep

失气　失気（しっき）　genuine qi exhaustion

失荣　失栄（しつえい）　cervical malignancy with cachexia

失神　失神（しっしん）　loss of vitality

失神者死　神気を失うと死ぬ（しんきをうしなうとしぬ）　loss of vitality indicating poor prognosis

失笑散　失笑散（しっしょうさん）　Wonderful Powder for Relieving Blood Stasis

湿　湿（しつ）　dampness

湿痹　湿痺（しつひ）　dampness arthralgia

湿病　湿病（しつびょう）　dampness disease

湿疮　湿瘡（しつそう）　eczema

湿毒　湿毒（しつどく）　dampness toxin

湿毒带下　湿毒帯下（しつどくたいげ）　leukorrhagia due to noxious dampness

湿毒下血　湿毒下血（しつどくげけつ）　hematochezia due to noxious dampness

湿遏热伏　湿遏熱伏（しつあつねつふく）　heat retention due to dampness block

湿遏卫阳证　湿遏衛陽証（しつあつえいようしょう）　syndrome/pattern of dampness obstructing defense yang

湿化　湿化（しっか）　dampness transformation，dampness formation

湿化太阴　湿化太陰（しっかたいいん）　dampness matching greater yin

湿火　湿火（しっか）　dampness-fire

湿霍乱　湿霍乱（しつかくらん）　dampness cholera

湿剂　湿剤（しつざい）　moist-natured formula

湿家　湿家（しっか）　patient with dampness，patient susceptible to dampness

湿疥　湿疥（しっかい）　scabies humida，scabies miliaris

湿痉　湿痙（しっけい）　convulsive seizure with dampness

湿可润燥　湿は燥を潤う可し（しつはそうをうるおうべし）　Drugs with moisturizing action can be used to treat pathogenic dryness.

湿困脾阳　湿困脾陽（しつこんひよう）　dampness blockage of spleen-yang

湿瘰　湿瘰（しつるい）　dampness scrofula

湿疟　湿瘧（しつぎゃく）　dampness malaria

湿热　湿熱（しつねつ）　dampness-heat

湿热毒蕴证　湿熱毒蘊証（しつねつどくうんしょう）　syndrome/pattern dampness-heat-toxin accumulation，syndrome/pattern of retained dampness-heat toxin

湿热发黄　湿熱発黄（しつねつはっこう）　dampness-heat jaundice

湿热腹痛　湿熱腹痛（しつねつふくつう）　dampness-heat abdominal pain

湿热黄疸　湿熱黄疸（しつねつおうだん）　dampness-heat jaundice

湿热痢　湿熱痢（しつねつり）　dampness-heat dysentery

湿热内蕴　湿熱内蘊（しつねつないうん）　retention of dampness-heat in the interior

湿热痿　湿熱萎（しつねつい）　dampness-heat flaccidity

湿热下注　湿熱下注（しつねつかちゅう）　dampness-heat pouring down，lower energizer dampness-heat，downward attack of dampness-heat

湿热胁痛　湿熱脇痛（しつねつきょうつう）　dampness-heat hypochondriac pain

湿热泄泻　湿熱泄瀉（しつねつせつしゃ）　dampness-heat diarrhea

湿热腰痛　湿熱腰痛（しつねつようつう）　dampness-heat lumbago

湿伤脾阳　湿は脾陽を傷める（しつはひようをいためる）　dampness damaging spleen yang

S

湿伤脾阴 湿は脾陰を傷める（しつはひいんをいためる） dampness damaging spleen yin

湿胜阳微 湿が勝すれば陽微す（しつがかつすればようびす） predominant dampness weakening yang，excessive dampness with yang deficiency

湿胜则濡泻 湿、勝すれば、則ち濡瀉す（しつ、ふやすれば、すなはちじゅしゃす） excessive dampness causing diarrhea

湿痰证 湿痰証（しつたんしょう） dampness-phlegm syndrome/pattern

湿癣 湿癬（しつせん） exudative dermatitis

湿郁发热 湿鬱発熱（しつうつはつねつ） dampness-stagnation fever

湿证 湿証（しつしょう） dampness syndrome/pattern

湿浊 湿濁（しつだく） dampness turbidity，pathogenic dampness

湿阻 湿阻（しつそ） dampness obstruction

湿阻气分 湿阻気分（しつそきぶん） dampness retention in qi system

湿阻中焦 湿阻中焦（しつそちゅうしょう） dampness retention in the middle energizer

shí 十石时实食

十八反 十八反（じゅうはちはん） eighteen types of antagonism，eighteen incompatible medicinal ingredients

十产论 十産論（じゅうさんろん） *Ten Problems in Obstetrics*

十二刺 十二刺（じゅうにし） twelve needling methods

十二剂 十二剤（じゅうにざい） twelve kinds of prescriptions

十二经别 十二経別（じゅうにけいべつ） twelve meridian/channel divergences，branches of the twelve regular meridians

十二经筋 十二経筋（じゅうにけいきん） twelve meridian/channel sinews，muscles along the twelve regular meridians

十二经脉 十二経脈（じゅうにけいみゃく） twelve meridians/channels

十二皮部 十二皮部（じゅうにひぶ） twelve cutaneous regions

十二原穴 十二原穴（じゅうにげんけつ） twelve source points

十怪脉 十怪脈（じゅうかいみゃく） ten strange pulses

十灰散 十灰散（じゅうかいさん） Ten-Ash Powder

十剂 十剤（じゅうざい） ten kinds of formulas

十九畏 十九畏（じゅうきゅうい） nineteen incompatibilities medicinal ingredients，nineteen antagonistic medicinal ingredients

十全大补汤 十全大補湯（じっぜんたいほとう） Decoction of Ten Powerful Tonics

十四经 十四経（じゅうよんけい） fourteen meridians/channels

十四经发挥 十四経発揮（じゅうしけいはっき） *An Elucidation of the Fourteen Meridians*

十四经穴 十四経穴（じゅうしけいけつ） points of fourteen meridians/channels

十味香薷饮 十味香薷飲（じゅうみこうじゅいん） Ten-Ingredient Decoction with Herba Moslae

十五络 十五絡（じゅうごらく） fifteen main collaterals

十药神书 十薬神書（じゅうやくしんしょ） *A Miraculous Book of Ten Prescriptions*

十枣汤 十棗湯（じゅうそうとう） Ten-Jujube Decoction

石瘕 石瘕（せきか） stony uterine mass，stony conglomeration

石疽 石疽（せきそ） stony mass

石淋 石淋（せきりん） urolithic stranguria，stone strangury

石女 石女（せきじょ） colpatresia

石水 石水（せきすい） stony edema

石瘿 石瘿（せきえい） stony goiter，thyroid carcinoma

石针 石針（せきしん） stone needle

时病 時病（じびょう） seasonal disease

时病论 時病論（じびょうろん） *Treatise on Seasonal Diseases*

时疮 時瘡（じそう） syphilitic skin disease

时毒 時毒（じどく） seasonal toxin，seasonal noxious affection

时毒病 時毒病（じどくびょう） seasonal toxin

时毒发颐 時毒発頤（じどくはつい） mumps due to seasonal toxin

时方 時方（じほう） current prescriptions

时方歌括 時方歌括（じほうかかつ） *Popular Recipes in Verse*

时方派 時方派（じほうは） school of current prescriptions

时令 時令（じれい） seasonal changes

时令感冒 時令感冒（じれいかんぼう） influenza

时气 時気（じき） seasonal epidemic

时气鼻衄 時気鼻衄（じきびじく） epistaxis due to epidemic infectious diseases

时邪 時邪（じじゃ） seasonal pathogenic factors

时行 時行（じこう） seasonal epidemic

时行暴嗽 時行暴嗽（じこうぼうそう） epidemic disease characterized by sudden attack of severe cough

S

时行顿呛　時行頓嗆（じこうとんそう）　whooping cough, pertussis

时行感冒　時行感冒（じこうかんぼう）　influenza

时行寒疫　時行寒疫（じこうかんえき）　seasonal cold pestilence

时行戾气　時行戾気（じこうれいき）　seasonal epidemic pathogen, pathogenic factor with strong infectivity

时行之气　時行之気（じこうのき）　seasonal epidemic pathogen, seasonal epidemic diseases

时疫　時疫（じえき）　seasonal epidemic

时疫痢　時疫痢（じえきり）　epidemic dysentery

实　実（じつ）　excess, sthenia

实按灸　実按灸（じつあんきゅう）　pressing moxibustion

实喘　実喘（じつぜん）　excess-type dyspnea, dyspnea of excess type

实呃　実呃（じつやく）　hiccup of excess type

实寒　実寒（じつかん）　excess cold, sthenic cold

实寒证　実寒証（じつかんしょう）　excess cold syndrome/pattern, sthenic cold syndrome/pattern

实火　実火（じつか）　fire of excess type

实脉　実脈（じつみゃく）　replete pulse, forceful pulse

实秘　実秘（じっぴ）　excess constipation, sthenic constipation

实脾散　実脾散（じっぴさん）　Spleen-Reinforcing Powder

实痞　実痞（じっぴ）　fullness syndrome of excess type, stuffiness of excess type

实热证　実熱証（じつねつしょう）　excess heat syndrome/pattern, sthenic heat syndrome/pattern

实邪　実邪（じつじゃ）　excess pathogen, sthenic pathogen; pathogen from child-organ

实则泻其子　実すれば則ち其の子を瀉す（じつすればすなわちそのこをしゃす）　treating the excess syndrome by purging the son-organ

实则泻之　実すれば則ち之を瀉す（じつすればすなわちこれをしゃす）　Excess syndrome should be treated by purgation.

实胀　実脹（じつちょう）　distension of excess type

实证　実証（じっしょう）　excess syndrome/pattern, sthenia syndrome/pattern

实中夹虚　実中夾虚（じっちゅうきょうきょ）　excess complicated by deficiency, excess with deficiency complication

食痹　食痺（しょくひ）　food stagnation

食复　食復（しょくふく）　relapse of disease due to improper diet

食疳　食疳（しょくかん）　infantile malnutrition due to improper feeding, infantile spleen malnutrition

食积　食積（しょくせき）　food accumulation, dyspepsia

食积泻　食積瀉（しょくせきしゃ）　food accumulation diarrhea, dyspeptic diarrhea

食积证　食積証（しょくせきしょう）　food accumulation syndrome/pattern, dyspeptic diarrhea syndrome/pattern

食厥　食厥（しょくけつ）　crapulent syncope

食劳疳黄　食労疳黄（しょくろうかんおう）　yellowish puffiness, malnutrition with jaundice due to indigestion and overfatigue

食疗本草　食療本草（しょくりょうほんぞう）　*Herbal Dietotherapy*

食疟　食瘧（しょくぎゃく）　food retention malaria

食肉则复　肉を食すれば則ち復す（にくをしょくすればすなわちふくす）　relapse of disease due to meat intake

食痫　食癇（しょくかん）　infantile convulsion induced by improper feeding

食泄　食泄（しょくせつ）　indigestion diarrhea

食泻　食瀉（しょくしゃ）　indigestion diarrhea

食郁　食鬱（しょくうつ）　food stagnancy

食郁肉中毒　鬱肉食い中毒（うつにくくいちゅうどく）　putrid meat poisoning

食欲不振　食欲不振（しょくよくふしん）　poor appetite

食远服　食遠に服す（しょくえんにふくす）　taken at a long interval before and after meals

食胀　食脹（しょくちょう）　flatulence due to improper diet

食滞脘痛　食滞脘痛（しょくたいかんつう）　stomachache due to indigestion

食滞胃脘　食滞胃脘（しょくたいいかん）　retention of food in the stomach

食中　食中（しょくちゅう）　crapulence-induced apoplexy

shǐ 矢使

矢气　矢気（しき）　flatus, fecal qi

使药　使薬（しやく）　guiding medicinal, courier medicinal

shì 世试视柿是室嗜

世医得效方　世医得効方（せいいとくこうほう）　*Effective Formulas from Physicians of Successive Generations*

试胎　試胎（したい）　abdominal pain in the third trimester of pregnancy

试月　試月（しげつ）　false labor

视赤如白　赤を視し、白の如し（あかをしし、しろのごとし）　color blindness

视大为小　大を視し、小と為り（だいをしし、しょうとなり）　micropsia

视歧　視歧（しき）　double vision

视物模糊　視物模糊（しぶつもこ）　blurred vision

视小为大　小を視し、大と為り（しょうをしし、だいとなり）　macropsia

视一为二　一を視し、二と為り（いちをしし、にとなり）　diplopia

视衣　視衣（しい）　retina

视瞻昏渺　視瞻昏渺（しせんこんびょう）　blurring of vision

视瞻有色　視瞻有色（しせんゆうしょく）　chromatopsia

视正为斜　正を視し、斜と為り（せいをしし、しゃとなり）　visual distortion

视直为曲　直を視し、曲と為り（ちょくをしし、きょくとなり）　metamorphopsia

柿蒂汤　柿蒂湯（していとう）　Decoction of Calyx Kaki

是动病　是動病（ぜどうびょう）　meridian disease; a disease located on the pathway of a certain meridian

室女　室女（しつじょ）　virgin

室女经闭　室女経閉（しつじょけいへい）　amenorrhea in virgins

嗜卧　嗜臥（しが）　drowsiness, somnolence

SHOU 收手守受瘦

shōu 收

收敛止泻　收斂止瀉（しゅうれんししゃ）　astringing to arrest diarrhea

收敛止血药　收斂止血薬（しゅうれんしけつやく）　astringent hemostatic / medicinal

收涩固脱　收渋固脱（しゅうじゅうこだつ）　relieving collapse with astringent discharge

收涩剂　收渋剤（しゅうじゅうざい）　astringent formula

收涩药　收渋薬（しゅうじゅうやく）　astringent medicinal

收引　收引（しゅういん）　spasm, contracture

shǒu 手守

手背热　手背熱（しゅはいねつ）　feverish dorsum of hand

手部疔疮　手部疔瘡（しゅぶちょうそう）　whitlow of hand

S

208

手发背　手発背（しゅはつはい）　phlegmon of dorsum of hand, effusion of the back of the hand

手法复位术　手法復位術（しゅほうふくいじゅつ）　manual reduction

手脚软　手脚軟（しゅきゃくなん）　flaccidity of extremities

手厥阴心包经　手の厥陰心包経（てのけついんしんぽうけい）　pericardium meridian/channel of hand reverting yin, hand reverting yin pericardium meridian/channel（PC）

手摸心会　手で撫でれば心得る（てでなでればこころえる）　understanding tacitly by touching

手三阳经　手の三陽経（てのさんようけい）　three yang meridians/channels of hand

手三阴经　手の三陰経（てのさんいんけい）　three yin meridians/channels of hand

手少阳三焦经　手の少陽三焦経（てのしょうようさんしょうけい）　triple energizer meridian/channel of hand lesser yang（TE）, hand lesser yang triple energizer meridian/channel（TE）

手少阴心经　手の少陰心経（てのしょういんしんけい）　heart meridian/channel of hand lesser yin（HT）, hand lesser yin heart meridian/channel（HT）

手太阳小肠经　手の太陽小腸経（てのたいようしょうちょうけい）　small intestine meridian/channel of hand greater yang（SI）, hand greater yang small intestine meridian/channel（SI）

手太阴肺经　手の太陰肺経（てのたいいんはいけい）　lung meridian/channel of hand greater yin（LU）, hand great yin lung meridian/channel（LU）

手阳明大肠经　手の陽明大腸経（てのようめいだいちょうけい）　large intestine meridian/channel of hand yang brightness（LI）, hand yang brightness large intestine meridian/channel（LI）

手针　手針（しゅしん）　hand acupuncture

手针麻醉　手針麻酔（しゅしんますい）　hand-acupuncture anesthesia

手指毒疮　手指毒瘡（しゅしどくそう）　felon

手指节发　手指節発（しゅしせつはつ）　felon of the middle finger segment

手指麻木　手指麻木（しゅしまもく）　numbness

手指伤筋　手指傷筋（しゅししょうきん）　finger injury

手指同身寸取穴法　手指同身寸取穴法（しゅしどうしんすんしゅけつほう）　location of point by body-cun measurement, location of point by finger body-inch measurement

手指脱骱　手指脱骱（しゅしだっかい）　phalangeal joint dislocation

S

手足背热　手足背熱（しゅそくはいねつ）　hot feeling on dorsum of hands and feet

手足部疔疮　手足部疔瘡（しゅそくぶちょうそう）　acute pyogenic infection of hands and feet

手足汗　手足汗（しゅそくかん）　sweating of hands and feet，polyhidrosis of hands and feet

手足厥冷　手足厥冷（しゅそくけつれい）　reversal cold of hands and feet，reversal cold of the extremities

手足皲裂　手足皸裂（しゅそくくんれつ）　rhagadia of hand and foot

手足逆冷　手足逆冷（しゅそくぎゃくれい）　reversal cold of hands and feet

手足蠕动　手足蠕動（しゅそくじゅどう）　wriggling of limbs

手足心汗　手足心汗（しゅそくしんかん）　sweating of palms and soles

手足心热　手足心熱（しゅそくしんねつ）　feverish feeling in the palms and soles，heat in the palms and soles

守气　守気（しゅき）　maintaining needling sensation

shòu 受瘦

受盛之腑　受盛の腑（じゅせいのふ）　small intestine

瘦薄舌　瘦薄舌（そうはくぜつ）　thin tongue

SHU 舒疏输暑俞腧

shū 舒疏输

舒筋活络　舒筋活絡（じょきんかつらく）　relaxing sinew and activating collaterals

舒筋活血　舒筋活血（じょきんかっけつ）　relaxing muscles and tendons and promoting blood circulation

舒张进针法　舒張進針法（じょちょうしんしんほう）　skin spreading needle insertion

舒张压手法　舒張圧手法（じょちょうあつしゅほう）　skin-spreading pressing manipulation

疏表化湿　疏表化湿（そひょうかしつ）　relieving exterior and resolving dampness，relieving exterior to resolve dampness

疏表润燥　疏表潤燥（そひょうじゅんそう）　relieving exterior and moistening dryness，dispersing from the exterior and moistening dryness

疏风　疏風（そふう）　dispersing wind

疏风清热　疏風清熱（そふうせいねつ）　dispersing wind and clearing heat; dispersing wind to clear heat

疏风透疹　疏風透疹（そふうとうしん）　dispersing wind and promoting skin eruption

疏风散寒　疏風散寒（そふうさんかん）　dispersing wind and dissipating cold; dispersing wind to dissipate cold

疏风泄热　疏風泄熱（そふうせつねつ）　dispersing wind and discharging heat; dispersing wind to discharge heat

疏肝　疏肝（そかん）　soothing liver

疏肝解郁　疏肝解鬱（そかんかいうつ）　soothing liver and relieving depression; soothing liver to relieve depression

疏肝理脾　疏肝理脾（そかんりひ）　soothing liver and regulating spleen; soothing liver to regulate spleen

疏肝理气　疏肝理気（そかんりき）　soothing liver and regulating qi; soothing liver to regulate qi

疏肝利胆　疏肝利胆（そかんりたん）　soothing liver and promoting bile secretion; soothing liver to promote bile secretion

疏肝止痛　疏肝止痛（そかんしつう）　dispersing the stagnated liver-qi and alleviating pain

疏散外风　疏散外風（そさんがいふう）　dispersing external wind

疏通经络　疏通経絡（そつうけいらく）　dredging meridian

疏通气血　疏通気血（そつうきけつ）　promoting circulation of qi and blood

疏郁理气　疏鬱理気（そうつりき）　relieving depression and regulating qi

疏散风热　疏散風熱（そさんふうねつ）　dispersing wind and heat

疏凿饮子　疏鑿飲子（そさくいんし）　Decoction for Diuresis

输刺　輸刺（ゆし）　transport needling, transport point needling

shǔ 暑

暑病　暑病（しょびょう）　summerheat disease

暑产　暑産（しょさん）　delivery in hot weather

暑风　暑風（しょふう）　summerheat wind

暑风成惊　暑風、驚に成り（しょふう、きょうになり）　convulsion due to excessive summerheat

暑秽　暑穢（しょわい）　summerheat dampness syndrome

暑霍乱　暑霍乱（しょかくらん）　summerheat cholera

暑疖　暑癤（しょせつ）　furuncle in summer time

暑痉　暑痙（しょけい）　summerheat convulsion

暑厥　暑厥（しょけつ）　summerheat syncope

暑痢　暑痢（しょり）　summerheat dysentery

暑疟　暑瘧（しょぎゃく）　summerheat malaria

暑气　暑気（しょき）　summerheat qi

暑热动风证　暑熱動風証（しょねつどうふうしょう）　syndrome/pattern of stirring wind due to summerheat

暑热邪气　暑熱邪気（しょねつじゃき）　pathogenic summerheat

暑热胁痛　暑熱脇痛（しょねつきょうつう）　summerheat syndrome with hypochondriac pain

暑热证　暑熱証（しょねつしょう）　summerheat syndrome/pattern

暑入阳明　暑、陽明に入る（しょ、ようめいにはいる）　entering of summerheat into yang brightness，summerheat entering yang brightness

暑伤肺络证　暑傷肺絡証（しょしょうはいらくしょう）　syndrome/pattern of summerheat damaging lung collateral

暑伤津气证　暑傷津気証（しょしょうしんきしょう）　syndrome/pattern of summerheat injuring fluid and qi，syndrome/pattern of summerheat damaging fluid and qi

暑湿　暑湿（しょしつ）　summerheat dampness

暑湿困阻中焦证　暑湿困阻中焦証（しょしつこんそちゅうしょうしょう）　syndrome/pattern of summerheat-dampness retention in middle energizer

暑湿流注　暑湿流注（しょしつりゅうちゅう）　multiple abscess due to summer-heat dampness

暑湿袭表证　暑湿襲表証（しょしつしゅうひょうしょう）　syndrome/pattern of summerheat-dampness attacking exterior

暑湿眩晕　暑湿眩暈（しょしつげんうん）　dizziness caused by the attack of pathogenic dampness and summerheat

暑湿证　暑湿証（しょしつしょう）　summerheat-dampness syndrome/pattern

暑温　暑温（しょおん）　summerheat warmth

暑痫　暑癇（しょかん）　summerheat convulsion

暑泻　暑瀉（しょしゃ）　summerheat diarrhea

暑证　暑証（しょしょう）　summerheat syndrome/pattern

暑中阳邪　暑の陽邪を蒙る（しょのようじゃをこうむる）　yang summerheat

暑中阴邪　暑の陰邪を蒙る（しょのいんじゃをこうむる）　yin summerheat

shù 俞腧

俞穴　兪穴（ゆけつ）　back transport point，transport point

腧穴　腧穴（ゆけつ）　acupuncture point，acupoint

腧穴学　腧穴学（ゆけつがく）　acupuncture points

腧穴压痛点　腧穴圧痛点（ゆけつあっつうてん）　acupoint tenderness

SHUAI 衰

shuāi 衰

衰竭　衰竭（すいけつ）　exhaustion，prostration

衰弱　衰弱（すいじゃく）　asthenia，weakness，debility

衰之以属　之を衰するには属を以ってす（これをすいするにはぞくをもって
す）　treating a disease according to its nature

SHUANG 双

shuāng 双

双蛾　双蛾（そうが）　bilateral tonsillitis

双手进针法　双手進針法（そうしゅしんしんほう）　double-hand needle insertion

双手攀足势　双手攀足勢（そうしゅはんそくせい）　grasping the foot with both
hands

双手托天势　双手托天勢（そうしゅたくてんせい）　pushing upwards as if to
lift weight with both hands

SHUI 水

shuǐ 水

水　水（すい）　water；edema

水不涵木　水不涵木（すいふかんもく）　water failing to nourish wood

水不化气　水、気に化せず（すい、きにかせず）　water failing to transform into qi

水疮　水瘡（すいそう）　chickenpox

水痘　水痘（すいとう）　chickenpox

水毒　水毒（すいどく）　water toxin, noxious water disease

水飞　水飛（すいひ）　grinding with water, water-grinding

水谷痢　水穀痢（すいこくり）　lienteric dysentery

水谷之海　水穀の海（すいこくのうみ）　stomach, reservoir of foodstuff

水谷之气　水穀の気（すいこくのき）　essential substances from foodstuff

水罐法　水罐法（すいかんほう）　water boiled cupping, liquid cupping

水寒射肺证　水寒射肺（すいかんしゃはい）　syndrome/pattern of water-cold attacking lung

水火不济　水火、済せず（すいか、なぜず）　discordance between water and fire

水煎　水煎（すいせん）　decocted with water, decocted in water

水结胸　水結胸（すいけっきょう）　chest fluid accumulation

水克火　水克火（すいこくか）　water restricting fire, water restraining fire

水亏火旺　水虧すれば、火旺ん（すいきすれば、かおうん）　deficiency of water and excess of fire

水陆二仙丹　水陸二仙丹（すいりくにせんたん）　Pill of Semen Euryales and Fructus Rosa Laevigatae

水轮　水輪（すいりん）　water orbiculus, water wheel, pupil

水逆　水逆（すいぎゃく）　water counterflow, water regurgitation

水疱　水疱（すいほう）　blister

水气　水気（すいき）　edema, fluid retention

水气凌心　水気凌心（すいきりょうしん）　water pathogen attacking the heart, water qi intimidating the heart, pathogenic water attacking the heart

水气凌心证　水気凌心証（すいきりょうしんしょう）　syndrome/pattern of water pathogen attacking the heart, syndrome/pattern of water qi intimidating the heart

水疝　水疝（すいせん）　hydrocele

水生木　水生木（すいしょうもく）　water generating wood, water engendering wood

水停气阻　水停気阻（すいていきそ）　water retention with qi obstruction, water retention due to obstruction of qi

水停证　水停証（すいていしょう）　water retention syndrome/pattern

水土不服　気候風土に馴染まない（きこうふうどになじまない）　non-acclimatization, failure to acclimatize to a new environment

水丸　水丸（すいがん）　water pill，water-paste pill

水侮土　水侮土（すいぶど）　water reversely restricting earth

水泻　水瀉（すいしゃ）　watery diarrhea

水泻去湿　水瀉去湿（すしゃきょしつ）　removing dampness by purgation

水性流下　水性流下（すいせいりゅうか）　water tending to flow downward

水饮　水飲（すいいん）　excessive fluid

水曰润下　水に潤下と曰う（みずにじゅんかという）　water characterized by
　　moistening and lowering

水制　水制（すいせい）　water processing，processing drugs with water

SHUN 顺晌

shùn 顺晌

顺产　順産（じゅんさん）　normal childbirth，eutocia

顺传　順伝（じゅんでん）　sequential transmission，normal transmission

顺骨捋筋　順骨捋筋（じゅんこつらっきん）　palpating the muscle and tendon
　　along with the bone in bone-setting

顺证　順証（じゅんしょう）　favorable syndrome/pattern

晌　晌（じゅん）　twitching

SHU 数

shù 数

数堕胎　数堕胎（さくだたい）　habitual miscarriage

数脉　数脈（さくみゃく）　rapid pulse

数欠　数欠（さくけつ）　frequent yawning

SI 丝司思撕死四

sī 丝司思撕

丝状疣　絲状疣（しじょうゆう）　filiform wart，verruca filiformis

司外揣内　外を伺い、内を推測する（そとをうかがい、うちをすいそくする）

S

inspecting exterior to predict interior, judging the inside from observation of the outside

思　思（し）　thought, anxiety

思伤脾　思傷脾（ししょうひ）　thought damaging spleen, anxiety impairing spleen

思胜恐　思勝恐（ししょうきょう）　thought prevailing over fear, anxiety overcoming fear

思则气结　思則気結（しんくきけつ）　pensiveness causing qi to stagnate, anxiety causing qi stagnation

撕裂伤　撕裂傷（しれつしょう）　laceration

sǐ 死

死产　死産（しさん）　stillbirth

死舌痈　死舌癰（しぜつよう）　white tongue abscess

死胎　死胎（したい）　dead fetus

死血胁痛　死血脇痛（しけつきょうつう）　hypochondriac pain due to blood stasis

死血心痛　死血心痛（しけつしんつう）　epigastric pain due to blood stasis

死血自散　死血自散（しけつじさん）　subsidence of hematoma

sì 四

四海　四海（しかい）　four seas

四极　四極（しきょく）　four limbs

四君子汤　四君子湯（しくんしとう）　Four-Ingredient Decoction for Spleen Qi Deficiency

四苓散　四苓散（しれいさん）　Four-Ingredient Diuresis Powder

四六风　四六風（しろくふう）　tetanus on 4th-to-6th day after birth, neonatal tetanus

四妙勇安汤　四妙勇安湯（しみょうゆうあんとう）　Wonderful Four-Ingredient Decoction for Quick Health Restoration

四末　四末（しまつ）　four limbs; fingers and toes

四末受伤　四末、傷を受し（しまつ、しょうをじゅし）　injury of four limbs

四磨饮　四磨飲（しまいん）　Decoction of Four Powdered Drugs

四逆　四逆（しぎゃく）　reversal cold of limbs

四逆加人参汤　四逆加人参湯（しぎゃくかにんじんとう）　Decoction for Treating Cold Limbs Supplemented with Radix et Rhizoma Ginseng

四逆散　四逆散（しぎゃくさん）　Powder for Treating Cold Limbs

四逆汤 四逆湯（しぎゃくとう） Decoction for Resuscitation

四气 四気（しき） four properties，four qi，four types of qi

四神丸 四神丸（ししんがん） Pill of Four Miraculous Drugs

四生丸 四生丸（しせいがん） Bolus of Four Fresh Drugs

四时不正之气 四時不正の気（しじふせいのき） abnormal weather in four seasons

四时五季 四時五季（しじごき） four seasons and five seasons

四味香薷饮 四味香薷飲（しみこうじゅいん） Decoction of Four Drugs Including Herba Moslae

四物汤 四物湯（しぶつとう） Four-Ingredient Decoction

四性 四性（しせい） four properties，four qi，four types of qi

四饮 四飲（しいん） four types of fluid retention

四诊 四診（ししん） four examinations，four diagnostic methods

四诊合参 四診合参（ししんごうさん） comprehensive analysis of four examinations，correlation of all four examinations，comprehensive analysis of four diagnostic methods

四诊抉微 四診抉微（ししんけつび） *Compilation about the Four Diagnostic Methods*

四肢不举 四肢不挙（ししふきょ） limb-raising inability

四肢不用 四肢不用（ししふよう） flaccidity of limbs

四肢拘急 四肢拘急（ししこうきゅう） spasm of limbs，contracture of limbs

四肢麻木 四肢麻木（ししまもく） numbness of limbs

四肢逆冷 四肢逆冷（ししぎゃくれい） reversal cold of limbs

四肢疲倦 四肢疲倦（ししひけん） lassitude of limbs

四肢湿冷 四肢湿冷（しししつれい） clammy limbs

四肢水肿 四肢水腫（ししすいしゅ） edema of limbs，limb edema

四肢微急 四肢微急（ししびきゅう） mild spasm of limbs，mild limb spasm

四肢无力 四肢無力（ししむりょく） myasthenia of limbs，limb myasthenia

四眦 四眦（しじ） four canthi

SOU 搜溲

sōu 搜溲

搜风止痛 搜風止痛（そうふうしつう） dispelling wind and relieving pain

搜风逐寒　搜風逐寒（そうふうちくかん）　dispelling wind and eliminating cold

搜牙风　搜牙風（そうがふう）　paradentosis

溲多　溲多（しゅうた）　polyuria

溲数　溲数（しゅうさく）　frequent micturition

溲血　溲血（しゅうけつ）　hematuria

SU 苏素宿粟

sū 苏

苏合香丸　蘇合香丸（そごうこうがん）　Bolus of Styrax, Storax Bolus

苏子降气汤　蘇子降気湯（そしこうきとう）　Qi-Lowering Fructus Perilla Decoction

sù 素宿粟

素问玄机原病式　素問玄機原病式（そもんげんきげんびょうしき）　*Patterns and Etiology of Diseases Listed in Plain Questions*

宿疾　宿疾（しゅくしつ）　chronic disease, old disorder

宿伤　宿傷（しゅくしょう）　old injury, remote wound

宿食　宿食（しゅくしょく）　retained food

宿痰　宿痰（しゅくたん）　phlegm retention

宿翳　宿翳（しゅくえい）　old nebula, corneal scar

粟疮　粟瘡（ぞくそう）　millet sore, conjunctival folliculitis, eczema papulosum

SUAN 酸

suān 酸

酸痛无力　痠痛無力（さんつうむりょく）　aching pain and weakness

酸甘化阴　酸甘化陰（さんかんかいん）　sour and sweet transforming into yin, forming yin with the sour and sweet, sour- and sweet-flavored drugs transforming into yin

酸痛　酸痛（さんつう）　aching pain

酸枣仁汤　酸棗仁湯（さんそうにんとう）　Semen Ziziphi Spinosae Decoction

SUI 睢随髓

suī 睢

睢目 睢目（すいもく） blepharoptosis

suí 随

随证取穴 随証取穴（ずいしょうしゅけつ） point selection according to syndromes，acupoint selection based on the syndrome

suǐ 髓

髓海 髓海（ずいかい） reservoir of marrow（referring to the brain）
髓涕 髓涕（ずいてい） marrow-like nasal discharge
髓之府 髓の府（ずいのふ） house of marrow（referring to bone）

SUN 孙飧损

sūn 孙飧

孙络 孫絡（そんらく） tertiary collateral vessels，minute collaterals
飧水泄 飧水泄（そんすいせつ） lienteric diarrhea
飧泄 飧泄（そんせつ） lienteric diarrhea，swill diarrhea
飧泻 飧瀉（そんしゃ） lienteric diarrhea

sǔn 损

损伤 損傷（そんしょう） injury
损翳 損翳（そんえい） perforation of cornea with iris prolapse

SUO 缩锁

suō 缩

缩脚流注 縮脚流注（しゅくきゃくりゅうちゅう） abscess of iliac fossa with flexed leg
缩脚隐痰 縮脚隱痰（しゅくきゃくいんたん） hip joint tuberculosis

S

缩尿　縮尿（しゅくにょう）　reducing urination

缩泉丸　縮泉丸（しゅくせんがん）　Urination-Reducing Pill

缩腿肠痈　縮腿腸癰（しゅくたいちょうよう）　intestinal abscess with flexed leg

suǒ 锁

锁肚　鎖肚（さと）　abdominal blockage

锁肛痔　鎖肛痔（さこうじ）　anorectal carcinoma

锁骨疽　鎖骨疽（さこっそ）　supraclavicular fossa carbuncle

锁喉毒　鎖喉毒（さこうどく）　throat-blocking infection

锁喉风　鎖喉風（さこうふう）　throat-blocking wind，acute laryngemphraxis，obstructive throat wind

锁喉痈　鎖喉癰（さこうよう）　throat-blocking phlegmon

锁口　鎖口（さこう）　indurated-edged boil

锁扣疔　鎖扣疔（さこうちょう）　mouth-blocking boil

S

T

tāi 苔胎

苔垢　苔垢（たいこう）　tongue fur；grimy fur

苔滑　苔滑（たいかつ）　moist and glossy fur

苔腻　苔膩（たいじ）　greasy fur

苔润　苔潤（たいじゅん）　moist fur

苔色　苔色（たいしょく）　tongue coating color，fur color

苔质　苔質（たいしつ）　coating texture，fur texture

胎禀　胎稟（たいひん）　fetal endowment

胎不长　胎不長（たいふちょう）　retardation of fetus

胎不正　胎不正（たいふせい）　abnormal position of fetus

胎产心法　胎産心法（たいさんしんぽう）　*Experiences in Obstetrical Diseases*

胎赤　胎赤（たいせき）　fetal redness，infantile erythroderma

胎搐　胎搐（たいちく）　convulsion in newborns

胎疸　胎疸（たいだん）　fetal jaundice，neonatal jaundice

胎动不安　胎動不安（たいどうふあん）　threatened miscarriage

胎动下血　胎動下血（たいどうげけつ）　threatened miscarriage with vaginal bleeding

胎毒　胎毒（たいどく）　fetal toxin

胎肥　胎肥（たいひ）　muscular hypertrophy in newborns

胎风　胎風（たいふう）　infantile spasm

胎风赤烂　胎風赤爛（たいふうせきらん）　infantile blepharitis marginalis

胎寒　胎寒（たいかん）　fetal cold

胎患内障　胎患内障（たいかんないしょう）　congenital cataract

胎黄　胎黄（たいおう）　fetal jaundice，neonatal jaundice

胎惊　胎驚（たいきょう）　infantile convulsion

胎漏　胎漏（たいろう）　vaginal bleeding during pregnancy

胎气上逆　胎気上逆（たいきじょうぎゃく）　upward reversal of fetal qi，pregnancy suspension

胎怯　胎怯（たいきょう）　fetal feebleness，fetal weakness

胎热　胎熱（たいねつ）　fetal heat

T

胎弱　胎弱（たいじゃく）　fetal feebleness，fetal weakness

胎疝　胎疝（たいせん）　scrotal swelling in newborns

胎食　胎食（たいしょく）　saliva swallowing

胎水　胎水（たいすい）　amniotic fluid

胎水肿满　胎水腫満（たいすいしゅまん）　polyhydramnios

胎萎不长　胎萎不長（たいいふちょう）　retarded growth of fetus

胎位　胎位（たいい）　position of fetus

胎息　胎息（たいそく）　fetal breathing

胎息经疏略　胎息経疏略（たいそくけいそりゃく）　*Commentaries on the Classics of Fetal Breathing*

胎痫　胎癇（たいかん）　convulsion in newborns

胎衣不下　胎衣不下（たいいふげ）　placenta retention

胎翳内障　胎翳内障（たいえいないしょう）　congenital cataract

胎元　胎元（たいげん）　embryo；primordial qi of fetus

胎元不固　胎元不固（たいげんふこ）　miscarriage liability

胎孕　胎孕（たいよう）　pregnancy

tài 太泰

太平惠民和剂局　太平惠民和剤局（たいへいけいみんわざいきょく）　Taiping Pharmaceutical Bureau for Benevolence

太平惠民和剂局方　太平惠民和剤局方（たいへいけいみんわざいきょくほう）　*Prescriptions of Taiping Pharmaceutical Bureau for Benevolence*

太平惠民局　太平惠民局（たいへいけいみんきょく）　Taiping Pharmaceutical Bureau for Benevolence

太平圣惠方　太平聖惠方（たいへいせいけいほう）　*Prescriptions of Taiping Bureau for Benevolence*

太息　太息（たいそく）　sighing

太阳表实证　太陽表実証（たいようひょうじつしょう）　greater yang exterior excess/sthenia syndrome/pattern

太阳表虚证　太陽表虚証（たいようひょうきょしょう）　greater yang exterior deficiency/ asthenia syndrome/pattern

太阳病证　太陽病証（たいようびょうしょう）　greater yang syndrome/pattern，greater yang disease syndrome/pattern

太阳腑证　太陽腑証（たいようふしょう）　greater yang fu-organ syndrome/pattern，greater yang bowel syndrome/pattern

太阳经证　太陽経証（たいようけいしょう）　greater yang meridian/channel syndrome/pattern

太阳伤寒证　太陽傷寒証（たいようしょうかんしょう）　greater yang cold damage syndrome/pattern

太阳少阳并病　太陽と少陽の併病（たいようとしょうようのへいびょう）　overlap of diseases of greater yang and lesser yang

太阳蓄水证　太陽蓄水証（たいようちくすいしょう）　greater yang water retention syndrome/pattern

太阳蓄血证　太陽蓄血証（たいようちくけつしょう）　greater yang blood retention syndrome/pattern

太阳阳明　太陽陽明（たいようようめい）　transmission from greater yang to yang brightness

太阳阳明并病　太陽と陽明の併病（たいようとようめいのへいびょう）　overlap of diseases of greater yang and yang brightness

太阳中风证　太陽中風証（たいようちゅうふうしょう）　greater yang wind-invasion syndrome/pattern

太医局　太医局（たいいきょく）　Bureau of Imperial Medical Affairs

太医令　太医令（たいいれい）　minister of imperial medical affairs

太医署　太医署（たいいしょ）　Office of Imperial Medical Affairs

太医院　太医院（たいいいん）　Institute of Imperial Medical Affairs

太乙神针　太乙神針（たいおつしんしん）　Taiyi moxa cigar

太阴病证　太陰病証（たいいんびょうしょう）　greater yin syndrome/pattern，greater yin disease syndrome/pattern

太阴中风　太陰中風（たいいんちゅうふう）　greater yin wind-invasion syndrome/pattern，greater yin wind stroke syndrome/pattern

泰山磐石散　泰山磐石散（たいさんばんじゃくさん）　Taishan Panshi Miscarriage-Preventing Powder

T

TAN 痰弹

tán 痰弹

痰　痰（たん）　phlegm；sputum

痰包　痰包（たんほう）　sublingual cyst，phlegm cyst

痰闭　痰閉（たんへい）　mental disorder due to phlegm stagnation

痰秘　痰秘（たんぴ）　constipation due to phlegm accumulation

痰喘　痰喘（たんぜん）　phlegm dyspnea

痰多　痰多（たんた）　abundant expectoration

痰呃　痰呃（たんあく）　hiccup due to phlegm accumulation

痰核　痰核（たんかく）　phlegm nodule, subcutaneous nodule

痰核留结证　痰核留結証（たんかくりゅうけつしょう）　syndrome/pattern of lingering phlegm nodule

痰火耳聋　痰火耳聾（たんかじろう）　deafness due to phlegm-fire

痰火耳鸣　痰火耳鳴（たんかじめい）　tinnitus due to phlegm-fire

痰火扰神证　痰火擾神証（たんかじょうしんしょう）　syndrome/pattern of phlegm-fire harassing spirit

痰火扰心　痰火擾心（たんかじょうしん）　phlegm-fire disturbing heart, phlegm-fire harassing the heart

痰火头痛　痰火頭痛（たんかずつう）　headache due to phlegm-fire

痰火怔忡　痰火怔忡（たんかせいちゅう）　severe palpitation due to phlegm-fire

痰积　痰積（たんせき）　phlegm accumulation

痰积呕吐　痰積嘔吐（たんせきおうと）　vomiting due to phlegm accumulation

痰厥　痰厥（たんけつ）　phlegm syncope

痰咳　痰咳（たんがい）　productive cough

痰疬　痰癧（たんれき）　scrofula due to phlegm accumulation

痰蒙心包　痰蒙心包（たんもうしんほう）　phlegm clouding pericardium

痰蒙心神证　痰蒙心神証（たんもうしんしんしょう）　syndrome/pattern of phlegm clouding heart spirit

痰鸣　痰鳴（たんめい）　wheezing sound

痰疟　痰瘧（たんぎゃく）　malaria with phlegm accumulation

痰呕　痰嘔（たんおう）　vomiting due to phlegm accumulation

痰痞　痰痞（たんぴ）　fullness sensation due to phlegm accumulation

痰癖　痰癖（たんぴ）　hypochondriac phlegm accumulation

痰气互结证　痰気互結証（たんきごけつしょう）　syndrome/pattern of combined phlegm and qi, syndrome/pattern of binding of phlegm and qi

痰热动风证　痰熱動風証（たんねつどうふうしょう）　syndrome/pattern of phlegm-heat stirring wind

痰热厥证　痰熱厥証（たんねつけつしょう）　phlegm-heat reversal syndrome

痰热内闭证　痰熱内閉証（たんねつないへいしょう）　syndrome/pattern of internal block of phlegm-heat

痰热内扰证　痰熱擾内証（たんねつじょうないしょう）　syndrome/pattern of phlegm-heat harassing internally，syndrome/pattern of internal harassment of phlegm-heat

痰热壅肺证　痰熱壅肺証（たんねつようはいしょう）　syndrome/pattern of phlegm-heat obstructing lung

痰湿　痰湿（たんしつ）　phlegm-dampness

痰湿不孕　痰湿不孕（たんしつふよう）　infertility due to phlegm-dampness

痰湿犯耳证　痰湿犯耳証（たんしつはんじしょう）　syndrome/pattern of phlegm-dampness invading the ear，syndrome/pattern of phlegm-dampness attacking the ear

痰湿疟疾　痰湿瘧疾（たんしつぎゃくしつ）　malaria due to phlegm-dampness

痰湿中阻　痰湿中阻（たんしつちゅうそ）　stagnation of phlegm-dampness in the middle energizer

痰湿阻肺　痰湿阻肺（たんしつそはい）　accumulation of phlegm-dampness in lung

痰痫　痰癇（たんかん）　phlegm epilepsy

痰哮　痰哮（たんこう）　asthma due to phlegm stagnation

痰泻　痰瀉（たんしゃ）　diarrhea due to phlegm stagnation

痰饮　痰飲（たんいん）　phlegm-fluid retention，phlegm-retained fluid

痰饮咳嗽　痰飲咳嗽（たんいんがいそう）　cough due to phlegm accumulation

痰饮呕吐　痰飲嘔吐（たんいんおうと）　vomiting due to phlegm accumulation

痰饮胃脘痛　痰飲胃脘痛（たんいんいがんつう）　stomachache due to phlegm accumulation

痰饮胁痛　痰飲脇痛（たんいんきょうつう）　hypochondriac pain due to phlegm accumulation

痰饮眩晕　痰飲眩暈（たんいんげんうん）　dizziness due to phlegm accumulation

痰雍遗精　痰壅遺精（たんよういせい）　spermatorrhea due to phlegm accumulation

痰郁　痰鬱（たんうつ）　phlegm stagnancy

痰证　痰証（たんしょう）　phlegm syndrome/pattern

痰滞恶阻　痰滞悪阻（たんたいおそ）　morning sickness due to phlegm stagnation

痰中带血　痰に血を帯びる（たんにけつをおびる）　blood-tinged sputum

痰中　痰中（たんちゅう）　apoplexy due to phlegm

痰浊阻肺　痰濁阻肺（たんだくそはい）　turbid phlegm obstructing the lung，

T

phlegm turbidity obstructing the lung

弹柄法 弾柄法（だんへいほう） handle-flicking method

弹法 弾法（だんほう） flicking manipulation

弹筋法 弾筋法（だんきんほう） sinew-flicking manipulation

弹石脉 弾石脈（だんせきみゃく） flicking stone pulse, stone-flicking pulse

弹响指 弾響指（だんきょうし） snapping finger

TANG 汤溏

tāng 汤

汤方 湯法（とうほう） formula for decoction, prescription for decoction

汤剂 湯剤（とうざい） decoction

汤头 湯頭（とうとう） recipe of decoction

汤头歌诀 湯頭歌訣（とうとうかけつ） *Verses of Common Classical Recipes*

汤液 湯液（とうえき） decoction

汤液本草 湯液本草（とうえきほんぞう） *Herbal Medicines for Decoction*

táng 溏

溏泄 溏泄（とうせつ） sloppy diarrhea, loose diarrhea

TAO 桃陶

táo 桃陶

桃核承气汤 桃核承気湯（とうかくしょうきとう） Qi-Activating Peach Kernel Decoction

桃花汤 桃花湯（とうかとう） Peach Flower Decoction

陶罐 陶罐（とうかん） pottery cup

TE 特

tè 特

特定穴 特定穴（とくていけつ） specific point

TI 提体

tí 提

提按端挤 提按端擠（ていあんたんせい） lifting, pressing, holding and squeezing

提插补泻 提挿補瀉（ていそうほしゃ） lifting-thrusting reinforcement and reduction，lifting-thrusting supplementation and draining，reinforcing and reducing by lifting and thrusting the needle

提插法 提挿法（ていそうほう） lifting and thrusting method，lifting-thrusting method

提捏进针法 提捏進針法（ていねつしんしんほう） pinching needle insertion

提脓祛腐药 提膿祛腐薬（ていのうきょふやく） pus-discharging and putridity-eliminating medicinal

tǐ 体

体表解剖标志定位法 体表解剖標志定位法（たいひょうかいぼうひょうしていいほう） location of points according to anatomical landmarks on body surface，location of points by anatomical landmarks

体惰 体惰（たいだ） bodily indolence

体厥 体厥（たいけつ） cold feeling of the whole body

体弱忌用 体弱忌用（たいじゃくきよう） contraindication for debilitated patient

体弱气虚 体弱気虚（たいじゃくききょ） general debility with qi deficiency

体针麻醉 体針麻酔（たいしんますい） body acupuncture anesthesia

体白蚁 体白蟻（たいはくぎ） tinea-like erosion of throat, membranous pharyngitis

TIAN 天恬填

tiān 天

天钓 天釣（てんちょう） convulsions with uplifted eyes，infantile epilepsy-like convulsion

天癸 天癸（てんき） reproduction-stimulating essence; menstruation; kidney yin

天灸 天灸（てんきゅう） natural moxibustion

天麻钩藤饮 天麻鈎藤飲（てんまこうとういん） Decoction of Rhizoma

Gastrodia and Ramulus Uncariae Cum Uncis

天人相应 天人相応（てんじんそうおう） correspondence between man and nature

天台乌药散 天台烏薬散（てんたいうやくさん） Powder of Radix Linderae

天王补心丹 天王補心丹（てんおうほしんたん） Cardiotonic Pill

天哮呛 天哮呛（てんこうそう） whooping cough

天行暴赤 天行暴赤（てんこうぼうせき） epidemic fulminant red eyes，acute contagious conjunctivitis

天行赤热 天行赤熱（てんこうせきねつ） epidemic red-hot eyes，acute contagious conjunctivitis

天行赤眼 天行赤眼（てんこうせきがん） epidemic red eyes，acute contagious conjunctivitis，epidemic conjunctivitis

天行赤眼暴翳 天行赤眼暴翳（てんこうせきがんぼうえい） epidemic fulminant red eyes with nebula，epidemic keratoconjunctivitis

天应穴 天応穴（てんのうけつ） ashi point，tenderness point

tián 恬填

恬淡虚无 恬淡虚無（てんたんきょむ） tranquilized mind and empty thinking

填精益髓 填精益髄（てんせいえきずい） supplementing essence and replenishing marrow

TIAO 条调挑

tiáo 条调

条剂 条剤（じょうざい） medicated roll，medicinal strip

调服 調服（ちょうふく） taking orally when mixed with liquid

调和肝脾 調和肝脾（ちょうわかんひ） regulating the function of liver and spleen

调和肝胃 調和肝胃（ちょうわかんい） regulating the function of liver and stomach

调和气血 気血を調和する（きけつをちょうわする） harmonizing qi and blood，regulating qi and blood

调和营卫 調和営衛（ちょうわえいえい） harmonizing nutrient and defensive aspects

调和诸药 諸薬を調和する（しょやくをちょうわする） mediating various ingredients in a prescription

T

调和诸脏　諸臓を調和する（しょぞうをちょうわする）　regulating the zang-organ

调胃承气汤　調胃承気湯（ちょういしょうきとう）　Purgative Decoction for Coordinating the Stomach

tiǎo 挑

挑刺法　挑刺法（ちょうしほう）　piercing method, pricking manipulation

TIE 贴

tiē 贴

贴敷疗法　貼敷療法（ちょうふりょうほう）　application therapy

贴棉法　貼棉法（ちょうめんほう）　cotton-burning cupping method

TING 停葶挺

tíng 停葶

停经胁痛　停経脇痛（ていけいきょうつう）　hypochondriac pain due to fluid retention

停饮心悸　停飲心悸（ていいんしんき）　palpitation due to fluid retention

停饮眩晕　停飲眩暈（ていいんげんうん）　dizziness due to fluid retention

葶苈大枣泻肺汤　葶藶大棗瀉肺湯（ていれきたいそうしゃはいとう）　Decoction of Semen Descurainniae seu Lepidii and Fructus Jujubae for Removing Phlegm from Lung

tǐng 挺

挺定腿拔伸　挺定腿抜伸（ていていたいばっしん）　lower limb extension-traction

TONG 通同铜童瞳筒痛

tōng 通

通鼻窍　通鼻竅（つうびきょう）　relieving stuffy nose

229

通腑泄热　通腑泄熱（つうふうせつねつ）　relaxing bowels and discharging heat，relaxing bowels to discharge heat

通关散　通関散（つうかんさん）　Consciousness-Restoring Powder

通剂　通剂（つうざい）　obstruction-removing formula；formula with dredging effect

通经活络　通経活絡（つうけいかつらく）　dredging channels and activating collaterals

通经止痛　通経止痛（つうけいしつう）　restoring menstruation to relieve menalgia

通利关节　通利関節（つうりかんせつ）　easing joint movement

通利血脉　通利血脈（つうりけつみゃく）　promoting blood circulation

通利小便　通利小便（つうりしょうべん）　promoting urination

通淋排石　通淋排石（つうりんはいせき）　relieving stranguria and expelling stone，relieving stranguria to expel stone

通淋药　通淋薬（つうりんやく）　stranguria-relieving medicinal

通络止痛　通絡止痛（つうらくしつう）　dredging collaterals and relieving pain，dredging collaterals to relieve pain

通脉　通脈（つうみゃく）　strengthening pulse beat；promoting lactation

通脉四逆汤　通脈四逆湯（つうみゃくしぎゃくとう）　Decoction for Promoting Blood Circulation and Relieving Cold

通窍　通竅（つうきょう）　relieving stuffy orifices，dredging obstructed orifices

通窍活血汤　通竅活血湯（つうきょうかっけつとう）　Orifice-Opening and Blood-Activating Decoction

通乳　通乳（つうにゅう）　promoting lactation

通下　通下（つうげ）　catharsis，purgation

通调水道　通調水道（つうちょうすいどう）　dredging and regulating water passage，regulating the waterway

通因通用　通因通用（つういんつうよう）　treating incontinent syndrome with dredging method，treating the unstopped by unstopping，treating incontinence syndrome with the dredging method

tóng 同铜童瞳

同病异治　同病異治（どうびょういち）　treating the same disease with different therapies

同身寸　同身寸（どうしんすん）　body cun，body inch，proportional body unit

铜人腧穴针灸图经　銅人腧穴針灸図経（どうじんゆけつしんきゅうずきょう）　*Illustrated Manual of Acupoint of the Bronze Figure*

童子痨　童子癆（どうしろう）　infantile consumptive disease

瞳人干缺　瞳人乾缺（どうじんかんけつ）　pupillary metamorphosis, posterior synechia

瞳人散杳　瞳人散杳（どうじんさんよう）　mydriasis, dilatation of pupil

瞳人锁紧　瞳人鎖緊（どうじんさきん）　miosis, pupil contraction

瞳神干缺　瞳神乾缺（どうしんかんけつ）　pupillary metamorphosis

瞳神焦小　瞳神焦小（どうしんしょうしょう）　contracted pupil, iridocyclitis

瞳神紧小　瞳神緊小（どうしんきんしょう）　contracted pupil, iridocyclitis

瞳神缺陷　瞳神缺陥（どうしんけっかん）　pupillary metamorphosis, posterior synechia

瞳神缩小　瞳神縮小（どうしんしゅくしょう）　contracted pupil, iridocyclitis

瞳神细小　瞳神細小（どうしんさいしょう）　contracted pupil, iridocyclitis

tǒng 筒

筒灸　筒灸（とうきゅう）　moxibustion with moxa tube

tòng 痛

痛痹　痛痺（つうひ）　agonizing arthralgia, cold arthralgia, painful impediment

痛风　痛風（つうふう）　pain wind, wind arthralgia, gout

痛无定处　痛無定処（つうむていしょ）　migratory pain, pain of unfixed location, pain with indefinite site

痛泻要方　痛瀉要方（つうしゃようほう）　Important Prescription for Diarrhea with Pain

TOU 头投透

tóu 头投

头风　頭風（とうふう）　recurrent headache, head wind

头风白屑　頭風白屑（とうふうはくせつ）　seborrheic dermatitis

头风伤目　頭風傷目（とうふうしょうもく）　ocular disease due to head-wind

头汗　頭汗（とうかん）　perspiration on forehead

头强　頭強（とうきょう）　nape rigidity

头软　頭軟（とうなん）　neck flaccidity

头项强痛　頭項強痛（とうこうきょうつう）　headache and painful stiff nape

头针　頭針（とうしん）　scalp acupuncture

头重　頭重（ずじゅう）　heaviness of head, heavy headedness

头重脚轻　頭重脚軽（ずじゅうきゃくけい）　heavy head and light feet

投火法　投火法（とうかほう）　fire insertion cupping method

tòu 透

透斑　透斑（とうはん）　promoting skin eruption

透表　透表（とうひょう）　expelling pathogen through exterior, outthrusting through the exterior

透关射甲　透関射甲（とうかんしゃこう）　penetrating the passes to reach the finger nail

透天凉　透天涼（とうてんりょう）　heaven-penetrating cooling method, Toutianliang cool-generating manipulation

透邪　透邪（とうじゃ）　expelling pathogen, outthrusting the pathogen

透泄　透泄（とうせつ）　expelling and dispersing, removing heat from the exterior and the interior

透穴法　透穴法（とうけつほう）　point-to-point manipulation

透营转气　透営転気（とうえいてんき）　eliminating heat in ying system through qi system

透针　透針（とうしん）　penetration acu-manipulation

透疹　透疹（とうしん）　promoting eruption, outthrusting rash

TU 土吐

tǔ 土吐

土 earth

土不制水　土不制水（どふせいすい）　earth failing to control water

土克水　土剋水（どこくすい）　earth restricting water, earth restraining water

土生金　土生金（どしょうきん／どしょうごん）　earth generating metal, earth engendering metal

土生万物　土は万物を生じる（つちはばんぶつをしょうじる）　earth producing myriads of things

土侮木　土侮木（どぶもく）　earth counter-restricting wood

土喜温燥　土喜温燥（どきおんそう）　earth preferring warmth and dryness

土郁夺之　土鬱奪之（どうつだつの）　Dampness accumulated in spleen should be removed.

吐纳　吐納（とのう）　exhalation and inhalation，inspiration and expiration

吐弄舌　吐弄舌（とろうぜつ）　protruding and waggling tongue，protruded agitated tongue

吐舌　吐舌（とぜつ）　protruding tongue

吐酸　吐散（とさん）　acid regurgitation，acid vomiting

吐血　吐血（とけつ）　hematemesis

TUI 推腿退

tuī 推

推扳手法　推扳手法（すいはんしゅほう）　pushing-pulling manipulation

推扳推拿手法　推扳推拿手法（すいはんすいだしゅほう）　pushing-pulling massage

推法　推法（すいほう）　pushing manipulation

推罐　推罐（すいかん）　pushing cupping

推摩法　推摩法（すいまほう）　pushing and palpating manipulation

推拿　推拿（すいだ）　massage，tuina

推拿按摩师　推拿按摩師（すいだあんまし）　massagist

推拿手法学　推拿手法学（すいだしゅほうがく）　manipulation of tuina，massage manipulation

推拿学　推拿学（すいだがく）　tuina，massage

推寻　推尋（すいじん）　pulse searching，pushing and searching

tuǐ 腿

腿痈　腿癰（たいよう）　leg carbuncle

腿游丹　腿遊丹（たいゆうたん）　shank erysipelas

tuì 退

退黄　退黄（たいおう）　relieving jaundice

退虚热　退虚熱（たいきょねつ）　reducing asthenic fever

退翳明目　退翳明目（たいえいめいもく）　removing nebula to improve vision

TUN 吞

tūn 吞

吞食梗塞　吞食梗塞（どんしょくこうそく）　blockage during swallowing, dysphagia

吞酸　吞酸（どんさん）　acid swallow, acid regurgitation

吞咽不利　吞咽不利（どんえんふり）　dysphagia, difficulty in swallowing

TUO 托脱唾

tuō 托脱

托毒排脓　托毒排膿（たくどくはいのう）　draining pus and expelling toxic substance

托毒生肌　托毒生肌（たくどくせいき）　expelling toxic substance and promoting tissue regeneration

托疽　托疽（たくそ）　suppurative knee inflammation

托盘疗　托盤疗（たくばんちょう）　palmar furuncle, midpalmar space infection

脱肛　脱肛（だっこう）　prolapse of rectum

脱肛痔　脱肛痔（だっこうじ）　hemorrhoids complicated by prolapse of rectum

脱骨疽　脱骨疽（だっこつそ）　gangrene of finger or toe

脱汗　脱汗（だつかん）　collapse sweating, shock sweating

脱疽　脱疽（だっそ）　digital gangrene

脱壳乳痈　脱穀乳癰（だっこくにゅうよう）　phlegmonous mastitis

脱气　脱気（だっき）　qi collapse, qi depletion

脱神　脱神（だつしん）　spirit depletion

脱位　脱位（だつい）　dislocation

脱血　脱血（だっけつ）　collapse due to massive hemorrhage

脱阳　脱陽（だつよう）　yang collapse, yang exhaustion

脱液　脱液（だつえき）　collapse of liquid

脱阴　脱陰（だついん）　yin collapse, yin exhaustion, yin depletion

脱营失精 脱営失精（だつえいしっせい） exhaustion of nutrient qi and loss of essence

脱证 脱証（だつしょう） prostration syndrome

tuò 唾

唾血 唾血（だけつ） spitting blood，spitting of blood

W

WAI 歪喎外

wāi 歪喎

歪斜舌 歪斜舌（わいしゃぜつ） deviated tongue
喎僻不遂 喎僻不遂（かへきふずい） facial paralysis with hemiplegia
喎僻偏视 喎僻偏視（かへきへんし） facial paralysis with strabismus

wài 外

外吹乳痈 外吹乳癰（がいすいにゅうよう） postpartum mastitis，mammary abscess
外风 外風（がいふう） external wind
外风证 外風証（がいふうしょう） external wind syndrome/pattern
外感 外感（がいかん） external contraction，exopathic disease，exopathy
外感不得卧 外感不得臥（がいかんふとくが） insomnia due to exopathy
外感发热 外感発熱（がいかんはつねつ） external-contraction fever
外感温病 外感温病（がいかんおんびょう） external-contraction disease
外感热病 外感熱病（がいかんねつびょう） external-contraction warm disease
外寒 外寒（がいかん） external cold manifestation，exterior cold
外寒里热证 外寒裏熱証（がいかんりねつしょう） syndrome/pattern of external cold and internal heat
外寒里饮 外寒裏陰（がいかんりいん） exterior cold with interior fluid retention
外喉痈 外喉癰（がいこうよう） throat abscess
外踝疽 外踝疽（がいかそ） lateral malleolus carbuncle
外经 外経（がいけい） superficial meridian
外科补法 外科補法（げかほほう） tonification therapy for external and surgical diseases
外科大成 外科大成（げかだいせい） *Epitome of External and Surgical Diseases*
外科精要 外科精要（げかせいよう） *Essential Summaries of External and Surgical Diseases*
外科精义 外科精義（げかせいぎ） *Essential Significance of External and Surgical Diseases*

外科理例　外科理例（げかりれい）　*Theories and Case Reports on External and Surgical Diseases*

外科启玄　外科啓玄（げかけいげん）　*Revelations of Mysteries of External and Surgical Diseases*

外科顺证　外科の順証（げかのじゅんしょう）　external and surgical diseases with favorable prognosis

外科证治全生集　外科証治全生集（げかしょうちぜんせいしゅう）　*Treatise on Diagnosis and Treatment of External and Surgical Diseases*

外科正宗　外科正宗（げかせいそう）　*Orthodox Treatise on External and Surgical Diseases*

外廉　外廉（がいれん）　lateral side

外廉疮　外廉瘡（がいれんそう）　lateral-side leg ulcer

外伤　外傷（がいしょう）　trauma; disease due to exogenous pathogenic factors

外肾吊痛　外腎吊痛（がいじんちょうつう）　bearing-down scrotum pain

外肾肿硬　外腎腫硬（がいじんしゅこう）　indurated scrotum swelling

外湿　外湿（がいしつ）　external dampness

外台秘要　外台秘要（がいたいひよう）　*Clandestine Essentials from Imperial Library*

外邪　外邪（がいじゃ）　exogenous pathogenic factor

外眼病　外眼病（がいがんびょう）　external ophthalmopathy

外痈　外癰（がいよう）　external carbuncle

外燥　外燥（がいそう）　external dryness

外燥证　外燥証（がいそうしょう）　external dryness syndrome/pattern

外障　外障（がいしょう）　external oculopathy

外治法　外治法（がいちほう）　external treatment

外痔　外痔（がいじ）　external hemorrhoids

外眦　外眦（がいじ）　outer canthus, external canthus

WAN 丸完顽晚脘万腕

wán 丸完顽

丸剂　丸剤（がんざい）　pill, bolus

完带汤　完帯湯（かんたいとう）　Decoction for Morbid Leukorrhea

完谷不化　完谷不化（かんこくふか）　undigested food in stool, severe diarrhea

顽疮　頑瘡（がんそう）　obstinate skin sore

顽痰　頑痰（がんたん）　thick sputum; pertinacious phlegm syndrome

顽癣　頑癬（がんせん）　neurodermatitis; chronic eczema

顽症　頑症（がんしょう）　pertinacious disease

wǎn 晚脘

晚发　晚発（ばんはつ）　delayed onset, long-incubating epidemic disease

脘痞　脘痞（かんひ）　gastric stuffiness

wàn 万腕

万氏女科　万氏女科（ばんしじょか）　*Wan's Obstetrics and Gynecology*

腕骨伤　腕骨傷（わんこつしょう）　carpal bone fracture

腕痈　腕癰（わんよう）　wrist carbuncle

WANG 亡往望

wáng 亡

亡津液　亡津液（ぼうしんえき）　fluid exhaustion, fluid collapse

亡血　亡血（ぼうけつ）　hemorrhage, bleeding

亡血家　亡血家（ぼうけつか）　patient with hemorrhagic diathesis

亡阳　亡陽（ぼうよう）　yang exhaustion, yang collapse

亡阳证　亡陽証（ぼうようしょう）　yang collapse syndrome/pattern

亡阴　亡陰（ぼういん）　yin exhaustion, yin collapse

亡阴证　亡陰証（ぼういんしょう）　yin collapse syndrome/pattern

wǎng 往

往来寒热　往来寒熱（おうらいかんねつ）　alternating chills and fever, alternation of chills and cold

wàng 望

望齿　望歯（ぼうし）　observation/inspection of teeth

望恶露　悪露を望む（おろをのぞむ）　inspection of lochia

望精神　精神を望む（せいしんをのぞむ）　observation/inspection of mental state and facial expression

望色　望色（ぼうしょく）　inspection of complexion
望神　望神（ぼうしん）　inspection of vitality, inspection of spirit
望形态　望形態（ぼうけいたい）　observation/inspection of physical condition and behavior
望颜色　望顔色（ぼうがんしょく）　observation/inspection of complexion
望月经　望月経（ぼうげっけい）　inspection of menstruation
望诊　望診（ぼうしん）　inspection, observation
望指纹　望指紋（ぼうしもん）　inspection of finger venules

WEI 微煨苇萎痿卫未味畏胃

wēi 微煨

微波针灸　微波針灸（びはしんきゅう）　microwave acupuncture, microwave acumoxa
微风　微風（びふう）　mild wind syndrome
微脉　微脈（びみゃく）　faint pulse, indistinct pulse
微热　微熱（びねつ）　mild fever, low fever
微丸　微丸（びがん）　minute pellet
微邪　微邪（びじゃ）　mild pathogen, pathogenic factor of low potency
微饮　微飲（びいん）　mild fluid retention
微者逆之　微なる者は之を逆す（びなるものはこれをぎゃくす）　Mild illness should be treated by routine treatment.
煨　煨（わい）　roasting in ashes

wěi 苇萎痿

苇茎汤　葦茎湯（いけいとう）　Caulis Phragmitis Decoction
萎黄　葦黄（いおう）　shallow yellow, sallow complexion
痿病　痿病（いびょう）　atrophy-flaccidity disease, wilting disease
痿黄　痿黄（いおう）　sallow complexion
痿厥　痿厥（いけつ）　flaccidity with cold limbs; syncope with flaccidity
痿软舌　痿軟舌（いなんぜつ）　flaccid tongue, limp wilting tongue

wèi 卫未味畏胃

卫表不固证　衛表不固証（えいひょうふこしょう）　syndrome/pattern of

insecurity of defensive exterior, defense-exterior insecurity syndrome/pattern, unconsolidation of exterior qi

卫表证　衛表証（えいひょうしょう）　defense-exterior syndrome/pattern

卫分　衛分（えいぶん）　defense phase, defense aspect

卫分证　衛分証（えいぶんしょう）　defense phase syndrome/pattern, defense aspect syndrome/pattern

卫气　衛気（えいき）　defense qi, defensive qi

卫气不和　衛気不和（えいきふわ）　disorder of defensive qi, disorder of defense qi

卫气同病　衛気同病（えいきどうびょう）　disease of both defense and qi

卫气同病证　衛気同病証（えいきどうびょうしょう）　syndrome/pattern of both defense and qi, syndrome/pattern of both defense-qi aspects disease

卫气虚则不用　衛気が虚すれば、則ち不用（えいきがきょすれば、すなわちふよう）　defensive qi deficiency resulting in flaccidity, defense qi deficiency resulting in flaccidity

卫气营血辨证　衛気営血弁証（えいきえいけつべんしょう）　defense-qi-nutrient-blood syndrome differentiation/pattern identification, syndrome differentiation/pattern identification based on defense, qi, nutrient and blood phases

卫气郁阻　衛気鬱阻（えいきうつそ）　stagnation of defensive qi, stagnation of defense qi

卫生宝鉴　衛生宝鑑（えいせいほうかん）　*Main Rules in Medical and Health Services*

卫营同病　衛営同病（えいえいどうびょう）　disease of both defense and nutrient, disease of both defense and nutrient aspects

未病先防　未病先防（みびせんぼう）　prevention before disease onset

未老经断　未老経断（みろうけいだん）　premature menopause

味淡　味淡（みたん）　tasteless

味甘　味甘（みかん）　sweet in taste

味苦　味苦（みく）　bitter in taste

味酸　味酸（みさん）　sour in taste

味咸　味鹹（みかん）　salty in taste

味辛　味辛（みしん）　acrid in taste, pungent in taste

畏光　畏光（いこう）　photophobia

畏寒　畏寒（いかん）　aversion to cold

胃不和　胃不和（いふわ）　stomach disharmony

胃肠病辨证　胃腸病弁証（いちょうびょうべんしょう）　gastrointestinal syndrome differentiation/pattern identification, gastrointestinal pattern identification/syndrome

胃肠气滞证　胃腸気滞証（いちょうきたいしょう）　syndrome/pattern of qi stagnation in stomach and intestines, gastrointestinal qi stagnation syndrome/pattern

胃反　胃反（いはん）　regurgitation, stomach reflux

胃寒　胃寒（いかん）　stomach cold

胃寒恶阻　胃寒悪阻（いかんおそ）　morning sickness due to stomach cold

胃火炽盛　胃火熾盛（いかしせい）　intense stomach fire

胃火冲逆　胃火衝逆（いかしょうぎゃく）　adverse rise of stomach fire

胃火燔龈证　胃火燔齦証（いかはんぎんしょう）　syndrome/pattern of stomach fire blazing gum

胃火上升　胃火上昇（いかじょうしょう）　up-flaming of stomach fire, stomach fire bearing upward

胃火上炎　胃火上炎（いかじょうえん）　flaring up of stomach fire

胃家　胃家（いか）　gastrointestinal system, gastrointestinal tract

胃家实　胃家実（いかじつ）　excess of stomach and intestine, excessiveness in the stomach-intestines, sthenia of stomach and intestine

胃津　胃津（いしん）　stomach fluid

胃苓汤　胃苓湯（いれいとう）　Poria Stomach Decoction

胃纳呆滞　胃納呆滞（いのうほうたい）　anorexia

胃气　胃気（いき）　stomach qi

胃气不和　胃気不和（いきふわ）　stomach qi disorder

胃气不降　胃気不降（いきふこう）　stomach qi failing to descend, stomach qi failing to bear downward

胃气上逆　胃気上逆（いきじょうぎゃく）　stomach qi raising counterflow, adversely rising stomach qi

胃气虚　胃気虚（いききょ）　stomach qi deficiency

胃气虚证　胃気虚証（いききょしょう）　stomach qi deficiency syndrome/pattern

胃气主降　胃気主降（いきしゅこう）　stomach qi governing lowering, stomach qi governing descent

胃热　胃熱（いねつ）　stomach heat

胃热炽盛证　胃熱熾盛証（いねつしせいしょう）　intense stomach heat syndrome/pattern

胃热恶阻　胃熱悪阻（いねつおそ）　morning sickness due to stomach heat

胃热杀谷　胃熱、穀を殺す（いねつ、こくをころす）　polyphagia due to stomach heat

胃热上逆　胃熱による上逆（いねつによるじょうぎゃく）　adverse rise of stomach heat

胃热壅滞　胃熱、壅滞なり（いねつ、ようたいなり）　excessiveness of stomach heat

胃热消谷　胃熱、穀を消す（いねつ、こくをけす）　stomach heat accelerating digestion, stomach heat with swift digestion

胃弱恶阻　胃弱による悪阻（いじゃくによるおそ）　morning sickness due to weakness of the stomach

胃神根　胃、神、根（い、しん、こん）　stomach-qi, spirit and root

胃实　胃実（いじつ）　stomach excess

胃痛　胃痛（いつう）　stomachache, stomach pain

胃脘痞闷　胃脘痞悶（いがんひもん）　stomach fullness

胃脘痛　胃脘痛（いがんつう）　epigastric pain, stomach duct pain

胃虚　胃虚（いきょ）　stomach deficiency

胃阳　胃陽（いよう）　stomach yang

胃阳虚　胃陽虚（いようきょ）　stomach yang deficiency

胃阳虚证　胃陽虚証（いようきょしょう）　stomach yang deficiency syndrome/pattern

胃阴　胃陰（いいん）　stomach yin

胃阴虚　胃陰虚（いいんきょ）　stomach yin deficiency

胃阴虚证　胃陰虚証（いいんきょしょう）　stomach yin deficiency syndrome/pattern

胃者水谷之海　胃は水穀の海（いはすいこくのうみ）　stomach being the reservoir of water and grain

胃主腐熟　胃は腐熟を主る（いはふじゅくをつかさどる）　stomach governing decomposition, stomach controlling digestion

胃主降浊　胃主降濁（いしゅこうだく）　stomach governing descent of the turbid

胃主受纳　胃は受納を主る（いはじゅのうをつかさどる）　stomach governing reception

WEN 温瘟文闻问

wēn 温瘟

温病　温病（おんびょう）　warm disease，epidemic febrile disease

温病条辨　温病条弁（おんびょうじょうべん）　*Treatise on Differentiation and Treatment of Epidemic Febrile Diseases*

温病学　温病学（おんびょうがく）　warm diseases，study of warm diseases

温病学派　温病学派（おんびょうがくは）　school of epidemic febrile diseases，school of warm diseases

温补　温補（おんほ）　warming and tonifying，warm tonification

温补命门　命門を温補す（めいもんをおんぽす）　warming and tonifying life gate

温补脾肾　脾腎を温補す（ひじんをおんぽす）　warming and tonifying spleen and kidney

温补脾胃　脾胃を温補す（ひいをおんぽす）　warming and tonifying spleen and stomach

温补肾阳　腎陽を温補す（じんようをおんぽす）　warming and tonifying kidney yang

温补下元　温補下元（おんぽかげん）　warming and tonifying kidney qi

温补心阳　心陽を温補す（しんようをおんぽす）　warming and tonifying heart yang

温补阳气　陽気を温補す（ようきをおんぽす）　warming and tonifying yang qi

温胆汤　温胆湯（おんたんとう）　Gallbladder-Warming Decoction

温毒　温毒（おんどく）　warm toxin，virulent heat pathogenic factor

温毒发斑　温毒発斑（おんどくはつはん）　eruptive febrile diseases due to virulent pathogenic heat

温法　温法（おんぽう）　warming method，warming therapy

温肺化痰　温肺化痰（おんはいかたん）　warming lung and resolving phlegm，warming lung to resolve phlegm

温肺化饮　温肺化飲（おんはいかいん）　warming lung and resolving fluid retention，warming lung to resolve fluid retention

温肺散寒　温肺散寒（おんはいさんかん）　warming lung and dissipating cold，warming lung to dissipate cold

温肝　温肝（おんかん）　warming liver

W

温寒化湿　温寒化湿（おんかんかしつ）　warming pathogenic cold and resolving dampness

温和灸　温和灸（おんわきゅう）　mild moxibustion, gentle moxibustion

温化寒痰　温化寒痰（おんかかんたん）　warming and resolving cold-phlegm

温化痰涎　温化痰涎（おんかたんえん）　warming and resolving phlegm and saliva retention, resolving phlegm and saliva retention with warm-natured drugs

温化痰饮　温化痰飲（おんかたんいん）　warming and resolving phlegm and fluid retention, warming phlegm and fluid retention with warm-natured drugs

温经散寒　温経散寒（おんけいさんかん）　warming meridian/channel and dissipating cold

温经汤　温経湯（おんけいとう）　Meridian-Warming Decoction

温经通络　温経通絡（おんけいつうらく）　warming meridian to dredge collaterals

温经通阳　温経通陽（おんけいつうよう）　warming meridian to activate yang

温经行滞　温経行滞（おんけいぎょうたい）　warming meridian/channel and relieving stagnation, warming meridian to move stagnation

温经止痛　温経止痛（おんけいしつう）　warming meridian/channel and relieving pain, warming meridian to relieve pain

温灸器灸　温灸器灸（おんきゅうききゅう）　moxa burner moxibustion

温开通便　温開通便（おんかいつうべん）　promoting bowel movement with warm-natured drugs

温里　温裏（おんり）　warming interior

温里法　温裏法（おんりほう）　warming interior method, interior-warming method

温里剂　温裏剤（おんりざい）　warming interior formula, cold-dispelling formula, interior-warming formula

温里祛寒　温裏祛寒（おんりきょかん）　warming interior and dispelling cold

温里散寒　温裏散寒（おんりさんかん）　warming interior and dissipating cold

温麻　温麻（おんま）　measles with marked heat-syndrome

温疟　温瘧（おんぎゃく）　warm malaria, pyrexial malaria

温脾　温脾（おんぴ）　warming spleen

温脾汤　温脾湯（おんぴとう）　Spleen-Warming Decoction

温热病　温熱病（おんねつびょう）　warm febrile disease

温热经纬　温熱経緯（おんねつけいい）　*Compendium of Epidemic Febrile Diseases*

温热痉　温熱痙（おんねつけい）　convulsive seizure due to pathogenic warm-heat

温热论　温熱論（おんねつろん）　*Treatise on Epidemic Febrile Diseases*

温热邪气　温熱邪気（おんねつじゃき）　pathogenic warm and heat

温肾利水　温腎利水（おんじんりすい）　warming kidney to promote diuresis

温肾纳气　温腎納気（おんじんのうき）　warming kidney to improve qi reception, warming kidney to promote qi absorption

温肾助阳　温腎助陽（おんじんじょよう）　warming kidney and assisting yang, warming kidney to assist yang

温胃健中　温胃健中（おんいけんちゅう）　warming stomach and strengthening middle energizer

温胃散寒　温胃散寒（おんいさんかん）　warming stomach and dissipating cold, warming stomach to dissipate cold

温下　温下（おんげ）　warm purgation, promoting bowel movement with warm-natured drugs

温下寒积　温下寒積（おんげかんせき）　removing cold accumulation with warm purgation

温下剂　温下剤（おんげざい）　warm purgative formula

温下药　温下薬（おんげやく）　warm purgative, warm purgative medicinal

温邪　温邪（おんじゃ）　warm pathogen

温邪犯肺　温邪犯肺（おんじゃはんはい）　warm pathogen attacking lung

温邪上受　温邪上受（おんじゃじょうじゅ）　warm pathogen attacking upper energizer

温阳　温陽（おんよう）　warming yang

温阳利湿　温陽利湿（おんようりしつ）　warming yang to discharge dampness

温阳利水　温陽利水（おんようりすい）　warming yang to excrete water, warming yang to promote diuresis

温阳通便　温陽通便（おんようつうべん）　warming yang for relaxing bowels

温阳益气　温陽益気（おんようえきき）　warming yang and replenishing qi

温疫　温疫（おんえき）　pestilence, exogenous febrile disease complicated by infectious disease

温疫论　温疫論（おんえきろん）　*Treatise on Pestilence*

温运脾阳　温運脾陽（おんうんひよう）　warming and activating spleen yang

温燥　温燥（おんそう）　warm dryness

W

温针灸　温針灸（おんしんきゅう）　warming needle moxibustion，warm needling，needle-warming moxibustion

温中　温中（おんちゅう）　warming the middle

温中和胃　温中和胃（おんちゅうわい）　warming the middle and harmonizing stomach

温中降逆　温中降逆（おんちゅうこうぎゃく）　warming the middle energizer to ease the epigastric upset

温中降气　温中降気（おんちゅうこうき）　warming the middle energizer to send down adverse-rising qi

温中祛寒　温中祛寒（おんちゅうきょかん）　warming the middle energizer and dispelling cold

温中散寒　温中散寒（おんちゅうさんかん）　warming the middle energizer and dissipating cold

温中行气　温中行気（おんちゅうぎょうき）　warming the middle energizer to activate qi

温中燥湿　温中燥湿（おんちゅうそうしつ）　warming the middle energizer and drying dampness

温中止呕　温中止嘔（おんちゅうしおう）　warming the middle energizer and arresting vomiting，warming the middle energizer to check vomiting

温中止痛　温中止痛（おんちゅうしつう）　warming the middle energizer to relieve pain

温中止泻　温中止瀉（おんちゅうししゃ）　warming the middle energizer to relieve diarrhea

瘟　瘟（おん）　pestilence

瘟黄　瘟黄（おんおう）　pestilential jaundice

瘟疫　瘟疫（おんえき）　pestilence

wén 文闻

文火　文火（ぶんか）　mild fire，weak fire，slow fire

文火煎　文火煎（ぶんかせん）　simmering

闻诊　聞診（ぶんしん）　listening and smelling，auscultation and olfaction

wèn 问

问汗　問汗（もんかん）　inquiry about sweating

问诊　問診（もんしん）　inquiry，interrogation

WO 卧

wò 卧

卧针　臥針（がしん）　horizontal needling

WU 乌屋无五午武恶

wū 乌屋

乌梅丸　烏梅丸（うばいがん）　Fructus Mume Pill
乌痧　烏痧（うさ）　eruptive disease with purplish rashes
乌痧惊风　烏痧による驚風（うさによるきょうふう）　infantile convulsion
　　with cyanosis
乌珠　烏珠（うしゅ）　black of the eye
屋漏脉　屋漏脈（おくろうみゃく）　roof-leaking pulse，leaking roof pulse

wú 无

无瘢痕灸　無瘢痕灸（むはんこんきゅう）　non-scarring moxibustion
无名肿毒　無名腫毒（むめいしゅどく）　inflammatory swelling of unknown
　　origin
无时泪下　時無涙下（ときなしるいか）　epiphora
无时热泪　時無熱涙（ときなしねつるい）　epiphora with hot tear
无痰干咳　無痰乾咳（むたんかんがい）　dry cough，non-productive cough

wǔ 五午武

五崩　五崩（ごほう）　five types of fulminant vaginal discharge
五痹　五痺（ごひ）　five kinds of arthralgia
五不男　五不男（ごふなん）　five types of male sterility
五不女　五不女（ごふじょ）　five types of female infertility
五常　五常（ごじょう）　normal motion of the five elements
五迟　五遅（ごち）　five kinds of retardation
五喘恶候　五喘悪候（ごぜんあくこう）　five unfavorable symptoms in dyspnea
　　syndrome
五刺　五刺（ごし）　five needling techniques

五疸　五疸（ごたん）　five types of jaundice

五疔　五疔（ごちょう）　five kinds of boils

五夺　五奪（ごだつ）　five exhaustions, five kinds of exhaustion

五更咳　五更咳（ごこうせき）　dawn cough, fifth-watch cough, early morning cough

五更泄　五更泄（ごこうせつ）　dawn diarrhea, fifth-watch diarrhea, early morning diarrhea

五宫　五宮（ごぐう）　five zang-organs; five orientations

五官　五官（ごかん）　five sense organs

五过　五過（ごか）　five errors

五虎追风散　五虎追風散（ごこついふうさん）　Five-Tiger Wind-Dispelling Powder

五华　五華（ごか）　five outward manifestations

五积　五積（ごせき）　qi stagnation in five zang-organs

五禁　五禁（ごきん）　contraindication of five tastes

五决　五決（ごけつ）　prognosis based on five zang-pulses

五绝　五絶（ごぜつ）　five cases of sudden death; failure of five zang-organs

五劳　五労（ごろう）　five kinds of strain, five kinds of consumptive diseases

五淋　五淋（ごりん）　five types of stranguria

五苓散　五苓散（ごれいさん）　Five-Drug Powder with Poria

五轮　五輪（ごりん）　five orbiculi, five wheels, five ocular portions

五轮八廓　五輪八廓（ごりんはっかく）　five orbiculi and eight regions, five ocular portions and eight regions

五脉　五脈（ごみゃく）　five pulses

五气朝元　五気朝元（ごきちょうげん）　invigoration of primordial qi in five zang-organs

五禽戏　五禽戯（ごきんぎ）　five-animal boxing, five animal-imitating exercises

五仁汤　五仁湯（ごじんとう）　Five-Kernel Decoction

五软　五軟（ごなん）　five kinds of flaccidity, five limpnesses/flaccidity

五色　五色（ごしょく）　five colors

五色带　五色帯（ごしきたい）　multicolored vaginal discharge

五色痢　五色痢（ごしきり）　dysentery with multi-colored stool

五色五味所入　五色五味の入る所（ごしょくごみのいるところ）　attribution of five colors and five tastes

五色诊　五色診（ごしきしん）　inspection of complexion

五色主病　五色主病（ごしょくしゅびょう）　diagnostic significance of five colors

五善　五善（ごぜん）　five favorable conditions

五神　五神（ごしん）　five mental activities

五声　五声（ごせい）　five voices

五十二病方　五十二病方（ごじゅうにびょうほう）　*Prescriptions for Fifty-two Kinds of Diseases*

五时　五時（ごじ）　five seasons

五实　五実（ごじつ）　excess syndrome of five zang-organs

五输穴　五輸穴（ごゆけつ）　five transport points

五损　五損（ごそん）　serious conditions of leprosy involving the five zang-organs

五态　五態（ごたい）　five types of constitution

五体　五体（ごたい）　five body constituents

五脱　五脱（ごだつ）　five collapses

五味　五味（ごみ）　five flavors, five tastes

五味偏嗜　五味偏嗜（ごみへんし）　flavor predilection, flavor preference

五味所入　五味の入る所（ごみのいるところ）　attribution of five tastes

五味消毒饮　五味消毒飲（ごみしょうどくいん）　Antiphlogistic Five-Drug Decoction

五物香薷饮　五物香薷飲（ごぶつこうじゅいん）　Five-Drug Decoction with Herba Moslae

五痫　五痫（ごかん）　five types of epilepsy

五邪　五邪（ごじゃ）　five pathogens

五邪脉　五邪脈（ごじゃみゃく）　pulse conditions in diseases due to five pathogenic factors

五心烦热　五心煩熱（ごしんはんねつ）　vexing heat in chest, palms and soles

五行　五行（ごぎょう）　five elements, five phases

五行相乘　五行相乘（ごぎょうそうじょう）　over-restriction among five elements/phases, mutual subjugation of five elements

五行相克　五行相剋（ごぎょうそうこく）　restriction among five elements/phases

五行相生　五行相生（ごぎょうそうせい）　generation of five elements/phases

五行相侮　五行相侮（ごぎょうそうぶ）　counter-restriction among five elements/phases

五行学说　五行学説（ごぎょうがくせつ）　five-element/phase theory

五虚　五虚（ごきょ）　five deficiencies, five types of deficiency, five types of asthenia

五液　五液（ごえき）　five kinds of fluid/secretions

五宜　五宜（ごぎ）　foods suitable for the diseases of five zang-organs

五疫　五疫（ごえき）　five pestilences, five types of pestilence

五音　五音（ごおん）　five notes

五瘿　五瘿（ごえい）　five kinds of goiter

五运六气　五運六気（ごうんろっき）　five-elements motions and six climatic changes

五脏　五臓（ごぞう）　five zang-organs, five viscera

五脏痹　五臓痹（ごぞうひ）　qi obstruction of five zang-organs

五脏疳　五臓疳（ごぞうかん）　five kinds of infantile malnutrition

五脏化液　五臓は液を化す（ごぞうはえきをかす）　secretions transformed from five zang-organs

五脏所藏　五臓の蔵する所（ごぞうのぞうするところ）　substance stored in five zang-organs

五脏所恶　五臓の悪む所（ごぞうのにくむところ）　aversions of five zang-organs

五脏所主　五臓の主るところ（ごぞうのつかさどるところ）　domination of five zang-organs

五脏相关　五臓相関（ごぞうそうかん）　correlation of five zang-organs

五脏之阅　五臓の閲なり（ごぞうのえつなり）　five sense organs reflecting five zang-organs

五志　五志（ごし）　five emotions, five minds

五志过极　五志過極（ごしかきょく）　overacting of five minds, excess among the five minds

五志化火　五志化火（ごしかか）　five minds transforming into fire, transformation of the five minds into fire

五肿恶候　五腫悪候（ごしゅあくこう）　five kinds of swelling with unfavorable prognosis

五走　五走（ごそう）　trend of actions of the five tastes

午后潮热　午後潮熱（ごごちょうねつ）　afternoon tidal fever

武火　武火（ぶか）　strong fire

wù 恶

恶风　悪風（おふう）　aversion to wind
恶寒　悪寒（おかん）　aversion to cold
恶寒发热　悪寒発熱（おかんはつねつ）　aversion to cold with fever
恶热　悪熱（おねつ）　aversion to heat

W

XI 吸息犀膝洗喜细郄

xī 吸息犀膝

吸门 吸門（すいもん） epiglottis
吸入法 吸入法（きゅうにゅうほう） inhalation
息胞 息胞（そくほう） afterbirth retention
息贲 息賁（そくふん） lung mass formation
息粗 息粗（そくそ） harsh breathing voice
息风 熄風（そくふう） extinguishing wind, calming wind
息风化痰 熄風化痰（そくふうかたん） extinguishing wind and resolving phlegm
息风清热 熄風清熱（そくふうせいねつ） calming wind and clearing heat
息风止痉 熄風止痙（そくふうしけい） extinguishing wind and stopping convulsions; extinguishing wind to arrest convulsions
息高 息高（そくこう） severe dyspnea
息积 息積（そくせき） lingering dyspnea
息肉痔 息肉痔（そくにくじ） rectal polyp, polyp of rectum
息微 息微（そくび） feeble breathing
息相 息相（そくそう） breathing manner
犀角地黄汤 犀角地黄湯（さいかくじおうとう） Decoction of Cornu Rhinocerotis and Radix Rehmanniae
膝顶法 膝で押し上げる（ひざでおしあげる） knee-pushing reduction

xǐ 洗喜

洗剂 洗剤（せんざい） lotion
洗冤录 洗冤録（せんえんろく） *Collected Records of Medical Jurisprudence*
喜 喜（き） joy
喜按 喜按（きあん） relief by pressing
喜伤心 喜傷心（きしょうしん） over-joy damaging heart, overjoy impairing heart
喜胜忧 喜勝憂（きしょうゆう） joy prevailing over anxiety, joy overcoming worry

喜则气缓　喜則気緩（きそくきかん）　over-joy causing qi to slacken，over-joy leading to heart-qi sluggishness

xì 细郄

细脉　細脈（さいみゃく）　thready pulse，fine pulse
郄会配穴　郄会配穴（げきえはいけつ）　cleft-confluent points combination
郄穴　郄穴（げきけつ）　cleft point

XIA 虾下夏

xiā 虾

虾游脉　蝦遊脈（かゆうみゃく）　shrimp-darting pulse，darting shrimp pulse

xià 下夏

下胞　下胞（かほう）　lower eyelid
下病上取　下病は上に取る（げびょうはじょうにとる）　treating diseases of the lower part by needling acupoints of the upper part of the body
下搭手　下搭手（かとうしゅ）　cellulitis of lower back
下发背　下発背（かはつはい）　carbuncle in the lumbar region
下法　下法（かほう）　purgative method，purgation
下腹胀气　下腹脹気（かふくちょうき）　flatulence in the lower abdomen
下疳　下疳（かかん）　chancre
下膈　下膈（かかく）　vomiting occurring a long time after food intake
下工　下工（かこう）　inferior medical worker
下骨　下骨（かこつ）　sending down the fishbone
下合穴　下合穴（しもごうけつ）　lower sea point，lower sea points of the six bowels
下喉痈　下喉癰（かこうよう）　acute epiglottitis
下汲肾阴　下汲腎陰（かきゅうじんいん）　consumption of kidney yin by excessive heart fire
下极　下極（かきょく）　anus；perineum；area between inner canthi
下焦　下焦（かしょう）　lower energizer
下焦病证　下焦病証（かしょうびょうしょう）　lower energizer syndrome/pattern，lower energizer disease syndrome/pattern

X

下焦如渎　下焦は瀆の如し（げしょうはどくのごとし）　lower energizer like drainer, lower energizer resembling water passage

下焦湿热　下焦湿熱（げしょうしつねつ）　dampness-heat in lower energizer

下焦湿热证　下焦湿熱証（げしょうしつねつしょう）　lower energizer dampness-heat syndrome/pattern

下焦主出　下焦は出をつかさどる（げしょうはしゅつをつかさどる）　lower energizer being in charge of excretion

下厥上竭　下厥上竭（かけつじょうけつ）　collapse in the lower and exhaustion in the upper

下厥上冒　下厥上冒（かけつじょうぼう）　attack of qi from below to the upper

下利　下痢（げり）　diarrhea

下利清谷　清谷を下利する（せいこくをげりする）　diarrhea with undigested food, severe diarrhea

下马痈　下馬癰（かばよう）　acute pyogenic infection of right buttock

下迫　下迫（かはく）　tenesmus

下气　下気（かき）　lowering qi, directing qi downward, lowering qi

下气消痰　下気消痰（かきしょうたん）　lowering qi and eliminating phlegm, directing qi downward to resolve phlegm

下窍　下竅（かきょう）　lower orifices

下石疽　下石疽（かせきそ）　indurated knee mass

下手八法　下手八法（げてはっぽう）　eight methods of needling manipulation

下损及上　下損、上へ及ぶ（げそん、じょうへおよぶ）　lower impairment affecting/involving the upper, disease in the lower part affecting the upper

下胎毒法　胎毒を下す法（たいどくをくだすほう）　expelling toxic substance of the fetus

下消　下消（かしょう）　lower consumptive thirst, diabetes involving the lower energizer

下瘀血汤　下瘀血湯（かおけつとう）　Decoction for Discharging Blood Stasis

下者举之　下する者は之を挙する（したするものはこれをきょする）　treating the fallen by raising, treating the sunken by the lifting method

下之　下法（げほう）　purgation

下注疮　下注瘡（かちゅうそう）　shank eczema

夏应中矩　夏は矩に応じる（なつはくにおうじる）　pulse appearing full in summer

XIAN 仙先弦咸痫线陷

xiān 仙先

仙方活命饮　仙方活命飲（せんぼうかつめいいん）　Fairy Decoction for Treating Cutaneous Infection

仙授理伤续断秘方　仙授理傷続断秘方（せんじゅりしょうぞくだんひつほう）　*Secret Recipes for Wound and Bone-Setting Taught by Celestials*

先表后里　先表後里（せんひょうごり）　treating exterior before interior

先别阴阳　先ず陰陽を別す（まずいんようをべつす）　distinguishing yin and yang first

先补后攻　先補後攻（せんほこうこう）　tonifying before expelling pathogenic factor

先攻后补　先攻後補（せんこうこうほ）　expelling pathogenic factor before tonifying

先煎　先煎（せんせん）　to be decocted first, decoct first, decocted first

先天　先天（せんてん）　innateness

先天不足　先天不足（せんてんふそく）　congenital defect, congenital deficiency

先天之精　先天の精（せんてんのせい）　innate essence, congenital essence

xián 弦咸痫

弦脉　弦脈（げんみゃく）　wiry pulse, string-like pulse

弦数脉　弦数脈（げんさくみゃく）　wiry and rapid pulse

咸寒增液　咸寒増液（かんかんぞうえき）　promoting the production of body fluid with salty-tasted and cold-natured drugs

痫病　癇（かん）　epilepsy

xiàn 线陷

线剂　線剤（せんざい）　medicated thread

陷者升之　陷者は昇れ（かんしゃはのぼれ）　treating sinking by elevating

XIANG 相香项相

xiāng 相香

相乘　相乗（そうじょう）　mutual subjugation

相反　相反（そうはん）　antagonism, incompatibility
相克　相尅（そうこく）　mutual restriction
相配取穴　相配取穴（そうはいしゅけつ）　principle of acupoint association
相杀　相殺（そうさつ）　mutual suppression
相生　相生（そうせい）　mutual generation
相使　相使（そうし）　mutual assistance, mutual enhancement of effects
相畏　相畏（そうい）　mutual restraint
相侮　相侮（そうぶ）　reverse restriction, counter-restriction
相恶　相悪（そうお）　antagonism, mutual inhibition
相须　相須（そうしゅ）　mutual reinforcement
香连丸　香連丸（こうれんがん）　Pill of Radix Aucklandiae and Rhizome Coptidis
香薷散　香薷散（こうじゅさん）　Herba Moslae Powder
香砂六君子丸　香砂六君子丸（こうしゃろくくんしがん）　Pill of Rhizome Cyperi and Fructus Amomi with Six Ingredients
香苏散　香蘇散（こうそさん）　Powder of Rhizome Cyperi and Folium Perillae

xiàng 项相

项背反张　項背反張（こうはいはんちょう）　opisthotonos
项背拘急　項背拘急（こうはいこうきゅう）　spasm of nape and back, contracture of the nape and neck
项背强　項背強ばる（こうはいこわばる）　rigidity of nape and back
项软　項軟（こうなん）　neck flaccidity
相度损伤　相度損傷（そうどそんしょう）　examination of wound
相火妄动　相火妄動（そうかもうどう）　frenetic stirring of ministerial fire

XIAO 逍消小哮

xiāo 逍消

逍遥散　逍遥散（しょうようさん）　Ease Powder
消斑　消斑（しょうはん）　removing rashes
消长化退　消長化退（しょうちょうかたい）　change of tongue coating in thickness and coverage area
消导剂　消導剤（しょうどうざい）　digestive and evacuative formula, digestant formula

256

消导药　消導薬（しょうどうやく）　digestant and evacuant，food-stagnation-re-moving medicinal，digestant medicinal

消法　消法（しょうほう）　resolving method

消风散　消風散（しょうふうさん）　Powder for Dispersing Pathogenic Wind

消谷善饥　消穀善飢（しょうこくぜんき）　swift digestion with rapid hungering，polyorexia

消积　消積（しょうせき）　removing qi stagnation；relieving dyspepsia

消积杀虫　消積殺虫（しょうせきさっちゅう）　relieving dyspepsia and killing intestinal worms

消积除胀　消積除脹（しょうせきじょちょう）　relieving dyspepsia and flatu-lence

消渴　消渴（しょうかつ）　consumptive thirst，wasting-thirst

消瘰丸　消瘰丸（しょうるいがん）　Scrofula-Eliminating Pill

消脾　消脾（しょうひ）　diabetes with polyphagia as the prominent symptom

消痞　消痞（しょうひ）　resolving mass；relieving distension and fullness

消痞化积　消痞化積（しょうひかせき）　dispersing abdominal mass and resolving accumulation，dispersing abdominal mass to resolve accumulation

消食导滞　消食導滞（しょうしょくどうたい）　promoting digestion and removing food stagnation，promoting digestion to remove food stagnation

消食化滞　消食化滞（しょうしょくかたい）　promoting digestion and resolving food stagnation，promoting digestion to resolve food stagnation

消食剂　消食剤（しょうしょくざい）　digestive formula，digestant formula

消食药　消食薬（しょうしょくやく）　digestive medicinal，digestant medicinal

消痰　消痰（しょうたん）　dispersing phlegm

消痰利尿　消痰利尿（しょうたんりにょう）　eliminating phlegm and promoting diuresis

消痰平喘　消痰平喘（しょうたんへいぜん）　dispersing phlegm and relieving asthma，dispersing phlegm to relieve asthma

消痰软坚　消痰軟堅（しょうたんなんけん）　dispersing phlegm and softening hardness，eliminating phlegm and softening hardness

消痰镇惊　消痰鎮驚（しょうたんちんきょう）　eliminating phlegm to relieve convulsion

消心　消心（しょうしん）　diabetes with polydipsia as the prominent symptom

消炎退翳　消炎退翳（しょうえんたいえい）　relieving inflammation to remove nebula

X

消痈　消癰（しょうよう）　relieving carbuncle

消胀　消脹（しょうちょう）　relieving flatulence

消肿解毒　消腫解毒（しょうしゅげどく）　reducing swelling and removing toxic substance

消肿退红　消腫退紅（しょうしゅたいこう）　reducing swelling and redness of eyes

xiǎo 小

小便短赤　小便短赤（しょうべんたんせき）　scanty reddish urine

小便黄赤　小便黄赤（しょうべんおうせき）　dark urine，reddish yellow urine

小便浑浊　小便が濁っている（しょうべんがにごっている）　turbid urine

小便辣痛　小便辣痛（しょうべんらつつう）　urodynia

小便淋沥　小便淋瀝（しょうべんりんれき）　dribbling urination

小便频数　小便頻数（しょうべんひんすう）　frequent urination

小便涩痛　小便渋痛（しょうべんじゅうつう）　difficult and painful urination，unsmooth and painful urination

小便失禁　小便失禁（しょうべんしっきん）　urinary incontinence

小柴胡汤　小柴胡湯（しょうさいことう）　Minor Decoction of Radix Bupleuri

小产　小産（しょうざん）　late abortion，miscarriage

小肠实热　小腸実熱（しょうちょうじつねつ）　small intestine excess heat，small intestinal excess heat

小肠虚寒　小腸虚寒（しょうちょうきょかん）　small intestine deficiency cold，small intestinal deficiency cold

小肠痈　小腸癰（しょうちょうよう）　small intestinal abscess

小肠胀　小腸脹（しょうちょうちょう）　small intestine flatulence

小儿暴惊　小児暴驚（しょうにぼうきょう）　sudden fright in children

小儿表热　小児表熱（しょうにひょうねつ）　exterior-heat syndrome in children

小儿虫吐　小児虫吐（しょうにちゅうと）　parasite vomiting in children

小儿喘急　小児喘急（しょうにぜんきゅう）　dyspnea in children

小儿卒利　小児卒利（しょうにそつり）　sudden onset of diarrhea in children

小儿劄目　小児劄目（しょうにとうもく）　incessant winking of eyes in children

小儿发痧　小児発痧（しょうにほっさ）　eruptive disease in children

小儿疳眼　小児疳眼（しょうにかんがん）　eye disorder due to malnutrition in children

小儿寒吐　小児寒吐（しょうにかんと）　vomiting in children due to cold

小儿脚拳　小児脚拳（しょうにきゃっけん）　spasm of toes in children

小儿惊吐　小児驚吐（しょうにきょうと）　fright-induced vomiting in children

小儿咳逆　小児咳逆（しょうにがいぎゃく）　choking cough in children

小儿客忤　小児客忤（しょうにきゃくで）　terror-induced convulsive seizure in children

小儿里热　小児裏熱（しょうにりねつ）　interior-heat syndrome in children

小儿脉法　小児脈法（しょうにみゃくほう）　pulse-taking in children

小儿热吐　小児熱吐（しょうにねつと）　vomiting in children due to heat

小儿实热　小児実熱（しょうにじつねつ）　excess-heat syndrome in children

小儿食积　小児食積（しょうにしょくせき）　indigestion with food retention in children

小儿手拳　小児手拳（しょうにしゅけん）　finger contracture in children

小儿暑热证　小児暑熱証（しょうにしょねつしょう）　summer fever in children

小儿瘫痪　小児癱瘓（しょうにたんかん）　paralysis in children

小儿痰鸣　小児痰鳴（しょうにたんめい）　wheezing cough in children

小儿痰湿吐　小児の痰湿による嘔吐（しょうにのたんしつによるおうと）　vomiting in children due to phlegm-dampness

小儿涕液不收　小児、涕液は収めず（しょうに、ていえきはおさめず）　incessant running nose in children

小儿通睛　小児通睛（しょうにつうせい）　esotropia in children

小儿吐泻　小児吐瀉（しょうにとしゃ）　vomiting and diarrhea in children

小儿推拿广意　小児推拿広意（しょうにすいだこうい）　*Elucidation of Massage for Children*

小儿推拿秘旨　小児推拿秘旨（しょうにすいだひし）　*Secret Principles of Massage for Children*

小儿药证直诀　小児薬証直訣（しょうにやくしょうちょっけつ）　*Medical Elucidation of Pediatrics*

小儿遗溺尿　小児遺溺尿（しょうにいできにょう）　enuresis in children

小方　小方（しょうほう）　minor formula

小方脉科　小方脈科（しょうほうみゃくか）　department of pediatrics

小分　小分（しょうぶん）　small spaces between muscles

小腹疽痛　小腹疽癰（しょうふくそよう）　lower abdomen carbuncle

小腹满　小腹満（しょうふくまん）　lower abdomen distension

小户嫁痛　小戸嫁痛（しょうこかつう）　pain of vulva, female coital pain

小蓟饮子　小薊飲子（しょうけいいんし）　Herba Cirsii Decoction

小建中汤 小建中湯（しょうけんちゅうとう） Minor Decoction for Strengthening the Middle Energizer

小结胸证 小結胸証（しょうけっきょうしょう） minor chest bind syndrome/pattern

小逆 小逆（しょうぎゃく） minor mistake in treatment

小青龙汤 小青竜湯（しょうせいりゅうとう） Minor Green Dragon Decoction

小溲热赤 小溲熱赤（しょうしゅうねっせき） hot and reddish urine

小陷胸汤 小陥胸湯（しょうかんきょうとう） Minor Thoracic Stuffiness-Relieving Decoction

小眦 小眦（しょうじ） outer canthus, external canthus

小眦漏 小眦漏（しょうじろう） lateral canthus fistula

xiào 哮

哮 哮（こう） wheezing, dyspnea with wheezing sound

哮病 哮病（こうびょう） wheezing disease

哮喘 哮喘（こうぜん） asthma, wheezing and dyspnea

XIE 邪胁挟斜泄泻

xié 邪胁挟斜

邪 邪（じゃ） pathogenic factor

邪伏膜原证 邪伏膜原証（じゃふくまくげんしょう） syndrome/pattern of latent pathogen in pleurodiaphragmatic interspace, syndrome/pattern of pathogen hidden in the pleurodiaphragmatic interspace

邪害空窍 邪は空竅を害す（じゃはくうきょうをがいす） affection of the facial orifices by pathogenic factor

邪火 邪火（じゃか） pathogenic fire

邪恋心包 邪、心包に恋す（じゃ、しんぽうにこいす） lingering pathogenic factor in the pericardium

邪留三焦 邪、三焦に留まる（じゃ、さんしょうにとまる） pathogenic factor lingering in triple energizer

邪气 邪気（じゃき） pathogenic qi, pathogen

邪气内陷 邪気、内陥す（じゃき、ないかんす） invasion of the interior of the body by pathogenic factor

X

邪气盛则实　邪気盛則実（じゃきせいそくじつ）　The excess syndrome results when the invading pathogenic factor is exuberant.

邪热　邪熱（じゃねつ）　heat syndrome caused by an exogenous pathogenic factor; pathogenic heat

邪实　邪実（じゃじつ）　excessiveness of pathogenic factor

邪正消长　邪正消長（じゃせいしょうちょう）　exuberance and debilitation of pathogenic qi or healthy qi, waxing and waning of pathogenic qi or healthy qi

胁　脇（きょう）　hypochondrium, costal region

胁肋疽　脇肋疽（きょうろくそ）　hypochondriac cold abscess

胁肋疼痛　脇肋疼痛（きょうろくとうつう）　hypochondriac pain

胁肋胀痛　脇肋脹痛（きょうろくちょうつう）　distending pain in hypochondrium

胁痛　脇痛（きょうつう）　hypochondriac pain

胁痛里急　脇痛里急（きょうつうりきゅう）　hypochondriac tic pain

胁下痞硬　脇下痞硬（きょうかひこう）　hypochondriac fullness and rigidity

胁痈　脇癰（きょうよう）　hypochondriac carbuncle

挟持进针法　挟持進鍼法（きょうじしんしんほう）　hand-holding insertion, hand-holding needle insertion

斜扳推拿手法　斜扳推拿手法（しゃはんすいだしゅほう）　obliquely-pulling massage

斜扳法　斜扳法（しゃはんほう）　obliquely-pulling method

斜刺　斜刺（しゃし）　oblique insertion

斜飞脉　斜飛脈（しゃひみゃく）　obliquely-running pulse, slantly-located radial artery

xiè 泄泻

泄剂　泄剤（せつざい）　purgative formula

泄热存阴　泄熱存陰（せつねつそんいん）　discharging heat to preserve yin

泄热和胃　泄熱和胃（せつねつわい）　discharging heat and harmonizing stomach, discharging heat to harmonize stomach

泄热通便　泄熱通便（せつねつつうべん）　expelling the pathogenic heat to move the bowels

泄卫透热　泄衛透熱（せつえいとうねつ）　purging defensive aspect to relieve heat

泄泻　泄瀉（せつしゃ）　diarrhea

泄注赤白　泄注赤白（せつちゅうせきはく）　dysentery, diarrhea with bloody and purulent stool

泻白散　瀉白散（しゃはくさん）　Powder for Expelling Lung-Heat

泻而不藏　瀉して蔵せず（しゃしてぞうせず）　excretion without storage

泻法　瀉法（しゃほう）　purgation; reduction

泻肺　瀉肺（しゃはい）　purging heat accumulation in the lung

泻肺平喘　瀉肺平喘（しゃはいへいぜん）　removing heat from the lung and relieving asthma

泻肝解郁　瀉肝解鬱（しゃかんかいうつ）　purging liver-fire and relieving stagnation

泻火解毒　瀉火解毒（しゃかげどく）　purging fire and removing toxin

泻火息风　瀉火熄風（しゃかそくふう）　purging fire to suppress wind

泻南补北　瀉南補北（しゃなんほほく）　purging heart fire to nourish kidney yin

泻热导滞　瀉熱導滞（しゃねつとうたい）　purging heat and removing stagna-tion, purging heat to remove stagnation

泻水逐饮　瀉水逐飲（しゃすいちくいん）　removing water retention by purgation

泻卫透热　瀉衛透熱（しゃえいとうねつ）　dispelling pathogenic heat by mild diaphoresis

泻下法　瀉下法（しゃげほう）　purgative method

泻下剂　瀉下剤（しゃげざい）　purgative formula

泻下如注　瀉下如注（しゃげじょちゅう）　pouring diarrhea

泻下通便　瀉下通便（しゃげつうべん）　relieving constipation by purgation

泻下泄热　瀉下泄熱（しゃげせつねつ）　purgation and discharging heat, cold purgation

泻下药　瀉下薬（しゃげやく）　purgative medicinal

泻下逐饮　瀉下逐飲（しゃげちくいん）　expelling fluid retention by drastic purgation, expelling retained fluid by purgation

泻相火　相火を瀉す（そうかをしゃす）　purging away the ministerial fire

泻心　瀉心（しゃしん）　purging heart fire and stomach heat

泻心汤　瀉心湯（しゃしんとう）　Decoction for Removing Heart Fire

X　XIN 心辛新凶

xīn 心辛新

心包络　心包絡（しんほうらく）　pericardium

心痹　心痺（しんひ）　heart impediment, heart-qi obstruction

心病辨证　心病弁証（しんびょうべんしょう）　heart diseases syndrome differentiation/pattern identification

心藏神　心は神を蔵す（しんはしんをぞうす）　heart storing spirit

心掣　心掣（しんせい）　heart spasm

心常有余　心常有余（しんじょうゆうよ）　heart qi being liable to hyperactivity，heart fire being liable to hyperactivity

心恶 (wù) 热　心は熱を悪む（しんはねつをにくむ）　heart being averse to heart

心烦喜呕　心煩喜嘔（しんはんきおう）　vexation and vomiting

心肺气虚　心肺気虚（しんはいききょ）　heart-lung qi deficiency

心肺气虚证　心肺気虚証（しんはいききょしょう）　syndrome/pattern of heart-lung qi deficiency，heart-lung qi deficiency syndrome/pattern

心腹结气　心腹結気（しんふくけっき）　qi stagnation in the chest and abdomen

心腹痛啼　心腹痛啼（しんふくつうてい）　cry of infant due to chest or abdominal pain

心肝火旺　心肝火旺（しんかんかおう）　blazing of heart-liver fire，effulgent heart-liver fire

心肝血虚　心肝血虚（しんかんしたきょ）　heart-liver blood deficiency

心肝血虚证　心肝血虚証（しんかんしたきょしょう）　syndrome/pattern of heart-liver blood deficiency，heart-liver blood deficiency syndrome/pattern

心疳　心疳（しんかん）　infantile heart-involved malnutrition，infantile heart malnutrition

心汗　心汗（しんかん）　precordial sweating，sweating from the heart region

心合小肠　心は小腸に合す（しんはしょうちょうにあわす）　heart and small intestine in pair

心火亢盛　心火亢盛（しんかこうせい）　exuberance of heart fire，hyperactive heart fire

心火亢盛证　心火亢盛証（しんかこうせいしょう）　heart fire hyperactivity syndrome/pattern

心火内炽　心火、内に熾す（しんか、うちにおこす）　internal blazing of heart fire，internal blazing of heart fire

心火内焚　心火、内に焚す（しんか、うちにたくす）　internal deflagration of heart fire，internal blazing of heart fire

心火上炎　心火上炎（しんかじょうえん）　up-flaming of heart fire，heart fire flaming upward

X

心火上炎证　心火上炎証（しんかじょうえんしょう）　syndrome/pattern of up-flaming heart fire, syndrome/pattern of heart fire flaming upward

心悸　心悸（しんき）　palpitation

心咳　心咳（しんがい）　heart cough

心开窍于舌　心は舌に開竅す（しんはしたにかいきょうす）　tongue being a window of heart, tongue as a window of heart

心劳　心労（しんろう）　overstrain heart impairment

心脾两虚　心脾両虚（しんひりょうきょ）　deficiency of both heart and spleen, dual deficiency of the heart-spleen, asthenia of both heart and spleen

心脾两虚证　心脾両虚証（しんひりょうきょしょう）　syndrome/pattern of deficiency of both heart and spleen, syndrome/pattern of dual deficiency of the heart and spleen, syndrome/pattern of both heart and spleen

心，其华在面　心、その華は顔にあり（しん、そのかはかおにあり）　face as the reflection of the heart, face reflecting the condition of the heart

心气　心気（しんき）　heart qi

心气不固　心気不固（しんきふこ）　insecurity of heart qi, non-contraction of heart qi, unconsolidation of heart qi

心气不宁　心気不寧（しんきふねい）　restlessness of heart qi, disquieted heart qi

心气不收　心気、収まらず（しんき、おさまらず）　non-contraction of heart qi

心气不足　心気不足（しんきぶそく）　insufficiency of heart qi, heart qi deficiency

心气盛　心気盛ん（しんきさかん）　exuberance of heart qi, exuberant heart qi

心气虚不得卧　心気虚不得臥（しんききょふとくが）　sleeplessness due to heart qi deficiency

心气虚证　心気虚証（しんききょしょう）　heart qi deficiency syndrome/pattern

心气血两虚证　心気血両虚証（しんきけつりょうきょしょう）　syndrome/pattern of both heart qi and heart blood deficiency, syndrome/pattern of dual deficiency of heart qi and heart blood, deficiency syndrome/pattern of both heart qi and heart blood

心疝　心疝（しんせん）　abdominal pain related to the heart meridian

心肾不交　心腎不交（しんじんふこう）　non-interaction between heart and kidney

心肾不交证　心腎不交証（しんじんふこうしょう）　heart-kidney non-interaction syndrome/pattern

心肾相交　心腎相交（しんじんそうこう）　heart-kidney interaction

心肾阳虚证 心腎陽虚証（しんじんようきょしょう） syndrome/pattern of heart-kidney yang deficiency，heart-kidney yang deficiency syndrome/pattern

心水 心水（しんすい） heart-involved edema

心痛 心痛（しんつう） precordial pain；epigastric pain

心痛彻背 心痛、背に徹する（しんつう、はいにてっする） chest pain radiating to the back

心痿 心痿（しんい） flaccidity due to the hyperactive heart fire

心胃火燔 心胃火燔（しんいかはん） exuberant fire of heart and stomach，heart-stomach fire ablaze

心息相依 心息相依（しんそくそうい） coordination of mental activities and breathing

心下急 心下急（しんかきゅう） epigastric distress，distress below the heart

心下悸 心下悸（しんかき） palpitation；epigastric throb

心下逆满 心下逆満（しんかぎゃくまん） counterflow fullness in epigastrium

心下痞 心下痞（しんかひ） epigastric stuffiness，gastric stuffiness

心下支结 心下支結（しんかしけつ） obstructive sensation in epigastrium，tightness below the heart

心虚胆怯 心虚胆怯（しんきょたんきょう） heart deficiency with timidity

心悬痛 心懸痛（しんけんつう） precordial pain radiating upwards

心血 心血（しんけつ） heart blood

心血不足 心血不足（しんけつふぞく） insufficiency of heart blood，heart blood deficiency

心血虚不得卧 心血虚不得臥（しんけつきょふとくが） sleeplessness due to heart blood deficiency

心血虚证 心血虚証（しんけっきょしょう） heart blood deficiency syndrome/pattern

心血瘀阻 心血瘀阻（しんけつおそ） heart blood stasis and obstruction

心阳 心陽（しんよう） heart yang

心阳不足 心陽不足（しんようぶそく） insufficiency of heart yang，heart yang deficiency

心阳虚脱证 心陽虚脱証（しんようきょだつしょう） heart yang collapse syndrome/pattern

心阳虚证 心陽虚証（しんようきょしょう） heart yang deficiency syndrome/pattern

心阴 心陰（しんいん） heart yin

X

心阴不足　心陰不足（しんいんぶそく）　insufficiency of heart yin, heart yin deficiency

心阴虚证　心陰虚証（しんいんきょしょう）　heart yin deficiency syndrome/pattern

心营过耗　心営過耗（しんえいかこう）　overconsumption of heart nutrient

心中懊侬　心中懊儂（しんちゅうおうのう）　feeling of vexation

心中憺憺大动　心中憺憺として大いに動く（しんちゅうたんたんとしておおいにうごく）　severe palpitation, violent palpitation with empty sensation

心中结痛　心中結痛（しんちゅうけつつう）　severe epigastric pain

心主惊　心主驚（しんしゅきょう）　infantile convulsion ascribed to heart disorder

心主身之血脉　心は身の血脈を主る（しんはみのけつみゃくをつかさどる）　heart governing blood and vessels

心主血脉　心主血脈（しんしゅけつみゃく）　heart governing blood and vessels

心主言　心は言を主る（しんはげんをつかさどる）　heart governing speech

辛甘发散为阳　辛甘発散は陽為り（しんかんはっさんはようなり）　pungent and sweet with dispersing effect pertaining to yang, pungent- and sweet-flavored drugs with dispersing action pertaining to yang

辛甘化阳　辛甘、陽を化す（しんかん、ようをけす）　pungent and sweet transforming into yang, sweet-flavored drugs transforming into yang

辛寒清气　辛寒清気（しんかんせいき）　clearing qi aspect with pungent cold medicinals, clearing qi aspect with pungent-flavored and cold-natured drugs

辛寒生津　辛寒生津（しんかんせいしん）　pungent-cold herbs promoting fluid production, pungent-flavored and cold-natured drugs promoting fluid production

辛开苦降　辛開苦降（しんかいくこう）　pungent dispersing and bitter lowering, dispersing with pungent-flavored drugs and lowering with bitter-flavored drugs

辛开苦泄　辛開苦泄（しんかいくせつ）　pungency opening and bitter discharging, dispersing with pungent-flavored drugs and purging with bitter-flavored drugs

辛凉解表　辛涼解表（しんりょうかいひょう）　releasing exterior with pungent-cool medicinals, relieving exterior with pungent-flavored and cool-natured drugs

辛凉解表药　辛涼解表薬（しんりょうげひょうやく）　pungent-cool exterior-releasing medicinals, exterior-relieving drugs with pungent flavor and cool nature

辛凉平剂　辛凉平剤（しんりょうへいざい）　pungent-cool and moderate formula，moderate formula with pungent-flavored and cool-natured drugs

辛凉轻剂　辛凉軽剤（しんりょうけいざい）　pungent-cool and mild formula，mild formula with pungent-flavored and cool-natured drugs

辛凉重剂　辛凉重剤（しんりょうじゅうざい）　pungent-cool and drastic formula，drastic formula with pungent-flavored and cool-natured drugs

辛温解表　辛温解表（しんおんかいひょう）　releasing exterior with pungent-warm medicinals，relieving exterior with pungent-flavored and warm-natured drugs

辛温解表药　辛温解表薬（しんおんげひょうやく）　pungent-warm exterior-releasing medicinals，exterior-relieving drugs with pungent flavor and warm nature

辛温开窍　辛温開竅（しんおんかいきょう）　resuscitation with pungent and warm medicinals，resuscitation with pungent-flavored and warm-natured drugs

新感　新感（しんかん）　new contraction

新感温病　新感温病（しんかんおんびょう）　short-incubating epidemic febrile disease

新感引动伏邪　新感は伏邪を引動す（しんかんはふくじゃをひきうごかす）　activation of latent pathogenic factor by new affection

新加黄龙汤　新加黄竜湯（しんかこうりゅうとう）　Decoction of Yellow Dragon with Supplements

新加香薷饮　新加香薷飲（しんかこうじゅいん）　Decoction of Herba Moslae with Supplements

新修本草　新修本草（しんしゅうほんぞう）　*The Newly-Revised Herbology*

新翳　新翳（しんえい）　fresh nebula

新制橘皮竹茹汤　新制橘皮竹茹湯（しんせいきっぴちくじょとう）　Decoction of Modified Prescription of Pericarpium Citri Reticulatae and Caulis Bambusae in Taenia

xìn 囟

囟填　囟填（しんてん）　bulging fontanel

囟陷　囟陥（しんかん）　sunken fontanel，depressed fontanel

X

XING 行形醒杏性

xíng 行形

行痹 行痺（こうひ） migratory impediment, wind arthralgia, moving impediment

行迟 行遅（こうち） retardation in walking

行气 行気（こうき） moving qi, promoting qi

行气导滞 行気導滞（こうきとうたい） moving qi and removing food stagnation, moving qi to remove food stagnation

行气活血 行気活血（こうきかっけつ） promoting qi and blood circulation

行气宽中 行気寛中（こうきかんちゅう） promoting qi circulation to alleviate stagnation in the middle energizer

行气利水 行気利水（こうきりすい） promoting qi circulation to induce diuresis

行气通络 行気通絡（こうきつうらく） promoting qi circulation and removing the obstruction of collaterals

行气消胀 行気消脹（こうきしょうちょう） promoting qi circulation to relieve flatulence

行气消肿 行気消腫（こうきしょうしゅ） promoting qi circulation and relieving swelling

行气燥湿 行気燥湿（こうきそうしつ） promoting qi circulation to remove dampness

行气止痛 行気止痛（こうきしつう） moving qi to relieve pain

行针催气 行針催気（ぎょうしんさいき） manipulating the needle to promote qi

行针法 行針法（ぎょうしんほう） needling manipulation

形 形（けい） physique, build

形不足者，温之以气 形不足する者は、これを温たむるに気を以ってす（けいぶそくするものは、これをあたたむるにきをもってす） A debilitated patient should be treated with yang-warming and qi-tonifying drugs.

形气相得 形気相得（けいきそうとく） equilibrium between physique and qi

形气相失 形気相失（けいきそうしつ） disequilibrium between physique and qi

形与神俱 形与神倶（けいよしんぐ） harmony of body and spirit

形脏 形臓（けいぞう） organ with visible substances

X

xǐng 醒

醒脑　醒脳（せいのう）　restoring consciousness

醒脾安神　醒脾安神（せいひあんしん）　activating spleen qi and easing mental stress

醒脾化湿　醒脾化湿（せいひかしつ）　enlivening spleen and resolving dampness

xìng 杏性

杏苏散　杏蘇散（きょうそさん）　Powder of Semen Armeniacae Amarum and Folium Perillae

性大热　性大熱（せいたいねつ）　extremely hot in nature，extremely hot-natured

性寒　性寒（せいかん）　cold in nature，cold-natured

性凉　性涼（せいりょう）　cool in nature，cool-natured

性能　性能（せいのう）　nature and action

性平　性平（せいへい）　neutral in nature，neutral-natured

性热　性熱（せいねつ）　hot in nature，hot-natured

性微凉　性微涼（せいびりょう）　slightly cool in nature，slightly cool-natured

性味功能　性味功能（せいみこうのう）　nature，taste and action

XIONG 胸

xiōng 胸

胸痹　胸痹（きょうひ）　chest impediment，chest qi obstruction

胸腹部穴　胸腹部の穴（きょうふくぶのあな）　points of chest and abdomen

胸满　胸満（きょうまん）　chest fullness sensation

胸闷　胸悶（きょうもん）　chest-oppressed feeling

胸闷欲呕　胸悶、嘔吐しようとす（きょうもん、おうとしようとす）　chest-oppressed feeling with nausea

胸痞　胸痞（きょうひ）　chest feeling of stuffiness

胸痛　胸痛（きょうつう）　chest pain

胸下结硬　胸下結硬（きょうかけっこう）　distending pain and rigidity in the upper abdomen

胸胁苦满　胸脇苦満（きょうきょうくまん）　fullness and discomfort in chest and hypochondrium，fullness in the chest and hypochondrium

X

胸胁内伤　胸脇内傷（きょうきょうないしょう）　closed injury of chest and hypochondrium

胸胁胀满　胸脇脹満（きょうきょうちょうまん）　fullness in the chest and hypochondrium

胸中烦热　胸中煩熱（きょうちゅうはんねつ）　uncomfortable and feverish sensation of chest

胸中痞硬　胸中痞硬（きょうちゅうひこう）　chest fullness and tightness

XIU 休羞

xiū 休羞

休息痢　休息痢（きゅうそくり）　recurrent dysentery, intermittent dysentery

羞明　羞明（しゅうめい）　photophobia

羞明畏日　羞明畏日（きゅうめいいひ）　photophobia

羞明隐涩　羞明隠渋（しゅうめいいんじゅう）　photophobia and irritation

羞明眨目　羞明眨目（しゅうめいそうもく）　photophobia with winking

XU 虚续蓄

xū 虚

虚　虚（きょ）　deficiency, asthenia

虚喘　虚喘（きょぜん）　deficiency-type dyspnea, dyspnea of deficiency type

虚呃　虚呃（きょやく）　hiccup of deficiency type, deficiency hiccup

虚烦　虚煩（きょはん）　deficiency vexation

虚烦不得眠　虚煩不得眠（きょはんふとくみん）　insomnia due to vexation

虚风内动　虚風内動（きょふうないどう）　disturbance of wind of deficiency type in the interior, interior deficiency wind disturbance

虚寒洞泄　虚寒洞泄（きょかんどうせつ）　diarrhea of deficiency-cold type

虚寒痢　虚寒痢（きょかんり）　deficiency-cold dysentery

虚汗　虚汗（きょかん）　sweating due to debility

虚汗不止　虚汗、止らず（きょかん、とらず）　incessant sweating due to debility

虚黄　虚黄（きょおう）　jaundice of deficiency type, deficiency jaundice

虚火　虚火（きょか）　fire of deficiency type, asthenic fire

X

虚火喘急　虚火喘急（きょかぜんきゅう）　dyspnea due to fire of deficiency type，deficiency fire dyspnea

虚火喉痹　虚火喉痹（きょかこうひ）　deficiency-fire pharyngitis，chronic pharyngitis

虚火乳蛾　虚火乳蛾（きょかにゅうが）　deficiency-fire tonsillitis

虚火上炎　虚火上炎（きょかじょうえん）　deficiency-fire flaming upward

虚火灼龈证　虚火灼齦証（きょかしゃくぎんしょう）　syndrome/pattern of deficiency-fire scorching gum

虚积痢　虚積痢（きょせきり）　dysentery due to indigestion

虚家　虚家（きょか）　debilitated patient，frequently-debilitaed patient

虚劳　虚労（きょろう）　consumptive disease

虚劳盗汗　虚労盗汗（きょろうとうかん）　consumptive night sweating

虚痨　虚癆（きょろう）　consumptive disease

虚里疼痛　虚裏疼痛（きょりとうつう）　precordial pain

虚脉　虚脈（きょみゃく）　feeble pulse，vacuous pulse

虚秘　虚秘（きょひ）　constipation of deficiency type

虚鸣　虚鳴（きょめい）　tinnitus of deficiency type，deficiency tinnitus

虚疟　虚瘧（きょぎゃく）　malaria of deficiency type，deficiency malaria

虚痞　虚痞（きょひ）　fullness syndrome of deficiency type，stuffiness of deficiency type，deficiency fullness syndrome，deficiency stuffiness

虚热　虚熱（きょねつ）　fever of deficiency type，deficiency fever

虚热经行先期　虚熱経行先期（きょねつけいこうせんき）　advanced menstrual cycle due to heat of deficiency type，preceded deficiency-heat menstrual cycle

虚弱　虚弱（きょじゃく）　asthenia，weakness，debility

虚实　虚実（きょじつ）　deficiency and excess，asthenia and sthenia

虚实辨证　虚実弁証（きょじつべんしょう）　deficiency/asthenia-excess/sthenia syndrome differentiation/pattern identification

虚实夹杂　虚実挟雑（きょじつきょうざつ）　deficiency/asthenia-excess/sthenia in complexity，deficiency/asthenia-excess/sthenia complex，deficiency/asthenia mingled with excess/sthenia

虚实真假　虚実真仮（きょじつしんか）　true and false manifestation of deficiency/asthenia and excess/sthenia

虚痰　虚痰（きょたん）　deficiency/asthenia phlegm syndrome

虚痫　虚癇（きょかん）　epilepsy of deficiency type，asthenia epilepsy

虚陷　虚陥（きょかん）　deficiency type of inward invasion，deficiency inward invasion，collapse syndrome of deficiency type，deficiency collapse syndrome

虚邪　虚邪（きょじゃ）　deficiency-type pathogen，deficiency pathogen；pathogen from mother-organ

虚邪贼风　虚邪賊風（きょじゃぞくふう）　exogenous pathogenic factors

虚阳上浮　虚陽上浮（きょようじょうふ）　upward floating of yang in deficiency condition，upward floating of deficiency-yang

虚则补其母　虚すれば其の母を補う（きょすればそのぼをおぎなう）　reinforcing the mother-organ when treating deficiency cases，reinforcing the mother-organ in case of deficiency

虚胀　虚脹（きょちょう）　distension of deficiency/asthenia type，deficiency/asthenia distension

虚者补之　補虚（ほきょ）　treating deficiency/asthenia with tonification

虚证　虚証（きょしょう）　deficiency/asthenia syndrome/pattern

虚中夹实　虚中夾実（きょちゅうきょうじつ）　deficiency/asthenia complicated with excess/sthenia

虚肿　虚腫（きょしゅ）　edema of deficiency type，deficiency/asthenia edema

虚中　虚中（きょちゅう）　apoplexy of deficiency type，deficiency-asthenia apoplexy

xù 续蓄

续筋接骨　続筋接骨（ぞくきんせっこつ）　promoting reunion of fractured bones

续名医类案　続名医類案（ぞくめいいるいあん）　*Supplementation to Classified Case Records from Celebrated Physicians*

蓄水证　蓄水証（ちくすいしょう）　water-retention syndrome

蓄血发黄　蓄血発黄（ちくけつはっこう）　jaundice due to accumulation of stagnant blood，stagnant blood accumulation jaundice

蓄血心痛　蓄血心痛（ちくけつしんつう）　epigastric pain due to accumulation of stagnant blood，stagnant blood-accumulation epigastric pain

蓄血证　蓄血証（ちくけつしょう）　blood-retention syndrome

X

XUAN 宣悬旋选

xuān 宣

宣痹汤　宣痺湯（せんひとう）　Decoction for Dampness-Heat Arthralgia

宣表化湿 宣表化湿（せんびょうかしつ） relieving exterior syndrome and resolving dampness，relieving exterior syndrome to resolve dampness

宣毒发表汤 宣毒発表湯（せんどくはっぴょうとう） Toxin-Removing and Eruption-Promoting Decoction

宣肺 宣肺（せんはい） ventilating the lung，diffusing the lung，dispersing lung qi

宣肺化痰 宣肺化痰（せんはいかたん） ventilating the lung and resolving phlegm，diffusing the lung to resolve phlegm

宣肺止咳 宣肺止咳（せんはいしがい） ventilating the lung and relieving cough，diffusing the lung to suppress cough

宣肺止咳平喘 宣肺止咳平喘（せんはいしがいへいぜん） ventilating the lung and relieving cough and dyspnea，diffusing the lung to suppress cough and to calm panting

宣剂 宣剤（せんざい） dispersing formula

宣可去壅 宣可去壅（せんかきょよう） Dispersion helps to remove obstruction.

宣气化湿 宣気化湿（せんきかしつ） dispersing qi and resolving dampness，dispersing qi to resolve dampness

宣散风热 宣散風熱（せんさんふうねつ） dispelling wind-heat

宣通水道 宣通水道（せんつうすいどう） promoting diuresis by dispersing lung qi

xuán悬旋

悬灸 懸灸（けんきゅう） suspended moxibustion

悬癖 懸癖（けんひ） hypochondriac cord-like lump

悬旗风 懸旗風（けんきふう） hematoma of uvula

悬饮 懸飲（けんいん） hypochondriac fluid retention

悬痈 懸癰（けんよう） acute pyogenic infection of perineum；abscess of uvula

旋耳疮 旋耳瘡（せんじそう） postauricular eczema

旋覆代赭汤 旋覆代赭湯（せんぷくたいしゃとう） Decoction of Flos Inulae and Hematitum

xuǎn选

选穴 選穴（せんけつ） acupoint selection，point selection

X

XUE 穴雪血

xué 穴

穴　穴（けつ／あな）　acupuncture point，acupoint，point

穴位　穴位（けつい）　acupuncture point，acupoint，point

穴位刺激结扎疗法　穴位刺激結紮療法（けついしげきけっさつりょうほう）
　acupoint stimulation and ligation therapy

穴位封闭　穴位封閉（けついふうへい）　acupoint-blocking therapy

穴位敷贴　穴位敷貼（けついふちょう）　acupoint-dressing therapy

穴位结扎法　穴位結紮法（けついけっさつほう）　point ligation therapy

穴位埋线　穴位埋線（けついまいせん）　catgut embedment in acupoint

穴位照射疗法　穴位照射療法（けついしょうしゃりょうほう）　acupoint-radi-
　ation therapy

穴位注射疗法　穴位注射療法（けついちゅうしゃりょうほう）　acupoint injec-
　tion therapy，acupuncture point injection therapy

xuě 雪

雪口　雪口（せっこう）　thrush

xuè 血

血崩　血崩（けつほう）　metrorrhagia

血崩腹痛　血崩腹痛（けつほうふくつう）　metrorrhagia with abdominal pain

血崩昏暗　血崩昏暗（けつほうこんあん）　faintness due to metrorrhagia

血痹　血痺（けつひ）　arthralgia of blood origin

血不归经　血、経に帰せず（けつ、けいにきせず）　blood extravasation

血分　血分（けつぶん）　blood aspect，blood phase

血分热毒　血分の熱毒（けつぶんのねつどく）　heat toxin in blood aspect/
　phase，blood aspect heat toxin

血分热盛　血分熱盛（けつぶんねっせい）　excessive heat in blood system

血分瘀热　血分の瘀熱（けつぶんのおねつ）　stagnated heat in blood aspect/phase

血分证　血分証（けつぶんしょう）　blood aspect/phase syndrome/pattern

血风疮　血風瘡（けつふうそう）　blood wind-heat itching eruption

血府逐瘀汤　血府逐瘀湯（けっぷちくおとう）　Decoction for Removing Blood
　Stasis in the Chest

血疳　血疳（けつかん）　infantile blood-involving malnutrition，infantile blood nutrition

血攻痔　血攻痔（けつこうじ）　internal hemorrhoids with massive bleeding

血臌　血臌（けっこ）　tympanitis due to blood stasis

血灌瞳神　血灌瞳神（けっかんどうしん）　hyphemia

血海　血海（けっかい）　reservoir of blood，liver

血海不宁　血海不寧（けっかいふねい）　menoxenia due to thoroughfare vessel disturbance

血海不足　血海不足（けっかいぶそく）　menoxenia due to thoroughfare vessel insufficiency

血海蓄溢失常　血海の蓄溢、常を失う（けっかいのちくいつ、じょうをうしなう）　menoxenia due to thoroughfare vessel dysfunction

血寒　血寒（けっかん）　blood cold

血寒经痛　血寒経痛（けっかんけいつう）　blood-cold dysmenorrhea

血寒经行后期　血寒経行後期（けっかんけいこうこうき）　blood-cold delayed menstrual cycle

血寒月经过少　血寒月経過少（けっかんげっけいかしょう）　blood-cold hypomenorrhea

血寒证　血寒証（けっかんしょう）　blood cold syndrome/pattern

血汗同源　血汗同源（けっかんどうげん）　blood and sweat sharing the same source

血积　血積（けっせき）　extravasated blood accumulation

血极　血極（けっきょく）　blood consumption

血瘕　血瘕（けっか）　abdominal mass due to blood stasis

血箭痔　血箭痔（けっせんじ）　internal hemorrhoids with massive bleeding

血结胸　血結胸（けっけつきょう）　chest blood stasis

血精　血精（けつせい）　hematospermia

血厥　血厥（けっけつ）　blood syncope，sudden fainting

血枯　血枯（けっこ）　blood exhaustion

血枯经闭　血枯経閉（けっこけいへい）　blood exhaustion amenorrhea

血亏闭经　血虧閉経（けっきへいけい）　blood deficiency amenorrhea

血离经脉　血離経脈（けつりけいみゃく）　hemorrhage

血疬　血癧（けつれき）　inflamed scrofula

血痢　血痢（けつり）　dysentery with blood stool

血淋　血淋（けつりん）　blood stranguria，hematuria-complicated stranguria

X

血瘤　血瘤（けつりゅう）　angioma，hemangioma，blood tumor

血轮　血輪（けつりん）　blood orbiculus，canthus，blood wheel

血络　血絡（けつらく）　superficial venule

血络疔　血絡疔（けつらくちょう）　acute lymphangitis

血络损伤　血絡損傷（けつらくそんしょう）　injury of superficial venule

血脉　血脈（けつみゃく）　blood vessel

血脉拘挛　血脈拘攣（けつみゃくこうれん）　vascular spasm

血脉凝涩　血脈凝渋（けつみゃくぎょうじゅう）　sluggishness of blood circulation

血逆　血逆（けつぎゃく）　blood counterflow

血气郁滞　血気鬱滞（けっきうったい）　stagnation of blood and qi

血热崩漏　血熱崩漏（けつねつほうろう）　blood-heat metrorrhagia

血热滑胎　血熱滑胎（けつねつかったい）　threatened blood-heat miscarriage

血热经行先期　血熱経行先期（けつねつけいこうせんき）　preceded blood-heat menstrual cycle

血热妄行　血熱妄行（けつねつぼうこう）　blood-heat bleeding

血热月经过多　血熱月経過多（けつねつげっけいかた）　blood-heat menorrhagia

血热疝　血熱疝（けつねつせん）　blood-heat hernial pain

血热证　血熱証（けつねつしょう）　blood heat syndrome/pattern

血室　血室（けっしつ）　uterus；liver；thoroughfare vessel

血栓痔　血栓痔（けっせんじ）　thrombosed hemorrhoids

血随气逆　血随気逆（ちずいきぎゃく）　bleeding following qi counterflow，blood flowing counterflow with qi

血随气陷　血は気陥に随う（けつはきかんにしたがう）　qi exhaustion bleeding

血胎　血胎（けったい）　blood pseudocyesis

血脱　血脱（けつだつ）　blood collapse

血脱证　血脱証（けつだつしょう）　blood collapse syndrome/pattern

血为气母　血は気の母為り（けつはきのははなり）　blood being mother of qi，blood as the mother of qi

血泄　血泄（けっせつ）　hematochezia

血心痛　血心痛（けっしんつう）　epigastric pain due to blood stasis

血虚　血虚（けっきょ）　blood deficiency

血虚痹　血虚痹（けっきょひ）　deficiency of blood arthralgia

血虚不孕　血虚不孕（けっきょふよう）　blood deficiency sterility

血虚肠燥证　血虚腸燥証（けつきょちょうそうしょう）　syndrome/pattern of blood deficiency and intestinal dryness

血虚耳聋　血虚耳聾（けっきょじろう）　blood deficiency deafness

血虚发热　血虚発熱（けっきょはつねつ）　blood-deficiency fever

血虚风燥证　血虚風燥証（けつきょふうそうしょう）　syndrome/pattern of blood deficiency and wind-dryness

血虚腹痛　血虚腹痛（けっきょふくつう）　deficiency of blood abdominal pain

血虚肝旺　血虚肝旺（けっきょかんおう）　blood deficiency liver hyperactivity

血虚寒凝证　血虚寒凝証（けつきょかんぎょうしょう）　syndrome/pattern of blood deficiency and cold congealing

血虚滑胎　血虚滑胎（けっきょかつたい）　blood deficiency threatened miscarriage

血虚筋挛　血虚筋攣（けっきょきんれん）　blood deficiency muscular spasm

血虚生风　血虚生風（けっきょせいふう）　blood deficiency producing wind

血虚生风证　血虚生風証（けつきょせいふうしょう）　syndrome/pattern of blood deficiency generating wind

血虚手脚麻木　血虚手脚麻木（けっきょしゅきゃくまもく）　deficiency blood numbness of extremities

血虚夹瘀证　血虚挟瘀証（けつきょきょうおしょう）　syndrome/pattern of blood deficiency complicated by stasis

血虚头痛　血虚頭痛（けっきょずつう）　blood deficiency headache

血虚痿　血虚痿（けっきょい）　blood deficiency limb flaccidity

血虚心悸　血虚心悸（けっきょしんき）　blood deficiency palpitation

血虚眩晕　血虚眩暈（けっきょげんうん）　blood deficiency dizziness

血虚腰痛　血虚腰痛（けっきょようつう）　blood deficiency lumbago

血虚月经过少　血虚月経過少（けっきょげっけいかしょう）　blood deficiency hypomenorrhea

血虚月经后期　血虚月経後期（けっきょげっけいこうき）　blood deficiency delayed menstrual cycle

血虚证　血虚証（けっきょしょう）　blood deficiency syndrome/pattern

血虚肢麻　血虚肢麻（けっきょしま）　blood deficiency numbness of extremities

血虚自汗　血虚自汗（けっきょじかん）　blood deficiency spontaneous sweating

血液积聚　血液積聚（けつえきせきしゅ）　extravasated blood accumulation

血翳包睛　血翳包睛（けつえいほうせい）　pannus covering cornea，keratic pannus

血瘿　血瘿（けつえい）　neck hemangioma

X

血瘀　血瘀（けつお）　blood stasis

血瘀发热　血瘀発熱（けつおはつねつ）　blood-stasis fever

血瘀风燥证　血瘀風燥証（けつおふうそうしょう）　syndrome/pattern of blood stasis and wind-dryness

血瘀舌下证　血瘀舌下証（けつおぜっかしょう）　sublingual blood stasis syndrome/pattern

血瘀水停证　血瘀水亭証（けつおすいていしょう）　syndrome/pattern of blood stasis and water retention

血瘀证　血瘀証（けつおしょう）　blood stasis syndrome/pattern

血郁　血鬱（けつうつ）　blood stagnancy

血燥生风　血燥生風（けつそうせいふう）　blood dryness producing wind

血癥　血癥（けっちょう）　mass formed by blood stasis

血证　血証（けっしょう）　hemorrhage syndrome

血证论　血証論（けっしょうろん）　*Treatise on Blood Disorders*

血之府　血之府（けつのふ）　house of blood

血痔　血痔（けつじ）　bleeding internal hemorrhoids

血滞腹痛　血滞腹痛（けったいふくつう）　abdominal pain due to blood stagnation

血滞经闭　血滞経閉（けったいけいへい）　amenorrhea due to blood stagnation

血肿　血腫（けっしゅ）　edema due to blood stasis

XUN 熏循

xūn 熏

熏洗剂　薰洗剤（くんせんざい）　formula for fumigation and washing

熏蒸法　熏蒸法（くんじょうほう）　fumigation and steaming method

xún 循

寻脉　尋脈（じんみゃく）　searching for the pulse with fingers

循法　循法（じゅんほう）　massage along meridian/channel

循经传　循経伝（じゅんけいでん）　sequential meridian/channel transmission，progress according to the sequence of meridians

循经感传　循経感伝（じゅんけいかんでん）　sensation transmission along meridian/channel，transmission of sensation along meridian

循经皮肤病　循経皮膚病（じゅんけいひふびょう）　dermatosis along channels

X

循经性感觉异常 循経性感覚異常（じゅんけいせいかんかくいじょう）
abnormal sensation along meridian/channel

循经性疼痛 循経性疼痛（じゅんけいせいとうつう） pain along meridian/
channel

循衣摸床 循衣摸床（じゅんいもしょう） floccillation, carphology

循经选穴法 循経選穴法（じゅんけいせんけつほう） acupoint selection in
line with corresponding meridian

X

Y

yīn 因阴茵瘖

因地制宜 因地制宜（いんちせいぎ） treatment in accordance with environmental condition

因热痉厥 熱に因る痙厥（ねつによるけいけつ） high fever convulsion

因人制宜 因人制宜（いんじんせいぎ） treatment in accordance with individual physique

因时制宜 因時制宜（いんじせいぎ） treatment in accordance with seasonal condition

阴 陰（いん） yin

阴斑 陰斑（いんはん） yin macula，yin eruptive disease

阴闭 陰閉（いんへい） yin dysuria

阴痹 陰痺（いんぴ） yin arthralgia

阴病出阳 陰病出陽（いんびょうしゅつよう） passing of disease from yin to yang

阴病治阳 陰病陽治（いんびょうようち） yin disease treated through yang，treating yang for yin disease

阴搏阳别 陰搏陽別（いんはくようべつ） yin pulse more smooth than yang pulse

阴不抱阳 陰が陽を抱かず（いんがようをだかず） yin failing to keep yang

阴疮 陰瘡（いんそう） pudendal sore

阴吹 陰吹（いんすい） flatus vaginalis

阴刺 陰刺（いんし） yin needling

阴毒 陰毒（いんどく） yin toxin

阴毒证 陰毒証（いんどくしょう） yin toxin syndrome/pattern

阴寒 陰寒（いんかん） cold sensation of genitalia，genital cold sensation

阴寒积聚 陰寒積聚（いんかんせきしゅう） yin-cold accumulation

阴汗 陰汗（いんかん） genital sweating；cold sweat

阴狐疝 陰狐疝（いんこせん） inguinal hernia

阴户 陰戸（いんこ） vaginal orifice

阴户痛　陰戸痛（いんこつう）　pain of vulva

阴户肿痛　陰戸腫痛（いんこしゅつう）　swelling and pain of vulva, vulvitis

阴黄　陰黄（いんおう）　yin jaundice

阴极似阳　陰極似陽（いんきょくにによう）　extreme yin appearing as yang, extreme yin resembling yang

阴结　陰結（いんけつ）　yin constipation

阴竭阳脱　陰竭陽脱（いんけつようだつ）　yin exhaustion and yang collapse, exhaustion of yin and collapse of yang

阴竭阳脱证　陰竭陽脱証（いんけつようだつしょう）　syndrome/pattern of yin exhaustion and yang collapse

阴筋　陰筋（いんきん）　spermatic cold

阴经　陰経（いんけい）　yin meridian

阴静阳躁　陰静陽躁（いんせいようそう）　static yin and dynamic yang, yin quietness with yang restlessness

阴绝　陰絶（いんぜつ）　yin exhaustion

阴菌　陰菌（いんきん）　prolapse of uterus

阴看能大　陰看能大（いんかんのうだい）　pupil dilatation in the dark

阴亏血少　陰虧血少（いんきけつしょう）　deficiency of yin-fluid and blood

阴络　陰絡（いんらく）　yin collateral

阴门　陰門（いんもん）　vaginal orifice

阴脉之海　陰脈の海（いんみゃくのうみ）　sea of yin meridians, conception vessel

阴门瘙痒　陰門瘙痒（いんもんそうよう）　pruritus of vaginal orifice

阴平阳秘　陰平陽秘（いんへいようひ）　yin and yang in equilibrium

阴气　陰気（いんき）　yin qi

阴器痛　陰部の痛み（いんぶのいたみ）　genital pain

阴窍　陰竅（いんきょう）　yin orifices, referring to urethral orifice and anus

阴人　陰人（いんじん）　person with predominant yin

阴疝　陰疝（いんせん）　scrotal hernia

阴生于阳　陰は陽より生ず（いんはようよりしょうず）　yin originating from yang

阴胜则寒　陰勝則寒（いんしょうそくかん）　yin excess bringing about cold syndrome

阴胜则阳病　陰勝則陽病（いんしょうそくようびょう）　predominant yin making yang disorder, predominance of yin leading to disorder of yang

阴盛　陰盛（いんせい）　yin exuberance, yin excess

Y

阴盛格阳　陰盛格陽（いんせいかくよう）　exuberant yin repelling yang, yang being kept externally by yin-excess in the interior

阴盛格阳证　陰盛格陽証（いんせいかくようしょう）　syndrome/pattern of exuberant yin repelling yang

阴盛生内寒　陰が盛んであれば、内寒を生じる（いんがさかんであれば、ないかんをしょうじる）　yin exuberance leading to internal cold

阴盛阳衰　陰盛陽衰（いんせいようすい）　exuberant yin and declined yang, yin exuberance with yang debilitation

阴虱疮　陰虱瘡（いんしつそう）　peripubic lice-bite eruption

阴蚀　陰蝕（いんしょく）　erosion of vulva

阴暑　陰暑（いんしょ）　yin summerheat

阴水　陰水（いんすい）　yin edema

阴损及阳　陰損及陽（いんそんきゅうよう）　yin impairment affecting yang, detriment to yin affecting yang

阴损及阳证　陰損及陽証（いんそんきゅうようしょう）　syndrome/pattern of yin impairment affecting yang, syndrome/pattern of detriment to yin affecting yang

阴缩　陰縮（いんしゅく）　shrinkage of genital organ

阴挺　陰挺（いんてい）　prolapse of uterus

阴痛　陰痛（いんつう）　vaginal pain, pudendal pain

阴头痈　陰頭癰（いんとうよう）　abscess of glans penis

阴脱　陰脱（いんだつ）　prolapse of uterus, yin collapse

阴为味　陰は味と為す（いんはあじとなす）　flavor derived from yin

阴痿　陰痿（いんい）　impotence

阴下湿　陰下湿（いんかしつ）　frequent urination or dribbling urine

阴痫　陰癇（いんかん）　yin epilepsy

阴陷于下　陰が下に陥る（いんがしたにおちいる）　yin-fluid exhaustion in the lower

阴邪　陰邪（いんじゃ）　yin pathogen, pathogen attacking yin meridian/channel

阴虚　陰虚（いんきょ）　yin deficiency

阴虚喘　陰虚喘（いんきょぜん）　yin deficiency dyspnea

阴虚盗汗　陰虚盗汗（いんきょとうかん）　yin deficiency night sweating

阴虚耳聋　陰虚耳聾（いんきょじろう）　yin deficiency deafness

阴虚发热　陰虚なれば発熱す（いんきょなればはつねつす）　yin-deficiency fever

Y

阴虚肺燥 陰虚し、肺燥（いんきょし、はいそう） yin deficiency lung-dryness syndrome

阴虚风动 陰虚風動（いんきょふうどう） yin deficiency stirring wind

阴虚喉痹 陰虚し、喉痹す（いんきょし、こうひす） yin deficiency sore throat

阴虚喉癣 陰虚喉癬（いんきょこうせん） yin deficiency membranous pharyngitis

阴虚火旺 陰虚火旺（いんきょかおう） yin deficiency with effulgent fire, yin deficiency with hyperactivity of fire

阴虚火旺证 陰虚火旺証（いんきょかおうしょう） syndrome/pattern of yin deficiency and effulgent fire, syndrome/pattern of yin deficiency with effulgent fire

阴虚津亏证 陰虚津虧証（いんきょしんきしょう） syndrome/pattern of yin deficiency and fluid inadequacy, syndrome/pattern of yin deficiency with fluid depletion

阴虚咳嗽 陰虚咳嗽（いんきょがいそう） yin deficiency cough

阴虚劳热 陰虚労熱（いんきょろうねつ） yin deficiency hectic fever

阴虚内热 陰虚内熱（いんきょないねつ） yin deficiency with internal heat

阴虚内热证 陰虚内熱証（いんきょないねつしょう） syndrome/pattern of yin deficiency and internal heat, syndrome/pattern of yin deficiency with internal heat

阴虚热盛 陰虚熱盛（いんきょねっせい） yin deficiency extreme heat

阴虚生内热 陰虚すれば内熱を生ず（いんきょすればないねつをしょうず） yin deficiency leading to internal heat

阴虚湿热证 陰虚湿熱証（いんきょしつねつしょう） syndrome/pattern of yin deficiency and dampness-heat

阴虚水停证 陰虚水停証（いんきょすいていしょう） syndrome/pattern of yin deficiency and water retention, syndrome/pattern of yin deficiency with water retention

阴虚头痛 陰虚頭痛（いんきょずつう） yin deficiency headache

阴虚外感证 陰虚外感証（いんきょがいかんしょう） syndrome/pattern of yin deficiency and external contraction, syndrome/pattern of yin deficiency with external contraction

阴虚痿 陰虚痿（いんきょい） yin deficiency flaccidity

阴虚血瘀证 陰虚血瘀証（いんきょけつおしょう） syndrome/pattern of yin deficiency and blood stasis

Y

阴虚阳浮　陰虚なれば陽浮す（いんきょなればようふす）　yin deficiency floating of yang

阴虚阳亢　陰虚陽亢（いんきょようこう）　yin deficiency with yang hyperactivity

阴虚阳亢证　陰虚陽亢証（いんきょようこうしょう）　syndrome/pattern of yin deficiency and yang hyperactivity

阴虚则热　陰虚則熱（いんきょそくねつ）　yin deficiency leading to heat

阴虚证　陰虚証（いんきょしょう）　yin deficiency syndrome/pattern

阴癣　陰癬（いんせん）　tinea inguinalis

阴血亏虚证　陰血虧虚証（いんけつききょしょう）　syndrome/pattern of yin-blood deficiency，yin-blood depletion syndrome/pattern

阴阳　陰陽（いんよう）　yin and yang，yin-yang

阴阳辨证　陰陽弁証（いんようべんしょう）　yin-yang syndrome differentia-tion/pattern identification

阴阳常阈　陰陽常閾（いんようじょういき）　normal threshold of yin and yang

阴阳毒　陰陽毒（いんようどく）　yin and yang toxin

阴阳对立　陰陽対立（いんようたいりつ）　opposition of yin and yang

阴阳乖戾　陰陽乖戻（いんようかいれい）　imbalance between yin and yang

阴阳互根　陰陽互根（いんようごこん）　mutual rooting of yin and yang，inter-dependence between yin and yang

阴阳交　陰陽交わる（いんようまじわる）　yin-yang interlocking

阴阳交感　陰陽交感（いんようこうかん）　interaction of yin and yang

阴阳俱虚　陰陽俱虚（いんようぐきょ）　deficiency of dual yin and yang

阴阳离决　陰陽離決（いんようりけつ）　dissociation of yin and yang

阴阳两虚　陰陽両虚（いんようりょうきょ）　dual deficiency of yin and yang，deficiency of both yin and yang

阴阳两虚证　陰陽両虚証（いんようりょうきょしょう）　syndrome/pattern of both yin and yang deficiency，syndrome/pattern of dual deficiency of yin and yang

阴阳偏盛　陰陽偏盛（いんようへんせい）　abnormal exuberance of yin or yang，relative excess of yin or yang

阴阳偏衰　陰陽偏衰（いんようへんすい）　abnormal debilitation of yin or yang

阴阳平衡　陰陽平衡（いんようへいこう）　yin-yang balance

阴阳胜复　陰陽勝復（いんようしょうふく）　alternation of excess and deficiency between yin and yang

阴阳失调　陰陽失調（いんようしっちょう）　yin-yang disharmony，dysfunction of yin and yang

Y

阴阳水　陰陽水（いんようすい）　yin-yang water，mixture of boiled and unboiled water

阴阳调和　陰陽調和（いんようちょうわ）　yin-yang harmony

阴阳消长　陰陽消長（いんようしょうちょう）　waning and waxing of yin and yang

阴阳学说　陰陽学説（いんようがくせつ）　yin-yang theory

阴阳易　陰陽易（いんようえき）　yin-yang transmission

阴阳转化　陰陽転化（いんようてんか）　yin-yang conversion，transformation between yin and yang

阴阳自和　陰陽自ら和す（いんようみずからわす）　spontaneous harmonization of yin and yang，reestablishment of yin-yang equilibrium

阴痒　陰痒（いんよう）　pruritus vulae，pudendal itching

阴液亏损　陰液虧損（いんえききそん）　yin-fluid consumption

阴易　陰易（いんえき）　yin transmission

阴脏　陰臓（いんぞう）　yin organs；subjects with constitution of yin hyperactivity

阴躁　陰躁（いんそう）　yin restlessness

阴证　陰証（いんしょう）　yin syndrome/pattern

阴证发斑　陰証発斑（いんしょうはつはん）　yin-syndrome with eruption

阴证伤寒　陰証傷寒（いんしょうしょうかん）　cold stroke with yin-syndrome

阴证似阳　陰証、陽に似る（いんしょう、ようににる）　yin-syndrome appearing as yang-syndrome

阴之绝阴　陰の絶陰（いんのぜついん）　absolute yin within yin

阴痔　陰痔（いんじ）　hysteroptosis，prolapse of uterus

阴中求阳　陰中求陽（いんちゅうきゅうよう）　treating yin for yang

阴中痛　陰中痛（いんちゅうつう）　pain of vulva

阴中隐阳　陰中に陽を隠す（いんちゅうにようをかくす）　yang concealed in yin

阴中之阳　陰中之陽（いんのなかのよう）　yang within yin

阴中之阴　陰中の陰（いんちゅうのいん）　yin within yin

阴肿　陰腫（いんしゅ）　swelling of vulva，pudendal swelling

阴纵　陰縦（いんじゅう）　priapism

茵陈蒿汤　茵陳蒿湯（いんちんこうとう）　Decoction of Herba Artemisiae Scopariae

茵陈五苓散　茵陳五苓散（いんちんごれいさん）　Powder of Herba Artemisiae Scopariae and Five Drugs with Poria

瘖　瘖（いん）　aphonia

Y

瘖痱　瘖痱（いんひ）　aphonia and paralysis

yín 银淫

银海精微　銀海精微（ぎんかいせいび）　*Essentials of Ophthalmology*

银翘败毒散　銀翹敗毒散（ぎんぎょうはいどくさん）　Antiinfective Powder of Flos Lonicerae and Fructus Forsythiae

银翘散　銀翹散（ぎんぎょうさん）　Powder of Flos Lonicerae and Fructus Forsythiae

银针　銀針（ぎんしん）　silver needle

淫气　淫気（いんき）　pathogenic qi

yǐn 引饮隐瘾

引火归原　引火帰原（いんかきげん）　returning fire to its origin，conducting fire back to its origin，treating kidney deficiency fire due to kidney yin deficiency with yin-nourishing drugs

引经报使　引経報使（いんけいほうし）　guiding action

引流法　引流法（いんりゅうほう）　drainage

引药　引薬（いんやく）　guiding drug

引血下行　引血下行（いんけつかこう）　guiding blood to flow downwards

引子　引子（しんし）　synergist

饮　飲（いん）　retained fluid，fluid retention；drink；decoction

饮家　飲家（いんか）　patient suffering from fluid-retention syndrome

饮酒中毒　飲酒中毒（いんしゅちゅうどく）　acute alcoholism

饮留胃肠证　飲留胃腸証（いんりゅういちょうしょう）　syndrome/pattern of fluid retained in stomach and intestine，syndrome/pattern of fluid retention in the stomach and intestine

饮片　飲片（いんぺん）　herbal pieces prepared for making decoction

饮食不当　飲食不当（いんしょくふとう）　improper diet

饮食劳倦　飲食労倦（いんしょくろうけん）　improper diet and over-tiredness

饮停心包证　飲停心包証（いんていしんぼうしょう）　pericardial fluid retention syndrome/pattern，syndrome/pattern of fluid retention in the pericardium

饮停胸胁证　飲停胸脇証（いんていきょうきょうしょう）　syndrome/pattern of fluid retained in chest and hypochondrium，syndrome/pattern of fluid retention in the chest and hypochondrium

饮痫　飲癇（いんかん）　epilepsy with abnormal appetite

Y

饮心痛　飲心痛（いんしんつう）　stomachache due to fluid retention in the stomach

饮证　飲証（いんしょう）　fluid retention syndrome/pattern

隐痛　隠痛（いんつう）　dull pain

隐性感传　隠性感伝（いんせいかんでん）　latent channel transmission

隐疹　隠疹（いんしん）　urticaria

瘾疹　隠疹（いんしん）　urticaria

yìn 荫

荫胎　蔭胎（いんたい）　stoppage of growth of fetus

YING 婴迎荥营瘿硬

yīng 婴

婴幼疮疡　嬰幼瘡瘍（えいようそうよう）　pyogenic infection of skin in infants

婴幼湿疹　小児湿疹（しょうじしっしん）　infantile eczema

yíng 迎荥营

迎风赤烂　迎風赤爛（げいふうせきらん）　marginal blepharitis

迎风冷泪　迎風冷涙（げいふうれいるい）　irritated epiphora with cold tear

迎风热泪　迎風熱涙（げいふうねつるい）　irritated epiphora with warm tear

迎随补泻　迎随補瀉（げいずいほしゃ）　directional reinforcement and reduction, directional supplementation and draining, reinforcing and reducing by puncturing along or against the direction of meridian respectively

荥穴　荥穴（えいけつ）　brook point, ying point

营出于中　営気は中焦でつくられる（えいきはちゅうしょうでつくられる）　nutrient qi coming out of middle energizer

营分　営分（えいぶん）　nutrient aspect/phase

营分证　営分証（えいぶんしょう）　nutrient aspect syndrome/pattern

营气　営気（えいき）　nutrient qi

营气不从　営気従わず（えいきしたがわず）　stagnation of nutrient qi

营气同病　営気同病（えいきどうびょう）　disease involving both the nutrient phase and qi phase

营卫　営衛（えいえい）　nutrient-defense, nutrient and defense

Y

营卫不和　营衛不和（えいえいふわ）　disharmony between nutrient and defen-
　　sive qi，nutrient-defense disharmony

营血　営血（えいけつ）　nutrient-blood，nutrient and blood

营阴耗损　営陰耗損（えいいんもうそん）　consumption of nutrient yin

营阴郁滞　営陰鬱滞（えいいんうったい）　nutrient yin depression，depressed
　　nutrient yin

yǐng 瘿

瘿　瘿（えい）　goiter

yìng 硬

硬膏　硬膏（こうこう）　plaster

YONG 痈涌

yōng 痈

痈　癰（よう）　carbuncle，abscess

痈疡剂　癰瘍剤（ようようざい）　formula for treating abscess and ulcer

yǒng 涌

涌痰醒脑　涌痰醒脳（ゆうたんせいのう）　waking up an unconscious patient
　　with emetics to induce vomiting of phlegm

涌吐法　涌吐法（ようとほう）　emetic therapy

涌吐风痰　涌吐風痰（ようとふうたん）　inducing vomiting of wind-phlegm

涌吐剂　涌吐剤（ようとざい）　emetic formula

涌吐禁例　涌吐禁例（ようときんれい）　case contraindicated for emetic therapy

涌吐痰涎　涌吐痰涎（ようとたんせん）　inducing vomiting of phlegm and saliva

涌吐药　涌吐薬（ようとやく）　emetic medicinal，emetics

YOU 忧由油疣游右幼

yōu 忧

忧　憂（ゆう）　anxiety，worry，melancholy

忧膈　憂膈（ゆうかく）　emotional dysphagia

忧伤肺　憂は肺を傷む（ゆうははいをいたむ）　anxiety impairing lung，worry impairing lung

yóu 由油疣游

由表入里　由表入裏（ゆうひょうにゅうり）　from exterior to interior

由里入表　由裏入表（ゆうりにゅうひょう）　from interior to exterior

油风　油風（ゆふう）　alopecia areata，pelade

油膏　油膏（ゆこう）　ointment

油汗　油汗（ゆかん）　oily sweating，sticky sweat

油灰指甲　油灰指甲（ゆかいしこう）　tinea unguium，onychomycosis

油捻灸　油捻灸（ゆじょうきゅう）　oil wick moxibustion

疣　疣（ゆう）　wart，verruca

疣目　疣目（ゆうめ）　wart eye，verruca vulgaris

游走痛　遊走痛（ゆうそうつう）　wandering pain

yòu 右幼

右病左取　右病左取（うびょうさしゅ）　treating the disease of the right side by needling the left side acupoints

右归丸　右帰丸（うきがん）　KidneyYang-Reinforcing Bolus

右归饮　右帰飲（うきいん）　KidneyYang-Reinforcing Decoction

右胁痛　右脇痛（うきょうつう）　right hypochondriac pain

幼科发挥　幼科発揮（ようかはっき）　*Elaboration on Pediatrics*

幼科铁镜　幼科鉄鏡（ようかてつきょう）　*Iron Mirror of Pediatrics*

幼幼集成　幼幼集成（ようようしゅうせい）　*Epitome of Pediatrics*

幼幼新书　幼幼新書（ようようしんしょ）　*A New Book of Pediatrics*

YU 瘀余鱼语玉郁育欲御

yū 瘀

瘀斑　瘀斑（おはん）　ecchymosis

瘀呃　瘀呃（おあく）　hiccup due to blood stasis

瘀热　瘀熱（おねつ）　stagnant heat

瘀肉攀睛　瘀肉攀睛（おにくはんせい）　pterygium

Y

瘀血　瘀血（おけつ）　static blood

瘀血犯头证　瘀血犯頭証（おけつはんずしょう）　syndrome/pattern of static blood invading head

瘀血腹痛　瘀血腹痛（おけつふくつう）　abdominal pain due to blood stasis

瘀血腰痛　瘀血腰痛（おけつようつう）　blood-stasis lumbago

瘀血郁滞　瘀血鬱滞（おけつうったい）　accumulation of blood stasis

瘀血痫　瘀血癇（おけつかん）　blood-stasis epilepsy

瘀阻胞宫证　瘀阻胞宫証（おそぼうきゅうしょう）　syndrome/pattern of static blood obstructing uterus

瘀阻脑络证　瘀阻脳絡証（おそのうらくしょう）　syndrome/pattern of static blood obstructing brain collateral

瘀阻胃络证　瘀阻胃絡証（おそいらくしょう）　syndrome/pattern of stasis in stomach collateral

yú 余鱼

余热未清证　余熱未清証（よねつみせいしょう）　residual heat syndrome/pattern

鱼翔脉　魚翔脈（ぎょしょうみゃく）　fish-swimming pulse，waving fish pulse

yǔ 语

语声低微　語声低微（ごせいていび）　faint low voice，feeble voice

语声重浊　語声、重濁す（ごせい、おもにごす）　deep and harsh voice，deep turbid voice

语言謇涩　言語謇渋（げんごけんじゅう）　sluggish speech

yù 玉郁育欲御

玉门　玉門（ぎょくもん）　vaginal orifice of virgin

玉女煎　玉女煎（ぎょくじょせん）　Decoction of Gypsum Fibrosum

玉屏风散　玉屏風散（ぎょくへいふうさん）　Jade-Screen Powder

玉翳浮满　玉翳浮満（ぎょくえいふまん）　nebula covering the cornea

玉真散　玉真散（ぎょくしんさん）　Marvellously Effective Powder

郁病　鬱病（うつびょう）　stagnation disease，depression disease

郁火　鬱火（うっか）　stagnant fire

郁冒　鬱冒（うつぼう）　depression and dizziness；blood syncope

郁热遗精　鬱熱遺精（うつねついせい）　spermatorrhea due to stagnated heat

Y

郁证　鬱証（うつしょう）　stagnation syndrome，depression syndrome

育阴潜阳　育陰潜陽（いくいんせんよう）　nourishing yin and suppressing excessive yang

欲传　欲伝（よくでん）　a tendency to transmit

欲合先离　合を欲すれば先に離す（ごうをほっすればさきにはなす）　reunion following separation

御药院　御薬院（ぎょやくいん）　Imperial Drugs Institution

YUAN 渊元原圆远

yuān 渊

渊疽　淵疽（えんそ）　subaxillary tuberculosis

yuán 元原圆

元气　元気（げんき）　original qi，source qi，primordial qi

元神之府　元神の府（げんじんのふ）　house of original spirit，brain

原机启微　原機啓微（げんきけいび）　*Revealing the Mystery of the Origin of Eye Diseases*

原络配穴　原絡配穴（げんらくはいけつ）　source-connecting point combination，source-collateral acupoint association

原气　原気（げんき）　original qi，source qi，primordial qi

原穴　原穴（げんけつ）　source point

圆癣　園癬（えんせん）　round tinea，tinea circinata

圆翳　園翳（えんい）　round nebula，senile cataract，cataract

圆翳内障　円翳内障（えんえいないしょう）　round nebula cataract，senile cataract

yuǎn 远

远痹　遠痹（えんぴ）　obstinate arthralgia

远部取穴　遠部取穴（えんぶしゅっけつ）　distant acupoint selection

远道刺　遠道刺（えんどうし）　distant needling

远道取穴　遠道取穴（えんどうしゅっけつ）　selection of distant point

远近配穴法　遠近配穴法（えんきんはいけつほう）　distal-proximal acupoint association

远血　遠血（えんけつ）　bleeding from distant part

YUE 月越

yuè 月越

月骨前脱位　月状骨脱臼（げつじょうこつだっきゅう）　lunate anterior dislocation

月经　月経（げっけい）　menstruation

月经病　月経病（げっけいびょう）　menstrual disease，menopathy

月经不调　月経不調（げっけいふちょう）　menstrual irregularities，irregular menstruation

月经过多　月経過多（げっけいかた）　hypermenorrhea，menorrhagia，profuse menstruation

月经过少　月経過少（げっけいかしょう）　hypomenorrhea，scanty menstruation

月经后期　月経後期（げっけいこうき）　delayed menstruation

月经涩少　月経渋少（げっけいじゅうしょう）　hypomenorrhea，scanty menstruation

月经先后无定期　不規則月経（ふきそくげっけい）　irregular menstruation cycle，menstruation at irregular intervals

月经先期　月経先期（げっけいせんき）　advanced menstruation，preceded menstrual cycle

月蚀疮　月蝕瘡（げっしょくそう）　external ear eczema

月事　月事（げっじ）　menstruation

月事不来　月経障害（げっけいしょうがい）　amenorrhea

月事色淡　月事の色、淡し（げっじのいろ、あわし）　light-colored menses

月水　月水（げっすい）　menstruation

月水不通　月水不通（げっすいふつう）　amenorrhea

月水过多　月経過多（げっけいかた）　hypermenorrhea，menorrhagia，profuse menstruation

月信　月経（げっけい）　menstruation

越婢汤　越婢湯（えっぴとう）　Edema-Relieving Decoction

越经传　越経伝（えっけいでん）　skip-over meridian transmission

越鞠丸　越鞠丸（えつきくがん）　Stagnancy-Relieving Pill

Y

YUN 云孕运晕熨

yún 云

云雾移睛 雲霧移睛（うんむいせい） fog moving before eyes，vitreous opacity

云翳 雲翳（うんえい） nebula

yùn 孕运晕熨

孕悲 孕悲（ようひ） hysteria during pregnancy

孕妇忌用 孕婦忌用（ようふきよう） contraindication in pregnancy

运脾 運脾（うんぴ） activating spleen

运气同化 運気同化（うんきどうか） assimilation of circuit and qi

运气胁痛 運気脇痛（うんききょうつう） hypochondriac pain due to epidemic disease

运气学说 運気学説（うんきがくせつ） doctrine on five elements motion and six kinds of natural factors

运针 運針（うんしん） needling manipulation，needle manipulation

晕针 暈針（うんしん） fainting during acupuncture

熨法 うつ法（うつほう） hot medicated compress，hot medicinal compress

熨剂 うつ剤（うつざい） hot-compress preparation

熨药 うつ薬（うつやく） medicinal for hot compress，hot-compress drugs

Y

Z

ZA 杂

zá 杂

杂病　雑病（ざつびょう）　miscellaneous disease

ZAI 再

zài 再

再传　再伝（さいでん）　repeated transmission，re-transmission
再经　再経（さいけい）　transmission from one meridian/channel to the next，transmitting to another meridian
再造散　再造散（さいぞうさん）　Rehabilitation Powder，Re-Creation Powder

ZAN 赞

zàn 赞

赞刺　賛刺（さんし）　repeated shallow needling

ZANG 脏

zàng 脏

脏　臓（ぞう）　zang-organ，viscus
脏毒　臓毒（ぞうどく）　dysentery；blood stool；perianal abscess
脏毒便血　臓毒便血（ぞうどくべんけつ）　bloody stool caused by toxic heat in the stomach and intestines
脏腑　臓腑（ぞうふ）　zang-fu organs，viscera and bowels，viscera
脏腑辨证　臓腑弁証（ぞうふべんしょう）　visceral syndrome differentiation/pattern identification，zang-fu organ syndrome differentiation/pattern identification

脏腑辨证取穴法　臓腑弁証取穴法（ぞうふべんしょうしゅけつほう）　acupoint selection according to zang-fu syndromes

脏腑传变　臓腑転変（ぞうふてんへん）　transmission among zang-fu organs

脏腑兼病辨证　臓腑兼病弁証（ぞうふけんびょうべんしょう）　syndrome differentiation/pattern identification of combined zang-fu diseases

脏腑相合　臓腑は相合す（ぞうふはあいあいす）　zang-fu association

脏腑之气　臓腑の気（ぞうふのき）　qi of zang-fu organs

脏寒　臓寒（ぞうかん）　cold syndrome in infants；deficiency-cold syndrome of spleen and stomach

脏结　臓結（ぞうけつ）　yin-cold accumulation in viscera；mass due to accumulation of pathogenic factors

脏厥　臓厥（ぞうけつ）　cold limb due to yang qi deficiency of zang organs

脏象　臓象（ぞうしょう）　visceral manifestation

脏躁　臓躁（ぞうそう）　visceral agitation，hysteria

脏真　臓真（ぞうしん）　normal genuine qi of zang-organs

脏结　臓結（ぞうけつ）　visceral accumulation, visceral constipation, visceral bind

脏厥　臓厥（ぞうけつ）　visceral reversal, visceral syncope

ZAO 早燥

zǎo 早

早泄　早泄（そうせつ）　premature ejaculation

zào 燥

燥　燥（そう）　dryness

燥毒　燥毒（そうどく）　dryness toxin

燥火眩晕　燥火眩暈（そうかげんうん）　dizziness caused by pathogenic dryness-fire

燥剂　燥剤（そうざい）　dry formula

燥结　燥結（そうけつ）　dryness accumulation

燥痉　燥痙（そうけい）　convulsive seizure due to dryness

燥可胜湿　燥は湿を勝つ可し（そうはしつをかつべし）　Dampness may be removed by dry-natured drugs.

燥裂苔　燥裂苔（そうれつたい）　dry and cracked coating，dry and cracked fur

燥气　燥気（そうき）　dryness qi, dry qi

燥气伤肺　燥気、肺を傷める（そうき、はいをいためる）　dry qi damaging the lung, impairment of the lung by dryness

燥热　燥熱（そうねつ）　dryness-heat

燥热伤肺　燥熱傷肺（そうねつしょうはい）　dryness-heat damaging lung

燥热痿　燥熱痿（そうねつい）　dryness-heat flaccidity

燥热邪气　燥熱邪気（そうねつじゃき）　pathogenic dryness-heat

燥胜则干　燥が勝れば則ち乾（そうがまされればすなわちかん）　domination of dryness causing dry symptom

燥湿　燥湿（そうしつ）　drying dampness

燥湿化痰　燥湿化痰（そうしつかたん）　drying dampness and resolving phlegm, drying dampness to resolve phlegm

燥湿健脾　燥湿健脾（そうしつけんひ）　drying dampness and invigorating the spleen, drying dampness to fortify the spleen

燥湿杀虫　燥湿殺虫（そうしつさっちゅう）　drying dampness and killing parasites

燥苔　燥苔（そうたい）　dry coating, dry fur

燥痰证　燥痰証（そうたんしょう）　dry-phlegm syndrome/pattern

燥邪犯肺证　燥邪犯肺証（そうじゃはんはいしょう）　syndrome/pattern of dryness invading lung

燥者濡之　燥する者は之を濡らす（そうするものはこれをぬらす）　treating dryness with moistening

ZEI 贼

zéi 贼

贼风　賊風（ぞくふう）　pathogenic wind

ZENG 增

zēng 增

增液承气汤　増液承気湯（ぞうえきしょうきとう）　Fluid-Increasing and Qi-Sustaining Decoction

增液润下　增液潤下（ぞうえきじゅんげ）　promoting body fluid production to relax bowels

增液汤　增液湯（ぞうえきとう）　Fluid-Increasing Decoction

增液泻下　增液瀉下（ぞうえきしゃげ）　purgation by promoting fluid production

ZHA 乍痄

zhà 乍痄

乍疏乍数　乍疏乍数（さそささく）　irregularity of pulse beat

痄腮　痄腮（ささい）　mumps

ZHAN 谵战

zhān 谵

谵妄　譫妄（せんもう）　delirium

谵语　譫語（せんご）　delirious speech

zhàn 战

战汗　戦汗（せんかん）　shiver sweating，chills with perspiration

ZHANG 张掌胀障瘴

zhāng 张

张氏医通　張氏医通（ちょうしいつう）　*Zhang's Treatise on General Medicine*

zhǎng 掌

掌骨伤　掌骨傷（しょうこつしょう）　metacarpal bone fracture

掌推法　掌推法（しょうすいほう）　palm-pushing manipulation

掌心毒　掌心毒（しょうしんどく）　palm pustule

掌心风　掌心風（しょうしんふう）　tinea palmae

掌指关节脱位　MP 関節脱臼骨折（MP かんせつだっきゅうこっせつ）　metacarpophalangeal dislocation

Z

zhàng 胀障瘴

胀后产　脹後産（ちょうごさん）　occipitoposterior presentation
胀痛　脹痛（ちょうつう）　distending pain
障　障（しょう）　vision obstruction，visual disturbance
瘴毒　瘴毒（しょうどく）　miasmic toxin
瘴疟　瘴瘧（しょうぎゃく）　miasmic malaria，malignant malaria

ZHE 折

zhé 折

折髀　折髀（せつひ）　severe thigh pain
折骨手法　折骨手法（せっこつしゅほう）　osteoclasis
折疡　折瘍（せつよう）　infection-complicated fracture
折针　折針（せっしん）　breaking of needle

ZHEN 针真诊疹振镇震

zhēn 针真

针拨内障　針撥内障（しんはつないしょう）　couching with needle
针刺补泻　針刺補瀉（しんしほしゃ）　reinforcing and reducing in acupuncture therapy
针刺感应　針刺感応（しんしかんのう）　needling response
针刺后遗症　針刺後遺感（しんしこういかん）　needling after-effect
针刺角度　針刺角度（しんしかくど）　needle insertion angle
针刺镇痛　針刺鎮痛（しんしちんつう）　acupuncture analgesia
针刀医学　針刀医学（しんとういがく）　acupotomy
针感　針感（しんかん）　needling sensation，acupuncture sensation，acu-esthesia
针剂　針剤（しんざい）　injection
针灸　針灸（しんきゅう）　acupuncture and moxibustion
针灸大成　針灸大成（しんきゅうたいせい）　*Great Compendium of Acupuncture and Moxibustion*
针灸甲乙经　針灸甲乙経（しんきゅうこうおつきょう）　*A-B Classic of Acupuncture and Moxibustion*

针灸聚英　針灸聚英（しんきゅうしゅうえい）　*Essentials of Acupuncture and Moxibustion*

针灸师　針灸師（しんきゅうし）　acupuncturist

针灸铜人　針灸銅人（しんきゅうどうじん）　bronze acupuncture figure

针灸学　針灸学（しんきゅうがく）　acupuncture and moxibustion

针灸治疗学　針灸治療学（しんきゅうちりょうがく）　acupuncture and moxibustion therapy

针灸资生经　針灸資生経（しんきゅうしせいきょう）　*Life-Saving Acupuncture-Moxibustion Classic*

针具　針具（しんぐ）　needling instrument

针烙　針烙（しんらく）　cautery therapy with heated needle

针麻　針麻（しんま）　acupuncture anesthesia

针麻诱导　針麻誘導（しんまゆうどう）　acupuncture anesthesia induction

针麻原理　針麻原理（しんまげんり）　mechanism of acupuncture anesthesia

针石　針石（しんし）　needling stone

针挑疗法　針挑療法（しんちょうりょうほう）　needle-pricking therapy

针压法　針圧法（しんあつほう）　needle-pressing therapy

针眼　針眼（しんがん）　hordeolum, stye, sty

真寒假热　真寒仮熱（しんかんかねつ）　true cold with false heat, cold syndrome with pseudo-heat manifestations

真寒假热证　真寒仮熱証（しんかんかねつしょう）　syndrome/pattern of true cold with false heat

真睛破损　真睛破損（しんせいはそん）　ruptured wound of eyeball, perforated wound of eyeball

真气　真気（しんき）　genuine qi

真热假寒　真熱仮寒（しんねつかかん）　true heat with false cold, heat syndrome with pseudo-cold symptom

真热假寒证　真熱仮寒証（しんねつかかんしょう）　syndrome/pattern of true heat with false cold

真实假虚　真実仮虚（しんじつかきょ）　true excess/sthenia with false deficiency/asthenia, excess/sthenia syndrome with pseudo-deficiency symptoms

真实假虚证　真実仮虚証（しんじつかきょしょう）　syndrome/pattern of true excess with false deficiency

真头痛　真頭痛（しんずつう）　real headache, unendurable headache

真武汤　真武湯（しんぶとう）　Decoction for Strengthening SpleenYang

Z

真心痛　真心痛（しんしんつう）　real heart pain，angina pectoris

真虚假实　真虚仮実（しんきょかじつ）　true deficiency with false excess，deficiency syndrome with pseudo-excess symptoms

真虚假实证　真虚仮実証（しんきょかじつしょう）　syndrome/pattern of true deficiency with false excess

真眩晕　真眩暈（しんげんうん）　rotary vertigo

真牙　真牙（しんが）　wisdom tooth

真脏脉　真臓脈（しんぞうみゃく）　visceral exhaustion pulse，zang-exhaustion pulse

真脏色　真臓色（しんぞうしょく）　true visceral color，zang-organ exhaustion complexion

zhěn 诊疹

诊尺肤　尺膚診（しゃくふしん）　palpation of forearm skin，cubit skin examination

诊法　診法（しんぽう）　diagnostic method

诊家枢要　診家枢要（しんかすうよう）　*Essentials for Diagnosticians*

诊脉　診脈（しんみゃく）　pulse feeling

诊胸腹　診胸腹（しんきょうふく）　palpation of chest and abdomen

诊虚里　診虚里（しんきょり）　palpation of cardiac apex，apical impulse examination

诊指纹　診指紋（しんしもん）　inspection of finger venules

疹　疹（しん）　rash，eruption

疹毒　疹毒（しんどく）　toxic symptom in measles

疹痨　疹痨（しんろう）　consumptive disease following measles

疹气　疹気（しんき）　string-shaped mass in the abdomen

zhèn 振镇震

振法　振法（しんほう）　vibrating manipulation

镇肝息风　鎮肝熄風（ちんかんそくふう）　settling liver and extinguishing wind，settling liver to extinguish wind

镇肝熄风汤　鎮肝熄風湯（ちんかんそくふうとう）　Liver Wind-Tranquilizing Decoction

镇惊　鎮驚（ちんきょう）　calming fright，relieving convulsion

镇惊安神　鎮驚安神（ちんきょうあんしん）　calming fright and tranquilizing mind，calming fright to tranquilize mind

镇惊安神药　鎮驚安神薬（ちんきょうあんしんやく）　medicinal for relieving convulsion and tranquilizing mind

镇痉止抽　鎮痙止抽（ちんけいしちゅう）　relieving convulsion and stopping tremor

镇静安神　鎮静安神（ちんせいあんしん）　tranquilizing the mind

镇静解痉　鎮静解痙（ちんせいかいけい）　tranquilizing to relieve muscle spasm

镇摄肾气　鎮摂腎気（ちんせつじんき）　consolidating and astringing kidney qi

镇心安神　鎮心安神（ちんしんあんしん）　setting heart and calming mind，setting heart to calm mind

震颤法　震顫法（しんせんほう）　trembling method

ZHENG 怔睁蒸癥整正证

zhēng 怔睁蒸癥

怔忡　怔忡（せいちゅう）　severe palpitation，fearful throbbing

睁光瞎　睁光瞎（せいこうかつ）　blindness without abnormal appearance of eyes

蒸　蒸（じょう）　steaming

蒸露　蒸露（じょうろ）　distillation

蒸乳　蒸乳（じょうにゅう）　galactostasis

蒸乳发热　蒸乳発熱（じょうにゅうはつねつ）　galactostasis with fever

蒸药　蒸薬（じょうやく）　steaming the medicinal herbs

蒸灼神水　蒸灼神水（じょうしゃくしんすい）　aqueous humor impaired by pathogenic fire

癥　癥（び）　definite abdominal lump

癥瘕　癥瘕（ちょうか）　abdominal lump，mass in the abdomen

癥疝　癥疝（ちょうせん）　protuberance of abdomen

zhěng 整

整体观念　整体観念（せいたいかんねん）　concept of holism，holism

zhèng 正证

正常脉象　正常脈象（せいじょうみゃくしょう）　normal pulse condition

Z

正常舌象　正常舌象（せいじょうぜっしょう）　normal tongue manifestation

正骨　正骨（せいこつ）　bone-setting；ulna

正骨八法　正骨八法（せいこつはっぽう）　eight manipulations for bone-setting

正骨手法　正骨手法（せいこつしゅほう）　bone-setting manipulation

正经　正経（せいけい）　regular meridian/channel，main meridian

正门　正門（せいもん）　lips

正疟　正瘧（せいぎゃく）　ordinary malaria

正气　正気（せいき）　healthy qi，body resistance

正色　正色（せいしょく）　normal skin color

正水　正水（せいすい）　typical edema，regular edema

正体类要　正体類要（せいたいるいよう）　*Classification and Treatment of Traumatic Diseases*

正邪　正邪（せいじゃ）　healthy qi and pathogenic qi，regular pathogen

正邪分争　正邪分争（せいじゃぶんそう）　struggle between healthy qi and pathogenic qi

正邪相争　正邪相争（せいじゃそうそう）　struggle between healthy qi and pathogenic qi

正虚邪实　正虚邪実（せいきょじゃじつ）　deficiency of genuine qi and excess of pathogenic factor

正阳阳明　正陽陽明（せいようようめい）　yang brightness disease due to direct attack

正治　正治（せいじ）　routine treatment

证　証（しょう）　syndrome，pattern

证候　証候（しょうこう）　symptom and sign，syndrome/pattern

证候错杂　証候錯雑（そうこうさくざつ）　intermingling syndrome/pattern manifestation

证候相兼　証候相兼（そうこうそうけん）　concurrent syndrome/pattern manifestation

证候真假　証候真偽（そうこうしんぎ）　true-false of syndrome/pattern manifestation

证类本草　証類本草（しょうるいほんぞう）　*Classified Materia Medica*

证治准绳　証治準縄（しょうじじゅんじょう）　*Standards of Syndrome Differentiation and Treatment*

证型　証型（しょうけい）　syndrome/pattern type

ZHI 支知栀脂直植跖止枳指趾至制治灸滞

zhī 支知栀脂

支饮　支飲（しいん）　thoracic fluid retention

知柏地黄丸　知柏地黄丸（ちはくじおうがん）　Pill of Rhizoma Anemarrhenae，Cortex Phellodendri and Radix Rehmanniae

栀子柏皮汤　栀子柏皮湯（ししはくひとう）　Decoction of Fructus Gardeniae and Cortex Phellodendron

栀子豉汤　栀子豉湯（しししとう）　Decoction of Fructus Gardeniae and Semen Sojae Praeparatum

栀子甘草豉汤　栀子甘草豉湯（ししかんぞうしとう）　Decoction of Fructus Gardeniae，Radix et Rhizoma Glycyrrhizae and Semen Sojae Praeparatum

栀子厚朴汤　栀子厚朴湯（ししこうぼくとう）　Decoction of Fructus Gardeniae and Cortex Magnoliae Officinalis

栀子生姜汤　栀子生薑湯（しししょうきょうとう）　Decoction of Fructus Gardeniae and Rhizoma Zingiberis Recens

脂瘤　脂瘤（しりゅう）　sebaceous cyst

zhí 直植跖

直刺　直刺（ちょくし）　perpendicular insertion，perpendicular needling

直接灸　直接灸（ちょくせつきゅう）　direct moxibustion

直针刺　直針刺（ちょくしんし）　direct subcutaneous needling

直中三阴　直中三陰（じきちゅうさんいん）　direct attack on three yin meridians

植物名实图考　植物名実図考（しょくぶつめいじつずこう）　*An Illustrated Book of Plants*

植物名实图考长编　植物名実図考長編（しょくぶつめいじつずこうちょうへん）　*A Rich Compilation of Plants with Illustrations*

跖跗关节脱位　リスフラン関節脱臼骨折（りすふらんかんせつだっきゅうこっせつ）　tarsometatarsal joint dislocation

跖骨骨折　中足骨骨折（ちゅうそくこつこっせつ）　fracture of metatarsus

跖痛症　中足骨痛（ちゅうそくこつつう）　metatarsal pain

跖疣　跖疣（せきゆう）　plantar wart，verruca plantaris

Z

zhǐ 止枳指趾

止痉散 止痙散（しけいさん） Spasmolytic Powder

止咳化痰 止咳化痰（しがいかたん） relieving cough and reducing sputum

止咳平喘 止咳平喘（しがいへいぜん） relieving cough and asthma

止渴 止渇（しかつ） quenching thirst

止嗽散 止嗽散（しそうさん） Cough-Relieving Powder

止痛 止痛（しつう） analgesia

止呕 止嘔（しおう） arresting vomiting

止息 止息（しそく） pause of breathing

止血 止血（しけつ） hemostasis

止血敛疮 止血斂瘡（しけつれんそう） arresting bleeding and treating cutaneous pyogenic infection

止血收口 止血収口（しけつしゅうこう） arresting bleeding and promoting healing

止血行瘀 止血行瘀（しけつぎょうお） arresting bleeding and removing blood stasis

止血药 止血薬（しけつやく） hemostatic medicinal

止痒 止痒（しよう） relieving itching

枳实导滞丸 枳実導滞丸（きじつどうたいがん） Stagnancy-Removing Pill of Fructus Aurantii Immaturus

枳实消痞丸 枳実消痞丸（きじつしょうひがん） Stuffiness-Relieving Pill of Fructus Aurantii Immaturus

枳实薤白桂枝汤 枳実薤白桂枝湯（きじつがいはくけいしとう） Decoction of Fructus Aurantii Immaturus，Bulbus Allii Macrostemi and Ramulus Cinnamomi

枳术汤 枳朮湯（きじゅつとう） Decoction of Fructus Aurantii Immaturus and Rhizoma Atractylodis Macrocephalae

指寸定位法 指寸定位法（しすんていいほう） location of point by finger-cun measurement，location of point by finger-inch measurement

指疔 指疔（しちょう） felon，whitlow

指法 指法（しほう） finger technique

指目 指目（しもく） feeling pulse with finger tips，pulse-taking with finger-tips

指切进针法 指切進針法（しせつしんしんぽう） fingernail-pressing needle inserting/insertion

指纹诊法 指紋診断（しもんしんだん） examination of finger venules

指压法　指圧法（しあつほう）　finger-pressing method

指压麻醉　指圧麻酔（しあつますい）　finger-pressing anesthesia

指压行气法　指圧行気法（しあつぎょうきほう）　conducting qi by pressing with finger

趾疗　趾疔（しちょう）　toe boil

趾骨伤　趾骨傷（しこつしょう）　phalangeal fracture

zhì 至制治炙滞

至宝丹　至宝丹（しほうたん）　Treasured Bolus

至虚有盛侯　至虚有盛侯（しきょゆうせいこう）　presence of excess in extreme deficiency/asthenia

制化　制化（せいか）　restriction and generation, inhibition and generation

制霜　製霜（せいそう）　crystallizing or powdering

治病求本　治病求本（ちびょうきゅうほん）　causative treatment

治风化痰　治風化痰（ちふうかたん）　calming wind and eliminating phlegm

治风剂　治風剤（ちふうざい）　wind-relieving formula, wind-dispelling formula

治骨手法　治骨手法（ちこつしゅほう）　bone-setting manipulation

治寒以热　熱を以って寒を治す（ねつをもってかんをなおす）　treating cold syndrome with hot-natured drugs

治筋手法　治筋手法（ちきんしゅほう）　manipulation for soft tissue injury

治痢止血　治痢止血（ちりしけつ）　treating dysentery and relieving hematochezia

治求其属　治にはその属を求む（ちにはそのぞくをもとむ）　treating disease according to its nature

治热以寒　寒を以って熱を治す（かんをもってねつをなおす）　treating heat syndrome with cold-natured drugs

治未病　未病を治す（みびょうをなおす）　treating disease before its onset, preventive treatment

治削　治削（じさく）　purifying and cutting

治燥剂　治燥剤（ちそうざい）　dryness-relieving formula, dryness-treating formula

炙　炙（しゃ）　stir-frying with liquid adjuvant, stir-bake with adjuvant

炙甘草汤　炙甘草湯（しゃかんぞうとう）　Decoction of Radix et Rhizoma Glycyrrhizae Praeparata

滞下　滞下（たいげ）　dysentery

滞颐　滞頤（たいい）　infantile slobbering

滞针　滞針（たいしん）　sticking of needle

ZHONG 中肿中重

zhōng 中

中草药　中草薬（ちゅうそうやく）　Chinese herbal medicine

中成药学　中成薬学（ちゅうせいやくがく）　Chinese patent medicine

中工　中工（ちゅうこう）　middle-level TCM physician/practitioner

中国成药　中国成薬（ちゅうごくせいやく）　Chinese patent medicine

中国药学大辞典　中国薬学大辞典（ちゅうごくやくがくだいじてん）
Dictionary of Chinese Pharmacy

中国医学大辞典　中国医学大辞典（ちゅうごくいがくだいじてん）
Dictionary of Chinese Medicine

中国医学史　中国医学史（ちゅうごくいがくし）　*History of Chinese Medicine*

中国针灸学概要　中国針灸学概要（ちゅうごくしんきゅうがくがいよう）
An Outline of Chinese Acupuncture and Moxibustion

中寒　中寒（ちゅうかん）　cold stroke, direct cold attack; cold in the middle

中寒证　中寒証（ちゅうかんしょう）　internal cold syndrome/pattern, syndrome/pattern of cold in the middle

中焦　中焦（ちゅうしょう）　middle energizer

中焦病证　中焦病証（ちゅうしょうびょうしょう）　middle-energizer syndrome/pattern, middle energizer disease syndrome/pattern

中焦如沤　中焦は漚の如く（ちゅうしょうはおうのごとく）　middle energizer like a fermentor, middle energizer resembling a fermentation tun

中焦湿热证　中焦湿熱証（ちゅうしょうしつねつしょう）　middle-energizer dampness heat syndrome/pattern

中焦主化　中焦主化（ちゅうしょうしゅか）　middle energizer governing trans-formation/digestion

中满　中満（ちゅうまん）　abdominal distension

中气　中気（ちゅうき）　middle qi

中气下陷　中気下陥（ちゅうきげかん）　sinking of middle qi, sunken middle qi

中石疽　中石疽（ちゅうせきそ）　indurated mass between the waist and hip

中食　中食（ちゅうしょく）　crapulous syncope

中西汇通派　中西匯通派（ちゅうせいかいつうは）　school of integration of Chinese and Western medicine

中西汇通医经精义　中西匯通医経精義（ちゅうせいかいつういきょうせい

Z

ぎ） *Essence of Medical Classics on the Integration of Chinese and Western Medicine*

中消　中消（ちゅうしょう）　middle consumptive thirst，middle wasting-thirst

中药　中薬（ちゅうやく）　Chinese materia medica，Chinese medicinal

中药催醒剂　中薬催醒剤（ちゅうやくさいせいざい）　herbal analeptic

中药大辞典　中薬大辞典（ちゅうやくだいじてん）　*Dictionary of Chinese Herbal Medicine*

中药性能　中薬性能（ちゅうやくせいのう）　properties and actions of Chinese medicinal

中药学　中薬学（ちゅうやくがく）　Chinese materia medica，Chinese pharmacy，traditional Chinese pharmacy

中药药剂学　中薬薬剤学（ちゅうやくやくざいがく）　Chinese medicinal pharmaceutics，pharmaceutics of Chinese medicine

中药药理学　中薬薬理学（ちゅうやくやくりがく）　Chinese medicinal pharmacology，pharmacology of Chinese medicine

中药志　中薬誌（ちゅうやくし）　*Records of Chinese Herbal Medicines*

中药制剂分析　中薬製剤分析（ちゅうやくせいざいぶんせき）　analysis of Chinese pharmaceutical preparation

中医　中医（ちゅうい）　Chinese medicine；physician/doctor of Chinese medicine

中医儿科学　中医小児科学（ちゅういしょうにかがく）　Chinese pediatrics，pediatrics of Chinese medicine

中医耳鼻喉科学　中医耳鼻咽喉科学（ちゅういじびいんこうかがく）　Chinese otorhinolaryngology，otorhinolaryngology of Chinese medicine

中医妇科学　中医婦人科学（ちゅういふじんかがく）　Chinese gynecology，gynecology of Chinese medicine

中医肛肠病学　中医肛腸病学（ちゅういこうちょうびょうがく）　Chinese proctology，proctology of Chinese medicine

中医各家学说　中医各家学説（ちゅういかくかがくせつ）　various schools of traditional Chinese medicine

中医骨伤科学　中医骨傷科学（ちゅういこつしょうかがく）　Chinese orthopedics and traumatology，orthopedics and traumatology of Chinese medicine

中医护理学　中医看護学（ちゅういかんごがく）　Chinese nursing，traditional Chinese nursing

中医护士　中医看護師（ちゅういかんごし）　nurse of Chinese medicine

中医基础理论　中医基礎理論（ちゅういきそりろん）　basic theory of Chinese

Z

medicine，basic theory of traditional Chinese medicine

中医急诊学　中医急診学（ちゅういきゅうしんがく）　Chinese emergency medicine

中医康复学　中医康復学（ちゅういこうふくがく）　rehabilitation of Chinese medicine，traditional Chinese rehabilitation

中医名词术语选释　中医名詞術語選釈（ちゅういめいしじゅつごせんやく）　*Selected Annotation of Traditional Chinese Medical Terms*

中医内科学　中医内科学（ちゅういないかがく）　Chinese internal medicine

中医皮肤病学　中医皮膚病学（ちゅういひふびょうがく）　Chinese dermatology，dermatology of Chinese medicine

中医师　中医師（ちゅういし）　physician/doctor of Chinese medicine

中医食疗学　中医食療学（ちゅういしょくりょうがく）　diet therapy of Chinese medicine

中医外科学　中医外科学（ちゅういげかがく）　Chinese external medicine，surgery of Chinese medicine

中医文献学　中医文献学（ちゅういぶんけんがく）　Chinese medical literature

中医学　中医学（ちゅういがく）　Chinese medicine，traditional Chinese medicine TCM

中医学概论　中医学概論（ちゅういがくがいろん）　an outline of traditional Chinese medicine

中医眼科学　中医眼科学（ちゅういがんかがく）　Chinese ophthalmology，ophthalmology of Chinese medicine

中医养生学　中医養生学（ちゅういようじょうがく）　Chinese health preservation，traditional Chinese life nurturing

中医药膳学　中医薬膳学（ちゅういやくぜんがく）　medicated diet of Chinese medicine

中医医案　中医医案（ちゅういいあん）　case records of Chinese medicine

中医医史学　中医医史学（ちゅういいしがく）　history of Chinese medicine

中医诊断学　中医診断学（ちゅういしんだんがく）　diagnostics of Chinese medicine

中燥则渴　中燥ならば口が渇く（ちゅうそうならばくちがかわく）　middle dryness leading to thirst

中燥增液　中燥増液（ちゅうそうぞうえき）　increasing fluid for treating middle dryness

中指同身寸　中指同身寸（ちゅうしどうしんすん）　middle finger length cun，middle finger cun

zhǒng 肿

肿毒 腫毒（しゅどく） pyogenic infection

肿疡 腫瘍（しゅよう） swollen sore, early stage of pyogenic skin infection

肿胀 腫脹（しゅちょう） swelling; generalized edema with abdominal distension

肿胀舌 腫脹舌（しゅちょうぜつ） swollen tongue

zhòng 中重

中恶 中悪（ちゅうあく） attack of noxious factor, affection of pestilent factors

中风 中風（ちゅうふう） wind stroke, apoplexy

中风闭证 中風閉証（ちゅうふうへいしょう） wind-stroke block syndrome/pattern

中风病 中風病（ちゅうふうびょう） wind stroke, apoplexy

中风不语 中風不語（ちゅうふうふご） apoplexy with aphasia

中风后遗症 中風後遺症（ちゅうふうこういしょう） sequelae of wind stroke

中风昏迷 中風昏迷（ちゅうふうこんめい） apoplectic coma

中风脱证 中風脱証（ちゅうふうだっしょう） wind-stroke collapse syndrome/pattern

中腑 中腑（ちゅうふ） apoplexy involving fu-organs, bowel stroke

中寒 中寒（ちゅうかん） cold in the middle, cold stroke, direct cold attack

中经 中経（ちゅうけい） apoplexy involving channels, meridian stroke

中络 中絡（ちゅうらく） apoplexy involving collaterals, collateral stroke

中湿 中湿（ちゅうしつ） dampness stroke

中暑 中暑（ちゅうしょ） summerheat stroke, heatstroke

中暑虚脱 中暑虚脱（ちゅうしょきょだつ） heat exhaustion, heat prostration

中暑眩晕 中暑眩暈（ちゅうしょげんうん） summerheat dizziness

中脏 中臓（ちゅうぞう） apoplexy involving zang-organs, visceral stroke

重剂 重剤（じゅうざい） heavy formula/prescription

重可去怯 重は怯を去る可し（じゅうはきょうをさるべし） Mental disorder may be cured with sedatives of heavy weight.

重痛 重痛（じゅうつう） heavy pain, severe pain

重镇安神 重鎮安神（じゅうちんあんしん） tranquilizing mind with heavy sedatives

重镇安神药 重鎮安神薬（じゅうちんあんしんやく） settling tranquilizer

Z

ZHOU 舟周

zhōu 舟周

舟楫之剂　舟楫之剤（しゅうしゅうのざい）　up-floating medicine
舟车丸　舟車丸（しゅうしゃがん）　Ascites-Relieving Pill
周痹　周痺（しゅうひ）　general arthralgia

ZHOU 肘

zhǒu 肘

肘后备急方　肘後備急方（ちゅうごびきゅうほう）　*A Handbook of Prescriptions for Emergencies*
肘痈　肘癰（ちゅうよう）　elbow carbuncle

ZHU 诸猪术竹逐主煮助注疰

zhū 诸猪

诸病源候论　諸病源候論（しょびょうげんこうろん）　*Treatise on Pathogenesis and Manifestation of Diseases*
诸窍出血　諸竅出血（しょきょうしゅっけつ）　bleeding from head orifices
诸痫瘖　諸癇瘖（しょかんいん）　post-epileptic attack aphonia
诸阳之会　諸陽の会（しょようのえ）　confluence of all yang meridians
猪苓汤　猪苓湯（ちょれいとう）　Polyporus Decoction

zhú 术竹逐

术附汤　朮附湯（じゅつぶとう）　Decoction of Rhizoma Atractylodis Macrocephalae and Radix Aconiti Lateralis Praeparata
竹罐　竹罐（ちくかん）　bamboo cup
竹叶柳蒡汤　竹葉柳蒡湯（ちくようりゅうぼうとう）　Decoction of Herba Lophatheri，Cacumen Tamaricis and Fructus Arctii
竹叶石膏汤　竹葉石膏湯（ちくようせきこうとう）　Decoction of Herba Lophatheri and Gypsum Fibrosum

Z

逐寒开窍　逐寒開竅（ちくかんかいきょう）　eliminating cold-phlegm for resuscitation

逐水除痰　逐水除痰（ちくすいじょたん）　dispelling retained water and eliminating phlegm

逐水　逐水（ちくすい）　reducing edema by hydragogue

zhǔ 主煮

主客　主客（しゅきゃく）　dominant and subordinate qi；normal and changeable pulses

主客原络配穴法　原絡配穴法（げんらくはいけつほう）　host-guest source-connecting point combination

主气　気を主る（きをつかさどる）　dominant qi

主色　主色（しゅしょく）　normal individual complexion，governing complexion

主升发　昇発を主る（しょうはつをつかさどる）　liver governing rise and dispersion

主运　運を主る（うんをつかさどる）　domination in circuit by element qi

煮　煮（しゃ）　decocting

煮罐法　煮罐法（しゃかんほう）　cup-boiling method

zhù 助注疰

助阳解表　助陽解表（じょようかいひょう）　restoring yang and relieving exterior syndrome

注解伤寒论　注解傷寒論（ちゅうかいしょうかんろん）　*Annotations of Treatise on Exogenous Febrile Diseases*

注下赤白　注下赤白（ちゅうかせきはく）　dysentery with pus and blood

注泄　注泄（ちゅうせつ）　watery diarrhea

注心痛　注心痛（ちゅうしんつう）　angina pectoris

疰夏　疰夏（しゅか）　summer non-acclimatization

ZHUAN 转

zhuǎn 转

转胞　転胞（てんぽう）　bladder colic and pregnant dysuria，shifted bladder

转豆脉　転豆脈（てんとうみゃく）　bean-rolling pulse，spinning bean pulse

转矢气　転失気（てんしき）　passing of flatus

转筋　転筋（てんきん）　spasm

ZHUANG 壮

zhuàng 壮

壮火　壮火（そうか）　vigorous fire
壮火食气　壮火、気を食む（そうか、きをはむ）　vigorous fire consuming qi
壮筋骨　筋骨を壮す（きんこつをそうす）　strengthening the bone and muscle
壮热　壮熱（そうねつ）　high fever
壮肾阳　壮腎陽（そうじんよう）　invigorating kidney yang

ZHUO 灼浊着

zhuó 灼浊着

灼热　灼熱（しゃくねつ）　high fever with burning feeling
灼痛　灼痛（しゃくつう）　burning pain, scorching pain
浊　濁（だく）　turbid urine; urethral mucous discharge
浊气　濁気（だくき）　turbid qi; air exhaled; flatus discharged
浊气归心　濁気、心に帰す（だくき、しんにきす）　conveyance of turbid qi to the heart
浊邪　濁邪（だくじゃ）　turbid pathogenic factor
浊邪害清　濁邪は清を害す（だくじゃはせいをがいす）　impairment of consciousness by turbid pathogenic factor; acatharsy
浊阴　濁陰（だくいん）　turbid yin
浊阴不降　濁陰、降らず（だくいん、くだらず）　failure to send turbid yin down
着痹　着痹（ちゃくひ）　fixed arthralgia, dampness arthralgia, fixed impediment
着肤灸　着膚灸（ちゃくふきゅう）　direct contact moxibustion

ZI 滋子紫自眦

Z zī 滋

滋补气血药　滋補気血薬（じほきけつやく）　blood-nourishing and qi-invigorating medicine

滋补肾阴 滋補腎陰（じほじんいん） nourishing kidney yin

滋肾平肝 滋腎平肝（じじんへいかん） nourishing kidney and calming liver

滋肾丸 滋腎丸（じじんがん） Kidney Yin-Replenishing Pill

滋肾益阴 滋腎益陰（じじんえきいん） nourishing kidney and replenishing yin

滋水涵木 滋水涵木（じすいかんぼく） nourishing water to moisten wood，nourishing kidney yin to benefit liver yin

滋养肝肾 滋養肝腎（じようかんじん） nourishing liver and kidney

滋阴补阳 滋陰補陽（じいんほよう） nourishing yin and tonifying yang

滋阴降火 滋陰降火（じいんこうか） nourishing yin and reducing fire，nourishing yin to reduce fire

滋阴利水 滋陰利水（じいんりすい） nourishing yin to promote diuresis

滋阴平肝潜阳 滋陰平肝潜陽（じいんへいかんせんよう） nourishing yin and suppressing hyperactive liver yang

滋阴潜阳 滋陰潜陽（じいんせんよう） nourishing yin and subduing yang，enriching yin to subdue yang

滋阴清火 滋陰清火（じいんせいか） nourishing yin and clearing away fire，nourishing yin to clear away fire

滋阴润肺 滋陰潤肺（じいんじゅんはい） nourishing yin and moistening lung，nourishing yin to moisten lung

滋阴润燥 滋陰潤燥（じいんじゅんそう） nourishing yin and moistening dryness，nourishing yin to moisten dryness

滋阴息风 滋陰熄風（じいんそくふう） nourishing yin and extinguishing wind，nourishing yin to extinguish wind

滋阴养心 滋陰養心（じいんようしん） nourishing yin and tonifying heart，nourishing yin to tonify heart

滋阴养血 滋陰養血（じいんようけつ） nourishing yin and blood，nourishing yin to tonify blood

滋阴药 滋陰薬（じいんやく） yin-tonifying medicinal

滋阴益胃 滋陰益胃（じいんえきい） nourishing yin for benefiting stomach，nourishing yin to benefit stomach

zǐ 子紫

子病及母 子病及母（しびょうきゅうぼ） disorder of child-organ affecting mother-organ

子处　子処（ししょ）　uterus

子盗母气　子盗母気（しとうぼき）　disorder of child-organ affecting mother-organ

子烦　子煩（しはん）　dysphoria during pregnancy, pregnancy vexation

子宫脱出　子宮脱出（しきゅうだっしゅつ）　prolapse of uterus, hysteroptosis

子宫脱垂　子宮脱垂（しきゅうだっすい）　prolapse of uterus, hysteroptosis

子淋　子淋（しりん）　strangury during pregnancy, strangury of pregnancy

子满　子満（しまん）　polyhydramnios, edema of pregnancy

子门　子問（しもん）　cervical orifice

子母补泻法　子母補瀉法（しぼほしゃほう）　mother-child organ reinforcing-reducing method

子气　子気（しき）　child organ qi; edema of lower limbs in a pregnant woman

子嗽　子嗽（しそう）　cough during pregnancy

子痰　子痰（したん）　tuberculosis of epididymis

子午流注　子午流注（しごりゅうちゅう）　midnight-noon ebb-flow, midnight-midday ebb flow

子午流注针法　子午流注針法（しごりゅうちゅうしんぽう）　midnight-noon ebb-flow acupuncture, midnight-midday ebb flow acupuncture

子痫　子癇（しかん）　eclampsia

子悬　子懸（しけん）　chest distension during pregnancy, pregnancy suspension

子喑　子喑（しいん）　aphonia during pregnancy

子痈　子癰（しよう）　epididymitis and orchitis, abscess of the testicle

子晕　子暈（しうん）　vertigo during pregnancy, dizziness in pregnancy

子脏　子臓（しぞう）　uterus

子肿　子腫（ししゅ）　edema in pregnancy, pregnancy swelling

紫白癜风　紫白癜風（ししろでんぷう）　tinea versicolor

紫斑　紫斑（しはん）　purpura

紫舌　紫舌（しぜつ）　purple tongue

zì 自眦

自汗　自汗（じかん）　spontaneous sweating

自衄　自衄（じじく）　spontaneous epistaxis

自灸　自灸（じきゅう）　medicinal moxibustion

自利清水　自利清水（じりせいすい）　diarrhea with watery discharge

自啮　自嚙（じごう）　tongue biting

眦　眦（まなじり）　canthus
眦漏　眦漏（しろう）　canthus pyorrhea，chronic dacryocystitis
眦帏赤烂　眦帷赤爛（しいせきらん）　blepharitis angularis

ZONG 宗总

zōng 宗

宗筋　宗筋（そうきん）　all tendons；penis and testes
宗筋之会　宗筋の会（そうきんのかい）　tendon confluence；male genitals
宗经　宗経（そうけい）　meridian confluence
宗脉　宗脈（そうみゃく）　assembled meridians
宗气　宗気（そうき）　pectoral qi
宗气泄　宗気泄（そうきせつ）　pectoral qi consumption

zǒng 总

总按　総按（そうあん）　pulse-taking with three fingers，simultaneous palpation

ZOU 走

zǒu 走

走哺　走哺（そうほ）　difficulty in micturation and defecation with vomiting；lower energizer
走罐　走罐（そうかん）　sliding cupping
走黄　走黄（そうおう）　running yellow
走马喉风　走馬喉風（そうばこうふう）　acute pharyngeal disease
走马牙疳　走馬牙疳（そうばがかん）　acute gangrenous stomatitis

ZU 足祖

zú 足

足蹬膝顶　足蹬膝頂（そくとうしつちょう）　heel stepping and knee propping
足底疔　足底疔（そくていちょう）　sole pustule

Z

足疔　足疔（そくちょう）　foot pustule

足发背　足発背（そくはつはい）　foot dorsum phlegmon，foot dorsum effusion

足跗　足跗（そくふ）　foot dorsum

足跟痛　足跟痛（そくこんつう）　heel pain

足厥阴肝经　足の厥陰肝経（あしのけついんかんけい）　liver meridian/channel of foot reverting yin/LR，foot reverting yin liver meridian/channel /LR

足三阳经　足の三陽経（あしのさんようけい）　three yang meridians/channels of foot

足三阴经　足の三陰経（あしのさんいんけい）　three yin meridians/channels of foot

足少阳胆经　足の少陽胆経（あしのしょうようたんけい）　gallbladder meridian/channel of foot lesser yang/GB，foot lesser yang gallbladder meridian/channel/GB

足少阴肾经　足の少陰腎経（あしのしょういんじんけい）　kidney meridian/channel of foot lesser yin/KI，foot lesser yin kidney meridian/channel/KI

足太阳膀胱经　足の太陽膀胱経（あしのたいようぼうこうけい）　bladder meridian/channel of foot greater yang/BL，foot greater yang bladder meridian/channel/BL

足太阴脾经　足の太陰脾経（あしのたいいんひけい）　spleen meridian/channel of foot greater yin/SP，foot greater yin spleen meridian/channel /SP

足心痈　足心癰（そくしんよう）　sole carbuncle

足癣　足癬（そくせん）　tinea pedis

足丫疔　足丫疔（そくあちょう）　interdigital pustule

足阳明经别　足の陽明経別（あしのようめいけいべつ）　deep branch of stomach meridian of foot yang brightness

足阳明经筋　足の陽明経筋（あしのようめいけいきん）　muscular distribution of stomach meridian of yang brightness

足阳明胃经　足の陽明胃経（あしのようめいいけい）　stomach meridian/channel of foot yang brightness/ST，foot yang brightness stomach meridian/channel /ST

足月妊娠　足月妊娠（そくげつにんしん）　full-term pregnancy

Z　zǔ 祖

祖传秘方　祖伝秘方（そでんひほう）　secret generation-cherished prescription

ZUO 左佐坐

zuǒ 左佐

左病右取 左病、右を取り（さびょう、みぎをとり） treating disease of the left side by needling acupoints of the right side

左肾右命门 左腎右命門（さじんゆうめいもん） the left as kidney and the right as life gate

左胁痛 左脇痛（さきょうつう） left hypochondriac pain

左右配穴法 左右配穴法（さゆうはいけつほう） right-left point combination

佐金平木 佐金平木（さきんへいぼく） treating the lung to subdue liver hyperactivity

佐药 佐薬（さやく） assistant medicinal，adjuvant

zuò 坐

坐板疮 坐板瘡（ざばんそう） buttock sore，furunculosis of buttock，seat sore

坐产 坐産（ざさん） labor in sitting position

坐罐 坐罐（ざかん） retained cupping

坐位复位 坐位復位（ざいふくい） reduction in sitting position

坐药 坐薬（ざやく） suppository

Z

附录 1 常用中药名

A

A 阿

ā 阿

阿里红 阿里紅（ありこう） seed and fruit of white agaric，Semen et Fructus Fomes Officinalis

阿利藤 阿利藤（ありとう） herb of Chinese alyxia，Herba Alyxiae Sinensis

阿魏 阿魏（あぎ） resin of Chinese asafoetida，Resina Ferulae

AI 矮艾

ǎi 矮

矮地茶 矮地茶（わいじちゃ） herb of Japanese ardisia，Herba Ardisiae Japonicae

矮脚龙胆 矮脚竜胆（わいきゃくりゅうたん） herb of pubigerous gentian，Herba Gentianae Pubigerae

矮茎朱砂根 矮茎硃砂根（わいけいしゅしゃこう） root of short stem ardisia，Radix Ardisiae Crenatae

矮杨梅 矮楊梅（わいようばい） bark or fruit of dwarf waxmyrtle，Cortex seu Fructus Myricae Nanae

ài 艾

艾纳香 艾納香（がいのうこう / タカサゴギク） leaf and branchlet of balsamiferous blumea，Folium et Ramulus Blumeae Balsamifera

A

艾纳香根　艾納香根（がいのうこうこん）　root of balsamiferous blumea，Radix Blumeae Balsamifera

艾片　艾片（がいへん）　borneol，Borneolum Blumeae

艾实　艾実（がいじつ）　fruit of argy wormwood，Fructus Artemisiae Argyi

艾叶　艾葉（がいよう／よもぎ）　leaf of argy wormwood，Folium Artemisiae Argyi

AN 安桉

ān 安桉

安息香　安息香（あんそくこう）　benzoin，Benzoinum

桉叶　桉葉（あんよう）　eucalyptus leaf，Folium Eucalypti

桉油　ユーカリ油（ゆうかりゆ）　eucalyptus oil，Oleum Eucalypti

AO 凹

āo 凹

凹朴皮　凹朴皮（おうぼくひ）　bark of Chinese tuliptree，Cortex Liriodendri Chinensis

凹叶木兰　凹葉木蘭（おうようもくらん）　bark of sargent magnolia，Cortex Magnoliae Sargentianae

B

BA 八巴菝霸

bā 八巴菝

八角枫　八角楓（はっかくふう）　Chinese alangium root，Radix Alangii Chinensis

八角枫根　八角楓根（はっかくふうこん）　root of Chinese alangium，Radix Alangii Chinensis

八角枫花　八角楓花（はっかくふうか）　flower of Chinese alangium，Flos Alangii Chinensis

八角枫叶　八角楓葉（はっかくふうよう）　leaf of Chinese alangium，Folium Alangii Chinensis

八角茴香　八角茴香（はっかくういきょう）　fruit of Chinese star anise，Fructus Anisi Stellati

八角茴香油　八角茴香油（はっかくういきょうゆ）　star anise oil，Oleum Anisi Stellati

八角莲　八角蓮（はっかくれん）　rhizome of dysosma，Rhizoma Dysosmae

八厘麻　羊躑躅果（ようてきちょくか）　fruit of Chinese azalea，Fructus Rhododendri Mollis

巴豆　巴豆（はず）　croton seed，Semen Crotonis

巴豆壳　巴豆殻（はずかく）　croton spermoderm，Spermodermis Crotonis

巴豆树根　巴豆樹根（はずじゅこん）　root of croton，Radix Crotonis

巴豆霜　巴豆霜（はずそう）　defatted croton seed powder，Semen Crotonis Pulveratum

巴豆叶　巴豆葉（はずよう）　leaf of croton，Folium Crotonis

巴豆油　巴豆油（はずゆ）　seed oil of croton，Oleum Seminis Crotonis

巴戟天　巴戟天（はげきてん）　morinda root，Radix Morindae Officinalis

菝葜　菝葜（ばっかつ）　rhizome of China greenbrier，Rhizoma Smilacis Chinae

菝葜叶　菝葜葉（ばっかつよう）　leaf of China greenbrier，Folium Smilacis Chinae

bà 霸

霸王根　覇王根（はおうこん）　root of common beancaper，Radix Zygophylli Xanthoxyli

霸王七　霸王七（はおうしち）　root-tuber of wild snapweed，Radix Impatientis Textori

B

BAI 白百柏败

bái 白

白背三七　白背三七（はくはいさんしち）　root and rhizome of divaricate velvet-plant，Radix et Rhizoma Gynurae Divaricatae

白背叶　白背葉（はくはいよう）　leaf of whitebackleaf mallotus，Folium Malloti Apeltae

白背叶根　白背葉根（はくはいようこん）　root of gambleana spicebush，Radix Malloti Apeltae

白扁豆　白扁豆（はくへんず）　white hyacinth bean，Semen Lablab Album

白菖　白菖（はくしょう）　rhizome of drug sweetflag，Rhizoma Acori Calami

白常山　白常山（はくじょうざん）　root of buddha's lamp，Radix Mussaendae

白丁香　白丁香（はくちょうこう）　sparrow faeces，Faeces Passeris

白豆　白豆（はくず）　seed of purple haricot，Semen Vignae Cylindricae

白豆蔻　白豆蔻（びゃくずく）　fruit of white amomum，Fructus Amomi Kravanh

白杜仲　白杜仲（はくとちょう）　root of Chinese condorvine，Radix Marsdeniae Sinensis

白鹅膏　白鵝膏（はくがこう）　goose-axunge，Adeps Anserinus

白垩　白堊（はくあ）　chalk，Calx seu Creta

白矾　白礬（はくばん）　alum，Alumen

白附子　白附子（びゃくぶし）　rhizome of giant typhonium，Rhizoma Typhonii

白果　白果（はくか）　ginkgo seed，Semen Ginkgo

白果根　白果根（はくかこん）　ginkgo root，Radix Ginkgo

白果树皮　白果樹皮（はくかじゅひ）　ginkgo bark，Cortex Ginkgo

白果叶　白果葉（はくかよう）　ginkgo leaf，Folium Ginkgo

白果紫草　白果紫草（はくかしそう）　herb of common gromwell，Herba Lithospermi Officinalis

白花菜　白花菜（はくかさい）　herb of common spiderflower，Herba Cleomis Gynandrae

白花菜根　白花菜根（はくかさいこん）　root of common spiderflower，Radix Cleomis Gynandrae

白花菜子　白花菜子（はくかさいし）　spiderflower seed，Semen Cleomis

白花蛇　白花蛇（びゃっかじゃ）　viper of long-nosed pit，Agkistrodon

白花蛇舌草　白花蛇舌草（びゃっかじゃぜつそう）　herb of spreading hedyotis，Herba Hedyotis Diffusae

白花射干　白花射干（はくかやかん）　rhizome or herb of vesper iris，Rhizoma seu Herba Iridis Dichotomae

白花夏枯草　白花夏枯草（はくかかごそう）　herb of heterophyllous dragonhead，Herba Dracocephali Heterophylli

白花映山紅　白花映山紅（はくえいざんこう）　leaf of snow azalea，Folium Rhododendri Mucronati

白桦皮　白樺樹皮（しらかばじゅひ）　bark of European white birch，Cortex Betulae Pendulae

白鸡屎藤　白鶏屎藤（はくけいしとう）　herb of tomentose fevervine，Herba Paederiae Tomentosae

白及　白芨（びゅくきゅう）　common bletilla tuber，Rhizoma Bletillae

白降丹　白降丹（はっこうたん）　crystal mixture of mercury，Crystallum Hydrargyri Bichloridi et Hydrargyrosi Chloridi

白芥　白芥（しろがらし）　leaf of white mustard，Folium Sinapis

白芥子　白芥子（はくがいし）　white mustard seed，Semen Sinapis

白蔹　白蘞（びゃくれん）　root of Japanese ampelopsis，Radix Ampelopsis

白蔹子　白蘞子（びゃくれんし）　fruit of Japanese ampelopsis，Radix Ampelopsis

白亮独活　白亮獨活（はくりょうどっかつ）　root of white cowparsnip，Radix Heraclei Candicantis

白螺蛳壳　白螺蛳殼（はくらしかく）　spiral shell，Concha Bellamyae

白马骨根　白馬骨根（はくばこつこん）　root of serissa，Radix Serissae Serissoidis

白茅根　白茅根（はくぼうこん）　rhizome of lalang grass，Rhizoma Imperatae

白茅花　白茅花（びゃくぼうか）　inflorescence of lalang grass，Inflorescentia Imperatae

白毛夏枯草　白毛夏枯草（はくもうかごそう）　herb of decumbent bugle，Herba Ajugae Decumbentis

白前　白前（びゃくぜん）　rhizome and root of willowleaf swallowwort，Rhizoma et Radix Cynanchi Stauntonii

B

白屈菜根　白屈菜根（はっくつさいこん）　root of greater celandine，Radix Chelidonii

白三七　白三七（はくさんしち）　herb of henry rhodiola，Herba Rhodiolae Henryi

白三七根　白三七根（はくさんしちこん）　root of henry rhodiola，Radix Rhodiolae Henryi

白芍　白芍（はくしゃく）　root of white peony，Radix Paeoniae Alba

白首乌　白首烏（はくしゅう）　root of bunge swallowwort，Radix Cynanchi Bungei

白薯莨　白薯莨（はくしょろう）　tuber of hispid yam，Rhizoma Dioscoreae Hispidae

白苏梗　白蘇梗（はくそこう）　stem of common perilla，Caulis Perillae

白苏叶　白蘇葉（はくそよう）　leaf of common perilla，Folium Perillae

白苏子　白蘇子（はくそし）　fruit of common perilla，Fructus Perillae

白头翁　白頭翁（はくとうおう）　root of Chinese pulsatilla，Radix Pulsatillae

白头翁花　白頭翁花（はくとうおうか）　flower of Chinese pulsatilla，Flos Pulsatillae

白头翁茎叶　白頭翁茎葉（はくとうおうけいよう）　leaf of Chinese pulsatilla，Folium Pulsatillae

白薇　白薇（はくび）　root and rhizome of blackened swallowwort，Radix et Rhizoma Cynanchi Atrati

白细辛　白細辛（はくさいしん）　herb of marsh marigold-leaved beesia，Herba Beesiae Calthaefoliae

白鲜皮　白鮮皮（はくせんぴ）　root-bark of densefruit pittany，Cortex Dictamni

白信石　白信石（びゃくしんせき）　alba arsenicum，Arsenicum Album

白药子　白薬子（びゃくやくし）　root of oriental stephania，Radix Stephaniae Cepharanthae

白芷　白芷（びゃくし）　root of dahurian angelica，Radix Angelicae Dahuricae

白芷叶　白芷葉（びゃくしよう）　leaf of dahurian angelica，Folium Angelicae Dahuricae

白术　白朮（びゃくじゅつ）　rhizome of largehead atractylodes，Rhizoma Atractylodis Macrocephalae

bǎi 百柏

百部　百部（びゃくぶ）　root of sessile stemona，Radix Stemonae

百草霜　百草霜（ひゃくそうそう）　plant soot，Pulvis Fumi Carbonisatus

百合　百合（びゃくごう）　bulb of greenish lily, Bulbus Lilii

百合花　百合花（びゃくごうか）　flower of greenish lily, Flos Lilii

百合子　百合子（びゃくごうし）　seed of greenish lily, Semen Lilii

百灵草　百霊草（ひゃくれいそう）　herb of long stalk condorvine, Herba Marsdenia Longipes

百脉根　百脈根（ひゃくみゃくこん）　root of birdsfoot trefoil, Radix Loti Cornicaulati

百蕊草　百蕊草（ひゃくしんそう）　herb of Chinese bastardtoadflax, Herba Thesii Chinensis

百蕊草根　百蕊草根（ひゃくしんそうこん）　root of Chinese bastardtoadflax, Radix Thesii Chinensis

柏树果　柏樹果（はくじゅか）　cone of Chinese weeping cypress, Conus Cupressi Funebris

柏树叶　柏樹葉（はくじゅよう）　leaf of Chinese weeping cypress, Folium Cupressi Funebris

柏树油　柏樹油（はくじゅゆ）　oil of Chinese weeping cypress, Oleum Cupressi Funebris

柏脂　柏脂（はくし）　resin of Chinese arborvitae, Resina Platycladi

柏子仁　柏子仁（はくしにん）　seed of Chinese arborvitae, Semen Platycladi

bài 败

败酱草　敗醬草（はいしょうそう）　dahurian patrinia herb, Herba Patriniae

BAN 斑板半

bān 斑

斑茅　斑茅（はんぼう）　root of reedlike sweetcane, Radix Sacchari Arundinacei

斑茅花　斑茅花（はんぼうか）　inflorenscence of reedlike sweetcane, Inflorescentia Sacchari Arundinacei

斑蝥　斑蝥（はんみょう）　large blister beetle, Mylabris

斑叶兰　斑葉蘭（はんようらん）　herb of big rattlesnake plantain, Herba Goodyerae

bǎn 板

板蓝根　板藍根（ばんらんこん）　root of dyers woad, Radix Isatidis

板栗壳 栗殻（くりから）/ 鬼皮（おにかわ） hairy chestnut shell，Exocarpium Castaneae

bàn 半

半边莲 半辺蓮（はんぺんれん） Chinese lobelia herb，Herba Lobeliae Chinensis

半夏 半夏（はんげ） rhizome of pinellia，Rhizoma Pinelliae

半夏曲 半夏麹（はんげきく） fermented pinellia rhizome，Rhizoma Pinelliae Fermentata

半枝莲 半枝蓮（はんしれん） barbed skullcap herb，Herba Scutellariae Barbatae

半支莲 半支蓮（はんしれん） herb of largeflower purslane，Herba Portulacae Grandiflorae

BAO 宝报豹

bǎo 宝

宝盖草 宝蓋草（さんがいぐさ） herb of henbit dead-nettle，Herba Lamii Amplexicaulis

bào 报豹

报春花 報春花（ほうしゅんか） flower of beltleaf primrose，Flos Primulae Vittatae

豹骨 豹骨（ひょうこつ） bones of leopard，Os Pardi

BEI 北贝

běi 北

北贝 川貝（せんばい） hupeh fritillary bulb，Bulbus Fritillariae Hupehensis

北苍术 北蒼朮（ほくそうじゅつ）/ シナオケラ root of Chinese atractylodes，Rhizoma Atractylodis Chinensis

北豆根 北豆根（ぼくずこん） rhizome of asiatic moonseed，Rhizoma Menispermi

北沙参 北沙参（ほくしゃじん） root of coastal glehnia，Radix Glehniae

北升麻 北升麻（きたしょうま） root of dahurica cimicifuge，Rhizoma Cimicifugae Dahuricae

北葶苈子　北葶藶子（きたていれきし）　seed of pepper grass，Semen Lepidii

北细辛　北細辛（ほくさいしん）　herb of Manchurian asari，Herba Asari Mandshurici

北玄参　北玄参（ほくげんじん）　root of buerger figwo，Radix Scrophulariae Buergerianae

北野菊　甘野菊（かんやきく）　lavandula leaf chrysanthemum，Herba Chrysanthemi Indici

bèi 贝

贝母　貝母（ばいも）　fritillary bulb，Bulbus Fritillariae

贝母花　貝母花（ばいもか）　fritillary flower，Flos Fritillariae Thunbergii

贝母兰　貝母蘭（ばいもらん）　bulb or herb of punctatelip coelogyne，Bulbus seu Herba Coelogynes Punctulatae

贝子　貝子（ばいし）　cowry shell，Concha Monetariae

BI 荸鼻荜蓖薜壁碧

bí 荸鼻

荸荠　荸荠（くろぐわい）　waternut corm，Cormus Eleocharitis Dulcis

鼻烟　鼻煙（びえん）　leaf of common tobacco，Folium Nicotianae Tabaci

bì 荜蓖薜壁碧

荜茇　蓽茇（ひはつ）　immature fruit of long pepper，Fructus Piperis Longi

荜茇根　蓽茇根（ひはつこん）　root of long pepper，Radix Piperis Longi

荜澄茄　蓽澄茄（ひっちょうか）　fruit of mountain spicy tree，Fructus Litseae

蓖麻叶　蓖麻葉（ひまよう）　castorbean leaf，Folium Ricini

蓖麻油　蓖麻油（ひまゆ）　castorbean oil，Oleum Ricini

蓖麻子　蓖麻子（ひまし）　castorbean seed，Semen Ricini

薜荔　薜荔（へいれい）　stem and leaf of climbing fig，Caulis et Folium Fici Pumilae

薜荔根　薜荔根（へいれいこん）　root of climbing fig，Radix Fici Pumilae

壁虎　壁虎（へきご）　gecko，Gekko Chinensis

碧桃干　碧桃乾（へきとうかん）　immature fruit of peach，Fructus Pruni Immaturas

BIAN 萹蝙扁遍辫

biān 萹蝙

萹蓄　扁蓄（へんちく）　common knotgrass herb，Herba Polygoni Avicularis

蝙蝠葛　蝙蝠葛（へんぷくかつ）　stem of Asiatic moonseed，Caulis Menispermi Daurici

蝙蝠葛根　蝙蝠葛根（へんぷくかつこん）　rhizome of Asiatic moonseed，Rhizoma Menispermi Daurici

biǎn 扁

扁豆　扁豆（へんず）　seed of hyacinth dolichos，Semen Dolichoris Lablab

扁豆根　扁豆根（へんずこん）　root of hyacinth dolichos，Radix Dolichoris Lablab

扁豆花　扁豆花（へんずか）　flower of hyacinth dolichos，Flos Dolichoris Lablab

扁豆藤　扁豆藤（へんずとう）　vine of hyacinth dolichos，Caulis Dolichoris Lablab

扁豆叶　扁豆葉（へんずよう）　leaf of hyacinth dolichos，Folium Dolichoris Lablab

扁豆衣　扁豆衣（へんずい）　spermoderm of hyacinth dolichos，Testa Dolichoris Lablab

扁蕾　扁蕾（へんらい）　swampy gentianopsis，Herba Gentianopsis Barbatae

biàn 遍辫

遍地金　遍地金（へんちきん）　herb of elodea-like St. John's wort，Herba Hypericum wightianum

遍山红　遍山紅（へんざんこん）　root of common oxyspora，Radix Oxysporae Paniculatae

辫子草根　辮子草根（べんしそうこん）　root of smallleaf desmodium，Radix Desmodii Microphylli

BIE 鳖

biē 鳖

鳖甲　別甲（べっこう）　turtle carapace，Carapax Trionycis

鳖甲胶　鼈甲膠（べっこうきょう）　glue of turtle carapace，Colla Carapacis Trionycis

BING 冰槟

bīng 冰槟

冰凉花　福寿草（ふくじゅそう）　amur adonis herb，Herba Adonidis

冰片　冰片（ひょうへん）　borneol，Borneolum Syntheticum

槟榔　檳榔（べんろう）　betelnutpalm seed，Semen Arecae

槟榔花　檳榔花（べんろうか）　betelnutpalm male flower，Flos Arecae

BO 波菠伯驳博薄

bō 波菠

波罗蜜　波羅蜜（はらみつ）　fruit of diversileaf artocarpus，Fructus Artocarpi Heterophylli

波罗蜜叶　波羅蜜葉（はらみつよう）　leaf of diversileaf artocarpus，Folium Artocarpi Heterophylli

菠菜子　菠菜子（はさいし）　spinach fruit，Fructus Spinaciae

bó 伯驳博

伯乐树　伯楽樹（はくらくじゅ）　bark of Chinese bretschneidera，Cortex Bretschneiderae Sinensis

驳骨草　駁骨草（ばくこつそう）　herb of siam psychotria，Herba Psychotria Siamica

驳骨丹　駁骨丹（ばくこつたん）　leaf of common gendarussa，Folium Gendarussae Vulgaris

博落回　博落回（はくらくかい）　pink plumepoppy herb with root，Herba Macleayae Cordatae

bò 薄

薄荷　薄荷（はっか）　peppermint herb，Herba Menthae

薄荷露　薄荷露（はっかろ）　stem and flower of mint distillate，Destillatum Menthae Caulis et Folium

薄荷油　薄荷油（はっかゆ）　pepperimint oil，Oleum Menthae Dementholatum

BU 补

bǔ 补

补骨脂　補骨脂（ほこつし）　fruit of malaytea scurfpea，Fructus Psoraleae
补血草　補血草（ほけつそう）　gmelin sealavender herb，Herba Limonii Gmelinii

C

CAI 菜

cài 菜

菜豆树　菜豆樹（さいとじゅ）　root leaf and fruit of Asia belltree, Folium et Fructus Radermacherae Sinicae

菜子七　菜子七（さいししち）　root of whiteflowered bittercress, Radix Cardamines Leucanthae

CAN 蚕

cán 蚕

蚕豆　蚕豆（さんず / かいこまめ / そらまめ）　broadbean seed, Semen Viciae Fabae

蚕豆花　蚕豆花（さんずか）　broadbean flower, Flos Viciae Fabae

蚕豆荚壳　蚕豆莢殼（さんずきょうかく）　broadbean pericarp, Pericarpium Viciae Fabae

蚕豆茎　蚕豆茎（さんずけい）　broadbean stem, Caulis Viciae Fabae

蚕豆壳　蚕豆殼（さんずかく）　broadbean spermoderm, Spermodermis Viciae Fabae

蚕豆叶　蚕豆葉（さんずよう）　broadbean leaf, Herba Viciae Fabae

蚕茧　蚕繭（かいこまゆ）　silk cocoon, Incunabulum Bombycis

蚕沙　蚕沙（さんしゃ）　silkworm excrement, Excrementum Bombycis

蚕退纸　蚕退紙（さんたいし）　egg shell of mulberry silkworm, Concha Ovi Bombycis

蚕蜕　蚕蜕（さんぜい）　silkworm slough, Periostracum Bombycis

蚕蛹　蚕蛹（さんよう）　silkworm chrysalis, Pupa Bombycis

CANG 苍

cāng 苍

苍耳　蒼耳（そうじ）　leaf of Siberian cocklebur, Herba Xanthii

苍耳根　蒼耳根（そうじこん）　root of Siberian cocklebur, Radix Xanthii

苍耳花　蒼耳花（そうじか）　flower of Siberian cocklebur, Flos Xanthii

苍耳子　蒼耳子（そうじし）　fruit of Siberian cocklebur, Fructus Xanthii

苍术　蒼朮（そうじゅつ）　rhizome of swordlike atractylodes, Rhizoma Atractylodis

C

CAO 糙草

cāo 糙

糙苏　糙蘇（ぞうそう）　root or shady jerusalemsage, Radix seu Herba Phlomidis

糙叶树　糙葉樹（ぞうようじゅ）　bark of scabrous aphananthe, Cortex Aphananthes Asperae

cǎo 草

草苁蓉　草苁蓉（そうじゅよう）　herb of Russian boschniakia, Herba Boschniakiae Rossicae

草豆蔻　草豆蔻（そうずく）　seed of katsumada galangal, Semen Alpiniae Katsumadai

草果　草果（そうか）　fruit of tsaoko amomum, Fructus Tsaoko

草果药　草果藥（そうかやく）　fruit of spiked gingerlily, Fructus Hedychii Spicati

草红藤　草紅藤（そうこうとう）　shuteriae herb, Herba Shuteriae

草灵脂　草霊脂（そうれいし）　dung of mouse hare, Faeces Ochotonae

草威灵　草威霊（そういれい）　root of veined inula, Radix Inulae Nervosae

草乌　草烏頭（そううず）　root of kusnezoff monkshood, Radix Aconiti Kusnezoffii

草乌叶　草烏葉（そうよう）　leaf of kusnezoff monkshood, Folium Aconiti Kusnezoffii

草香附　草香附（そうこうぶ）　rhizome of moellendorff cardiandra, Rhizoma Cardiandrae Moellendorffii

草血竭　草血竭（そうけっけつ）　rhizome of paleaceous knotweed, Rhizoma Polygoni Paleacei

CE 侧

cè 侧

侧柏叶　側柏葉（そくはくよう）　Chinese arborvitae leafy twig, Cacumen Platycladi

CHA 茶檫

chá 茶檫

茶树根　茶樹根（ちゃじゅこん）　tea root，Radix Camelliae Sinensis

茶油　茶油（ちゃゆ）　tea-seed oil，Oleum Camelliae

茶子　茶子（ちゃし）　tea fruit，Fructus Camelliae Sinensis

檫树　檫樹（さつじゅ）　root of common sassafras，Radix Sassafratis Tzumu

CHAI 柴

chái 柴

柴胡　柴胡（さいこ）　thorowax root，Radix Bupleuri

CHAN 蝉蟾

chán 蝉蟾

蝉花　蝉花（せんか）　fungus sclerotia on cicada，Cordyceps Cicadae

蝉蜕　蝉退（せんたい）　cicada moulting，Periostracum Cicadae

蟾蜍　蟾蜍（せんじょ）　toad，Bufo

蟾蜍胆　蟾蜍胆（せんじょたん）　toad galbladder，Fel Bufonis

蟾蜍肝　蟾蜍肝（せんじょかん）　toad liver，Jecur Bufonis

蟾皮　蟾皮（せんぴ）　toad skin，Cutis Bufonis

蟾舌　蟾舌（せんぜつ）　toad tongue，Lingua Bufonis

蟾酥　蟾酥（せんそ）　toad venom，Venenum Bufonis

蟾头　蟾頭（せんとう）　toad head，Caput Bufonis

CHANG 长常

cháng 长常

长白柴胡　長白柴胡（ちょうはくさいこ）　root of komarovian bupleurum，
　　Radix Bupleuri Komaroviani

长柄野扁豆　長柄野扁豆（ちょうへいやへんとう）　herb of long stipe dunbaria，Herba Dunbariae Podocarpae

长春花　長春花（ちょうしゅんか）　herb of Madagascar periwinkle，Herba Catharanthi

长春七　長春七（ちょうしゅんしち）　root of buchtorm libanotis，Radix Libanotidis Buchtormensis

长萼栝楼　オオカラスウリ（おおからすうり）　fruit of long calyx snakegourd，Frucuts Prichosanthis Sinopunctatae

长萼堇菜　ヒメスミレ（ひめすみれ）　herb of long sepal violet，Herba Violae Inconspicuae

长距淫羊藿　長距淫羊藿（ちょうきょいんようかく）　herb of long stem clearweed，Herba Epimedii Macranti

长叶紫珠　長葉紫珠（ちょうようししゅ）　root or leaf of loureiro beautyberry，Radix et Folium Callicarpae

长爪石斛　長爪石斛（ちょうそうせっこく）　stem of oblong-lipped dendrobium，Caulis Dendrobii Linawiani

常春藤　常春藤（じょうしゅんと）　stem and leaf of Chinese ivy，Caulis et Folium Hederae Sinensis

常春藤子　常春藤子（じょうしゅんとし）　fruit of Chinese ivy，Fructus Hederae Sinensis

常山　常山（じょうざん）　dichroa root，Radix Dichroae

CHAO 朝

cháo 朝

朝鲜白头翁　朝鮮白頭翁（ちょうせんはくとうおう）　root of Korean pulsatilla，Radix Pulsatillae Cernuae

CHE 车

chē 车

车前草　車前草（しゃぜんそう）　Asiatic plantain herb，Herba Plantaginis
车前子　車前子（しゃぜんし）　plantago seed，Semen Plantaginis

CHEN 沉陈

chén 沉陈

沉香　沈香（じんこう）　Chinese eaglewood，Lignum Aquilariae Resinatum

沉香曲　沈香曲（じんこうきょく）　medicated leaven of Chinese eaglewood，Lignum Aquilariae Resinatum Fermentatum

陈仓米　陳米（ちんべい）　old rice，Fructus Oryzae Veteris

陈皮　陳皮（ちんぴ）　tangerine peel，Pericarpium Citri Reticulatae

C

CHENG 柽橙秤

chēng 柽

柽柳　柽柳（ていりゅう）　branchlet and leaf of Chinese tamarisk，Ramulus et Folium Cacumen Tamaricis

柽柳花　柽柳花（ていりゅうか）　flower of Chinese tamarisk，Flos Tamaricis

chéng 橙

橙皮　橙皮（とうひ）　pericarp of sweet orange，Pericarpium Citri Sinensis

橙叶　橙葉（とうよう）　leaf of sweet orange，Folium Citri Sinensis

橙子　橙子（とうし）　fruit of fragrant citrus，Fructus Citri Junoris

橙子核　橙子核（とうしかく）　seed of fragrant citrus，Semen Citri Junoris

橙子皮　橙子皮（とうしひ）　pericarp of fragrant citrus，Pericarpium Citri Junoris

chèng 秤

秤杆草　秤杆草（ひょうかんそう）　herb or root of Japanese eupatorium，Herba seu Radix Eupatorii Japonici

CHI 赤翅

chì 赤

赤茯苓　赤茯苓（せきぶくりょう）　pink epidermis of Indian bread，Poria Rubra

C

赤胫散 赤脛散（せきけいさん） herb of runcinate knotweed，Herba Polygoni Runcinati

赤芍 赤芍（せきしゃく） root of common peony，Radix Paeoniae Rubra

赤石脂 赤石脂（しゃくせきし） red halloysite，Halloysitum Rubrum

赤小豆 赤小豆（せきしょうず / しゃくしょうず） rice bean or adsuki bean，Semen Phaseoli

赤小豆花 赤小豆花（せきしょうずか） flower of rice bean，Flos Phaseoli

赤小豆芽 赤小豆芽（せきしょうずが） germinating seed of rice bean，Semen Phaseoli Germinatum

赤小豆叶 赤小豆芽葉（せきしょうずがよう） leaf of rice bean，Folium Phaseoli

赤阳子 赤陽子（せきようし） fruit of fortune firethorn，Fructus Pyracanthae Fortuneanae

翅果唐松草 翅果唐松草（しかとうしょうそう） herb or root of Siberian columbine，Herba seu Radix Thalictri Sibirici

翅卫矛 翅衛矛（しえいぼう） bark of corkywing euonymus，Cortex Euonymi Phellomanae

CHONG 茺虫重

chōng 茺

茺蔚子 茺蔚子（じゅういし） motherwort fruit，Fructus Leonuri

chóng 虫重

虫白蜡 虫白蠟（ちゅうはくろう） insect wax，Cera Chinensis

虫牙药 虫牙薬（ちゅうがやく） herb of ternateleaf rabdosia，Herba Rabdosiae Ternifoliae

重楼 重楼（じゅうろう） rhizome of Yunnan multileaf paris，Rhizoma Paridis

CHOU 臭

chòu 臭

臭柏 臭柏（しゅうはく） savin branchlet or cone，Ramulus seu Conus Sabinae Vulgaris

臭茉莉　臭茉莉（しゅうまつり）　root or leaf of fragrant glorybower, Radix et
　　Caulis Clerodendri Fragrantis

臭牡丹　臭牡丹（しゅうぼたん）　stem and leaf of rose glorybower, Caulis et
　　Folium Clerodendri Bungei

臭牡丹根　臭牡丹根（しゅうぼたんこん）　root of rose glorybower, Radix
　　Clerodendri Bungei

臭梧桐花　臭梧桐花（しゅうごとうか）　flower of harlequin glorybower, Flos
　　Clerodendri Trichotomi

臭梧桐叶　臭梧桐葉（しゅうごとうよう）　leaf of harlequin glorybower, Folium
　　Clerodendri Trichotomi

臭梧桐子　臭梧桐子（しゅうごとうし）　fruit of harlequin glorybower, Fructus
　　Clerodendri Trichotomi

CHU 樗除楮

chū 樗

樗白皮　樗白皮（ちょびゃくひ）　bark of heaven ailanthus, Cortex Ailanthi

樗叶　樗葉（ちょよう）　leaf of heaven ailanthus, Folium Ailanthi

chú 除

除虫菊　除虫菊（じょちゅうぎく）　flower of dalmatian pyrethrum, Flos Pyrethri
　　Dalmatiani

chǔ 楮

楮茎　楮茎（ちょけい）　branchlet of common papermulberry, Ramulus Brous-
　　sonetiae

楮实　楮実（ちょじつ）　fruit of common papermulberry, Fructus Broussonetiae

楮树白皮　楮樹白皮（ちょじゅはくひ）　bark of common papermulberry,
　　Cortex Broussonetiae

楮树根　楮樹根（ちょじゅこん）　root of common papermulberry, Radix Brous-
　　sonetiae

CHUAN 川穿船

chuān 川穿

川白芷　川白芷（せんびゃくし）　root of dahurica angelica，Radix Angelicae Dahuricae

川贝母　川貝母（せんばいも）　bulb of tendrilleaf fritillary，Bulbus Fritillariae Cirrhosae

川党参　川党参（せんとうじん）　root of codonopsi，Radix Codonopsis Tangshen

川防风　川防風（せんぼうふう）　root of shortlobe ligusticum，Radix Ligustici Brachylobi

川黄芩　川黄芩（せんおうごん）　root of Johnswortleaf skullcap，Radix Scutellariae Hyercifoliae

川楝子　川楝子（せんれんし）　fruit of Szechmen chinaberry，Fructus Toosendan

川木通　川木通（せんもくつう）　stem of armand clematis，Caulis Clematidis Armandii

川木香　川木香（せんもっこう）　root of common vladimiria，Radix Vladimiriae

川牛膝　川牛膝（せんごしつ）　root of medicinal cyathula，Radix Cyathulae

川乌头　川烏頭（ぜんうず）　common monkshood root，Radix Aconiti

川西雪莲　川西雪蓮（せんさいせつれん）　oakleaf saussurea，Herba Saussureae Quercifollae

川芎　川芎（せんきゅう）　rhizome of chuanxiong，Rhizoma Chuanxiong

穿破石　穿破石（せんはせき）　root of cochinchina cudrania，Radix Cudraniae

穿山甲　穿山甲（せんざんこう）　pangolin scale，Squama Manitis

穿山龙　穿山竜（せんざんりゅう）　rhizome of nippon yam，Rhizoma Dioscoreae Nipponicae

穿心莲　穿心蓮（せんしんれん）　herb of common andrographis，Herba Andrographitis

chuán 船

船形乌头　船形烏頭（せんけいうず）　herb of scaphoid helmet monkshood，Herba Aconit Navicularis

CHUI 垂

chuí 垂

垂盆草　垂盆草（すいぼんそう）　herb of stringy stonecrop, Herba Sedi

垂丝海棠　垂絲海棠（すいしかいどう）　flower of hall crabapple, Flos Mali Hallianae

垂叶黄精　垂葉黄精（すいようおうせい）　rhizome of curvestyle Siberian solomonseal, Rhizoma Polygonati Curvistyli

CHUN 春椿莼

chūn 春椿

春不见　春不見（しゅんふけん）　herb of virginia grape fern, Herba Botrychii Virginiani cum Radice

春柴胡　春柴胡（しゅんさいこ）　herb of spring bupleurum, Herba Bupleuri Scorgonerifolii

春花木　春花木（しゅんかぼく）　branchlet and leaf of Hongkong hawthorn, Ramulus et Folium Raphiolepis Indicae

椿白皮　椿白皮（ちんびゃくひ）　root-bark of Chinese toona, Cortex Toonae Sinensis

椿皮　椿皮（ちんび）　ailanthus bark, Cortex Ailanthi

椿叶　椿葉（ちんよう）　leaf of Chinese toona, Folium Toonae Sinensis

chún 莼

莼　蒓（じゅん）　herb of common watershield, Herba Braseniae Schreaberi

CI 慈磁雌刺

cí 慈磁雌

慈菇　慈姑（じこ）　corm of oldworld arrowhead, Cormus Sagittariae Sagittifoliae

慈菇花　慈姑花（じこか）　flower of oldworld arrowhead, Flos Sagittariae Sagittifoliae

慈竹根　慈竹根（じちくこん）　root of Omei mountain bamboo, Radix Bambusae Omeiensis

339

C

慈竹花　慈竹花（じちくか）　flower of Omei mountain bamboo，Flos Bambusae Omeiensis

慈竹笋　慈竹筍（じちくじゅん）　shoot of Omei mountain bamboo，Surculus Bambusae Omeiensis

慈竹叶　慈竹葉（じちくよう）　juvenile leaf of Omei mountain bamboo，Folium Bambusae Omeiensis Juvenile

磁石　磁石（じしゃく）　magnetite，Magnetitum

雌黄　雌黄（しおう）　orpiment ore，Orpimentum

cì 刺

刺果苏木　刺果蘇木（しかそぼく）　leaf of nickernut caesalpinia，Folium Caesalpiniae Cristae

刺果卫矛　刺果衛矛（しかえいぼう）　root of wilson euonymus，Radix Euonymus Wilsonii

刺花椒　刺花椒（しかしょう）　root or fruit of Himaloya pricklyash，Radix seu Fructus Zanthoxylum Timboris

刺槐花　刺槐花（しかいか）　flower of black locust，Flos Robiniae Pseudoacaciae

刺黄柏　刺黄柏（しおうばく）　root of slenderstalk mahonia，Radix Mahoniae

刺蒺藜　刺蒺藜（ししつり）　fruit of puncturevine caltrap，Fructus Tribuli

刺老鸦　刺老鴉（しろうあ）　bark of Japanese aralia，Cortex Araliae Elatae

刺藜　刺藜（しれい）　herb of aristate goosefoot，Herba Chenopodii Aristati

刺梨根　刺梨根（そりこん）　root of roxburgh rose，Radix Rosae Roxburghii

刺梨花　刺梨花（そりか）　flower of roxburgh rose，Flos Rosae Roxburghii

刺莓果　刺莓果（しばいか）　fruit of dahurian rose，Fructus Rosae Davuricae

刺莓果根　刺莓果根（しばいかこん）　root of dahurian rose，Radix Rosae Davuricae

刺玫花　刺まい花（しまいか）　flower of dahurian rose，Flos Rosae Davuricae

刺南蛇藤　刺南蛇藤（しなんだとう）　root，fruit or branchlet of hookedspine bittersweet，Radix，Fructus seu Caulis Celastri Flagellaris

刺人参　刺人参（しにんじん）　root of tall oplopanax，Radix Oplopanacis Elati

刺三甲　刺三甲（しさんこう）　root or root-bark of trifoliate acanthopanax，Radix Acanthopanacis Trifoliati

刺参　刺参（しじん）　root of delavay morina，Radix Morinae Delavayi

刺石榴　刺石榴（せせきりゅう）　fruit and root of Omei mountain rose，Fructus et Radix Rosae Omeiensis

刺天茄　刺天茄（してんか）　fruit of khasi nightshade, Fructus Solani Khasiani

刺桐叶　刺桐葉（しとうよう）　leaf of oriental variegated coralbeen, Folium Erythrinae Orientalis

刺五加　刺五加（しごか）　root and rhizome or stem of multiprickle acanthopanax, Radix et Rhizoma seu Caulis Acanthopanacis Senticosi

C

CONG 葱丛

cōng 葱

葱白　葱白（そうはく）　scallion, Bulbus Allii Fistulosi

葱花　葱花（そうか）　flower of fistular onion, Flos Allii Fistulosi

葱实　葱実（そうじつ）　seed of fistular onion, Semen Allii Fistulosi

葱须　葱鬚（そうしゅ）　fibrous root of fistular onion, Radix Allii Fistulosi

葱叶　葱葉（そうよう）　leaf of fistular onion, Folium Allii Fistulosi

cóng 丛

丛枝蓼　叢枝蓼（そうしりょう）　herb of clustered knotweed, Herba Polygoni Caespitosi

CU 酢醋

cù 酢醋

酢浆草　酢漿草（さくしょうそう）　herb of creeping woodsorrel, Herba Oxalidis Corniculatae

醋柳果　醋柳果（さくりゅうか）　fruit of seabuckthorn, Fructus Hippophaes Rhamnoidis

CUI 翠

cuì 翠

翠雀花　翠雀花（すいじゃくか）　bouquet larkspur herb or root, Herba seu Radix Delphinii Grandiflori

CUN 寸

cùn 寸

寸节七　寸節七（すんせつしち）　herb of largeleaf violet，Herba Violae Diamantiacae

寸金草　寸金草（すんきんそう）　herb of bigflower clinopodium，Herba Clinopodii Megalanthi

C

D

DA 打大

dǎ 打

打火草　打火草（だかそう）　herb of Nepal pearl everlasting，Herba Anaphalidis Nepalensis

打破碗花花　打破碗花花（だはわんかか）　root of Hupeh anemone，Radix Anemones Hupehensis

dà 大

大驳骨　大駁骨（だいばっこつ）　twig and leaf of malabarnut，Ramulus et Folium Adhatodae Vasicae

大驳骨丹　大駁骨丹（だいばっこつたん）　twig and leaf of oblique swollen adhatoha，Caulis et Folium Adhatodae Ventricosae

大茶药根　大茶薬根（だいちゃやくこん）　root of graceful jessamine，Radix Gelsemii Elegantis

大车前　大車前（だいしゃぜん）　herb of rippleseed plantain，Herba Plantaginis Majoris

大丁草　大丁草（だいていそう）　herb of common leibnitzia，Herba Leibnitziae

大豆菟丝子　大豆菟絲子（だいずとしし）　seed of dodder，Semen Cuscutae Australis

大独叶草　大独葉草（だいどくようそう）　root and leaf of dockleaf goldenray，Radix seu Folium Ligulariae Lapathifoliae

大二朗箭　大二朗箭（だいじろうせん）　herb of knottedflower phyla，Herba Phylae Nodiflorae

大发汗　白花藤（はくかとう）　root of whiteflower wisteria，Radix Wisteriae Albae

大肺筋草　大肺筋草（だいはいきんそう）　herb of laminated sanicle，Herba Saniculae Lamelligetae

大飞扬　大飛揚（だいひよう）　twig and leaf of faber bauhinia，Ramulus et Folium Bauhiniae Faberi

大飞扬草　大飛揚草（だいひようそう）　herb of garden euphoria，Herba Euphorbiae Hirtae

大风子　大風子（だいふうし）　chaulmoogra seed，Semen Hydnocarpi Anthel-
　　minticae

大腹皮　大腹皮（だいふくひ）　areca peel，Pericarpium Arecae

大红袍　大紅袍（だいこうほう）　root of hairy clovershrub，Radix Myrsines
　　Africanae，Radix Campylotropis Hirtellae

大虎耳草　大虎耳草（だいこじそう）　herb of chrysosplenium grass，Herba
　　Chrysosplenii

D

大黄　大黄（だいおう）　root and rhizome of rhubarb，Radix et Rhizoma Rhei

大黄蜂子　大黄蜂子（だいおうほうし）　paper wasp larva，Larva Polistis
　　Mandarini

大黄茎　大黄茎（だいおうけい）　aerial stem of sorrel rhubarb，Caulis Rhei
　　Palmati

大戟　大戟（だいげき）　root of Peking euphorbia，Radix Euphorbiae Pekinensis

大蓟　大薊（だいけい）　Japanese thistle，Herba seu Radix Cirsii Japonici

大接骨丹　大接骨丹（だいせっこつたん）　root or flower of toothed leaf torri-
　　cellia，Radix seu Flos Torricelliae Angulatae

大金钱草　大金銭草（だいきんせんそう）　herb of Christina loosestrife，Herba
　　Lysimachiae Christinae

大金银花　大金銀花（だいきんぎんか）　herb of delavay honeysuckle，Herba
　　Lonicerae Delavayi

大狼毒　大狼毒（だいろうどく）　root of Yunnan euphorbia，Radix Euphorbiae
　　Nematocyphae

大绿藤　大緑藤（だいりょくとう）　stem of shinygreen creeper，Caulis Parthe-
　　nocissi Laetevirentis

大麦　大麦（だいばく）　fruit of barley，Fructus Hordei Vulgaris

大青草　大青草（だいせいそう）　herb of willow leaf hygrophila，Herba Hygro-
　　philae Salicifoliae

大青根　大青根（だいせいこん）　root of manyflower glory bower，Radix Clero-
　　dendri Cyrtophylli

大青盐　戎塩（じゅうえん）　halite，Halitum

大青叶　大青葉（だいせいよう）　indigowoad leaf，woad root，Folium Isatidis

大山豆根　大山豆根（だいさんずこん）　root of Atlantic pigeonwings，Radix
　　Clitoriae Marianae

大蛇药　水翁花（すいおうか）　root or bark of fragrant heteropanax，Radix seu
　　Cortex Heterop Anacis Fragrantis

大伸筋　大伸筋（だいしんきん）　root of smallflower magnoliavine，Radix Schisandrae Micranthae

大石决明　大石決明（だいせっけつめい）　red abalone shell，Concha Haliotidis Rubra

大石苇　大石韋（だいせきい）　herb of Henry's colysis，Herba Colysis Henryi

大透骨草　大透骨草（だいとうこつそう）　herb of Himalayan blueberry，Herba Vaccinii Urophylli

大透骨消　大透骨消（だいとうこつしょう）　root or leaf of forest wintergreen，Radix seu Folium Gaultheriae Forrestii

大香附子　大香附子（だいこうぶし）　herb of sawgrass，Herba Marisci Unbellati

大血藤　大血藤（だいけっとう）　sargent gloryvine stem，Caulis Sargentodoxae

大叶桉叶　大葉桉葉（だいようあんよう）　leaf of swamp mahogany，Folium Eucalypti Robustae

大叶白头翁　大葉白頭翁（だいようはくとうおう）　herb of common pearleverlasting，Herba Anaphalidis Margaritaceae

大叶柴胡　オオホタルサイコ（おおほたるさいこ）　root of bigleaf thorowax，Radix Bupleuri Longiradiati

大叶凤尾　大葉鳳尾（だいようほうび）　nervos brake herb，Herba Pterisdis Nervosae

大叶钩藤　大葉鈎藤（だいようこうとう）　twig with hook of largeleaf gambirplant，Ramulus Uncariae Macrophyllae

大叶钩藤根　大葉鈎藤根（だいようこうとうこん）　root of largeleaf gambirplant，Radix Uncariae Macrophyllae

大叶花椒茎叶　大葉花椒茎葉（だいようかしょうけいよう）　stem and leaf of shellfish pricklyash，Cortex seu Folium Zanthoxyli Dissiti

大叶马尾莲　大葉馬尾蓮（だいようばびれん）　root and rhizome of faber meadowrue，Radix et Rhizoma Thalictri Faberi

大皂角　大皂角（だいそうかく）　fruit of Chinese honeylocust，Fructus Gleditsiae Sinensis

DAI 代玳

dài 代玳

代代花　代代花（だいだいか）　bitter orange flower，Flos Citri Aurantii Amarae

代赭石　代赭石（たいしゃせき）　hematite，Hematitum
玳玳花　玳玳花（たいたいか）　immature flower of bitter citrus，Flos Citri Amarae Immaturus
玳瑁　玳瑁（たいまい）　hawksbill carapace，Carapax Exetmochelydis
玳瑁肉　玳瑁肉（たいまいにく）　hawksbill meat，Caro Exetmochelydis

DAN 丹胆淡

dān 丹

丹粉　鉛丹（えんたん）　red lead，Plumbum Tetroxidum
丹参　丹参（たんじん）　danshen root，Radix et Rhizoma Salviae Miltiorrhizae

dǎn 胆

胆矾　胆礬（たんばん）　chalcanthite，Chalcanthitum
胆南星　胆南星（たんなんしょう）　arisaema with bile，Arisaema cum Bile

dàn 淡

淡豆豉　淡豆豉（たんとうし）　fermented soybean，Semen Sojae Praeparatum
淡秋石　淡秋石（たんしゅうせき）　deposit of human urine，Depositum Urinae Hominis
淡味当药　淡味当薬（たんみとうやく）　diluted swertia leaf，Herba Swertiae Dilutae
淡竹根　淡竹根（たんちくこん）　rhizome of henon bamboo，Rhizoma Phyllostachidis Henonis
淡竹壳　淡竹殻（たんちくかく）　sheath of henon bamboo，Vagina Phyllostachidis Henonis
淡竹叶　淡竹葉（たんちくよう）　leaf of common lophatherum，Herba Lophatheri

DANG 当党

dāng 当

当归　当帰（とうき）　root of Chinese angelica，Radix Angelicae Sinensis

当药　当薬（とうやく）　herb of Swertia pseudochinensis hara，Herba Swertiae

dǎng 党

党参　党参（とうじん）　tangshen root，Radix Codonopsitis

DAO 刀倒稻

D

dāo 刀

刀豆　刀豆（とうず）　seed of sword jackbean，Semen Canavaliae

刀豆根　刀豆根（とうずこん）　root of sword jackbean，Radix Canavaliae

刀豆壳　刀豆殻（とうずかく）　pericarp of sword jackbean，Pericarpium Canavaliae

dào 倒稻

倒钩刺　倒鉤刺（とうこうし）　herb of delavay raspberry，Herba Rubi Delavayi

倒挂牛　倒掛牛（とうけいぎゅう）　root and bark of mysorethorn，Radix et Cortex Caesalpiniae Pubescentis

稻草　稲草（とうそう）　rice straw，Herba Oryzae Sativae

稻芽　稲芽（とうが）　rice sprout，Fructus Oryzae Germinatus

DENG 灯

dēng 灯

灯笼草　灯籠草（とうろうそう）　herb of Peruvian ground cherry，Herba Physalis Peruvianae

灯笼果　灯籠果（とうろうか）　fruit of Manchurian currant，Fructus Ribis Mandschurici

灯心草　燈心草（とうしんそう）　rush pith，Medulla Junci

灯心草根　燈心草根（とうしんそうこん）　root of common rush，Radix Junci

灯盏细辛　燈盞細辛（とうさんさいしん）　herb of shortscape fleabane，Herba Erigerontis

DI 地棣

dì 地棣

地柏枝 地柏枝（じはくし） herb of moellendorf's spikemoss，Herba Selaginellae Moellendorfii

地胆草 地胆草（じたんそう） herb of elephantopus mollis，Herba Elephantopi

地丁 地丁（じちょう） herb of Tokyo violet，Herba Violae

地耳草 地耳草（ちじそう） herb of Japanese St. John's wort，Herba Hyperici Japonici

地肤苗 地膚苗（じふびょう） belvedere leaf，Folium Kochiae

地肤子 地膚子（じふし） belvedere fruit，Fructus Kochiae

地骨皮 地骨皮（じこつぴ） root-bark of Chinese wolfberry，Cortex Lycii

地黄 地黄（じおう） rehmannia root，Radix Rehmanniae

地黄瓜 地黄瓜（じおうか） herb of purpleflower violet，Herba Violae Grypoceratis

地黄花 地黄花（じおうか） flower of rehmannia，Flos Rehmanniae

地黄连 地黄連（じおうれん） herb of henry munronia，Herba Munronia Henryi

地黄实 地黄実（じおうじつ） seed of rehmannia，Semen Rehmanniae

地黄叶 地黄葉（じおうよう） leaf of rehmannia，Folium Rehmanniae

地椒 地椒（じしょう） herb of thyme，Herba Thymi Serpylii

地锦 地錦（じきん） root and stem of Japanese creeper，Radix seu Caulis Parthenocissi Tricupidatae

地锦草 地錦草（じきんそう） herb of humifuse euphorbia，Herba Euphorbiae Humifusae

地骷髅 地骷髏（じころう） root of garden radish，Radix Raphani

地龙 地龍（じりゅう） earthworm，Pheretima

地麻黄 地麻黄（じまおう） herb of fiveleaf carpetweed，Herba Molluginis Pentaphyllae

地沙 地沙（じしゃ） root of azure burmannia，Radix Burmanniae Coelestis

地笋 地笋（ちじゅん） rhizome of shiny bulgeweed，Rhizoma Lycopi Lucidi

地仙桃 地仙桃（じせんとう） fruit of zollinger gromwell，Fructus Lithospermi

地榆 地榆（ちゆ） root of garden burnet，Radix Sanguisorbae

棣棠花 棣棠花（ていとうか） flower of Japanese kerria，Flos Kerriae Japonicae

DIAN 滇颠点

diān 滇颠

滇白药子　滇白薬子（てんびゃくやくし）　rhizome of yellow yam，Rhizoma Dioscoreae Panthaicae

滇常山　滇常山（てんじょうざん）　root stem and leaf of Yunnan glorybower，Radix et Ramulus Clerodendri Yunnanensis

滇丹参　滇丹参（てんたんしん）　root of scabridium salvia，Radix Salviae Delavayi

滇牡丹　滇牡丹（てんぼたん）　bark of delavay peony，Cortex Paeoniae Delavayi

滇瑞香　滇瑞香（てんずいこう）　herb of Yunnan daphne，Herba Daphne Feddei

滇五味　過山龍（かざんりゅう）　herb of Yunnan daphne，Herba Daphne Feddei

滇银柴胡　滇銀柴胡（てんぎんさいこ）　root of Yunnan bupleurum，Radix Bupleuri Tenuis

滇藏木兰　滇藏木蘭（てんぞうもくらん）　flower bud of Campbell Magnolia，Flos Magnoliae Campbellii

滇獐牙菜　滇獐牙菜（てんしょうがさい）　herb of Yunnan swertia，Herba Swertiae Yunnanensis

滇紫草　滇紫草（てんしそう）　Yunnan purple gromwell root，Radix Onosmatis Paniculati

颠茄草　顛茄草（てんかそう）　belladonna herb，Herba Belladonnae

diǎn 点

点地梅　点地梅（てんちばい）　herb of bulley rockjasmine，Herba Androsaces Bulleyanae

DIAO 吊

diào 吊

吊灯花　吊燈花（ちょうとうか）　herb of christensen ceropegia，Herba Ceropegiae Christensenianae

吊灯笼　吊灯篭（ちょうとうろう）　leaf of anisetree-like pittosporum，Folium Pittospori Kobuskiani

吊兰　吊蘭（ちょうらん）　herb of cape bracketplant，Herba Chlorophyti

DING 丁疔定

dīng 丁疔

D

丁公藤　丁公藤（ていこうとう）　obtuseleaf erycibe stem，Caulis Erycibes

丁葵草根　丁癸草根（ていきそうこん）　root of twin leaf zornia，Radix Zorniae Gibbosae

丁榔皮　丁榔皮（ちょうろうひ）　bark of largeleaf dogwood，Cortex Corni Macrophyllae

丁蛎　丁蠣（ていれい）　malleus shell，Concha mallei

丁香　丁香（ちょうこう）　flower of clove，Flos Caryophylli

丁香根　丁香根（ちょうこうこん）　clove tree root，Radix Caryophylli

丁香露　丁香露（ちょうこうろ）　clove flower bud distillates，Destillatum Caryophylli

丁香树皮　丁香樹皮（ちょうこうじゅひ）　clove tree bark，Cortex Syzygii Caryophylli

丁香油　丁香油（ちょうこうゆ）　clove oil，Oleum Caryophylli

丁香枝　丁香枝（ちょうこうし）　clove tree twig，Ramulus Covryophylli

疔毒草　疔毒草（ちょうどくそう）　herb of parted-leaf violet，Herba Violea Dissectae

dìng 定

定经草　定経草（ていけいそう）　longcapsuled false pimpernel herb，Herba Linderniae Anagallis

DONG 东冬

dōng 东冬

东北蛔蒿　東北回蒿（とうほくかいこう）　immature flower of northeast seriphidium，Flos Seriphidii finiti Immaturus

东北石竹　東北石竹（とうほくせきちく）　herb of amur pink，Herba Dianthia-murensis

东北土当归　東北土当帰（とうほくととうき）　root of gigant angelica，Radix Angelicae Gigantis

东风菜　東風菜（とうふうさい）　herb of scabrous doellingeria，Herba Doellingeriae Scabri

东菊　東菊（とうぎく）　herb of tongol aster，Herba Asteris Tongolensis

东莨菪　東莨菪（とうろうとう）　rhizome of Japanese scopolia，Rhizoma Scopoliae Japonicae

冬虫夏草　冬虫夏草（とうちゅうかそう）　aweto，Cordyceps

冬瓜　東瓜（とうが）　fruit of Chinese waxgourd，Fructus Benincasae

冬瓜瓤　東瓜じょう（とうがじょう）　Chinese waxgourd pulp，Pulpa Benincasae

冬瓜皮　東瓜皮（とうがひ）　exocarp of Chinese waxgourd，Exocarpium Benincasae

冬瓜子　東瓜子（とうがし）　seed of Chinese waxgourd，Semen Benincasae

冬葵根　冬葵根（とうきこん）　root of cluster mallow，Radix Malvae

冬葵果　冬葵果（とうきか）　fruit of cluster mallow，Fructus Malvae

冬葵叶　冬葵葉（とうきよう）　leaf of cluster mallow，Semen Malvae

冬葵子　冬葵子（とうきし）　seed of cluster mallow，Semen Malvae

冬凌草　冬凌草（とうりんそう）　leaf of blushred rabdosia，Folium Rabdosiae Rubescentis

冬青皮　冬青皮（とうせいひ）　bark of purpleflower holly，Cortex Ilicis Purpareae

冬青叶　冬青葉（とうせいよう）　leaf of purpleflower holly，Folium Ilicis Purpareae

冬青子　冬青子（とうせいし）　fruit of purpleflower holly，Fructus Ilicis Purpareae

DOU 豆

dòu 豆

豆蔻花　豆蔻花（ずくか）　flower of Java amomum，Flos Amomi Rotundus

DU 毒独杜

dú 毒独

毒芹根　毒芹根（どくきんこん）　root of European water hemlock，Radix Cicutae Virosae

独活　独活（どくかつ）　root of doubleteeth pubescent angelica，Radix Angelicae Pubescentis

独脚柑　独脚柑（どっきゃくかん）　herb of Asiatic striga，Herba Strigae

独角莲　独角蓮（どっかくれん）　herb of giant typhonium，Herba Typhonii

独叶白芨　独葉白芨（どくようびゃくぎゅう）　tuber of Yunnan pleione，Tuber Pleionis Yunnanensis

D

独一味　独一味（どくいちみ）　common lamiophlomis herb，Herba Lamiophlomis

dù 杜

杜衡　杜衡（とこう）　forbe wildginger herb，Herba Asari Forbesii

杜鹃　杜鹃（とけん）　meat of Eurasian little cuckoo，Caro Cuculus Poliocephalus

杜鹃花　杜鹃花（とけんか）　flower or fruit of Indian azalea，Flos seu Fructus Rhododendri Simsii

杜鹃花根　杜鹃花根（とけんかこん）　root of Indian azalea，Radix Rhododendri Simsii

杜鹃花叶　杜鹃花葉（とけんかよう）　leaf of Indian azalea，Folium Rhododendri Simsii

杜仲　杜仲（とちゅう）　eucommia bark，Cortex Eucommiae

杜仲藤　杜仲籐（とちゅうとう）　stem of eucommia，Caulis Parabarii Micranthi

杜仲叶　杜仲葉（とちゅうよう）　leaf of eucommia，Folium Eucommiae

duǎn 短断

短柄忍冬　短柄忍冬（たんへいにんとう）　pampanini honeysuckle flower，Flos Lonicerae Pampaninii

短萼黄连　短萼黄連（たんがくおうれん）　rhizome of short sepal goldthread，Rhizoma Coptidis Coptidis Brevisepalae

短伞大叶柴胡　短傘大葉柴胡（たんさんだいようさいこ）　root of short-radiate bigleaf thorowax，Radix Buleuri Breviradiati

duàn 断

断节参　断節参（だんせつじん）　root of wallich swallowwort，Radix Cynanchi Wallichii

断血流　灯籠草（とうろうそう）/ 蔭風輪（いんふうりん）　herb of Chinese clinopodium，Herba Clinopodii

DUI 对

duì 对

对对参　对対参（たいたいじん）　root of Nepal rattlesnake plantain，Radix Satyrii Nepalalensis

对叶草　対葉草（たいようそう）　herb of hancock swallowwort，Herba Cassiae Alatae

D

DUN 钝盾

dùn 钝盾

钝叶蔷薇　鈍葉薔薇（どんようしょうび）　root of garland rose，Radix Rosae Sertatae

盾叶半夏　盾葉半夏（じゅんようはんげ）　rhizome of peltate-leaf pinellia，Rhizoma Pinelliae Peltata

盾叶薯蓣　盾葉薯蕷（じゅんようしょよ）　rhizome of peltate yam，Rhizoma Dioscoreae Zingiberensis

DUO 多

duō 多

多花八角莲　多花八角蓮（たがはっかくれん）　tuber of Yunnan dysosma，Tuber Dysosmae Auranticocaulis

多花木蓝根　多花木藍根（たがもくらんこん）　root of pink flower indigo，Radix Indigoferae Amblyanthae

多裂叶荆芥　多裂葉荊芥（たれつようけいがい）　herb of multifid schizonepeta，Herba Schizonepetae Multifidae

E

E 阿莪鹅峨

ē 阿

阿胶　阿膠（あきょう）　ass-hide gelatin，Colla Corii Asini

é 莪鹅峨

莪大夏　莪大夏（がたいげ）　herb of oxytropis grass，Herba Oxytropis

莪术　莪朮（がじゅつ）　rhizome of zedoary，Rhizoma Curcumae

莪术油　莪朮油（がじゅつゆ）　oil of turmeric rhizome，Oleum Curcumae Aromaticae

鹅不食草　鵝不食草（がふしょくそう）　small centipede herb，Herba Centipedae

鹅肠草　鵝腸草（がちょうそう）　herb of aquatic malachium，Herba Malachii Aquatici

鹅脚板　鵝脚板（がきゃくばん）　herb of diversifolious pimpinella，Herba Pimpinellae Diversifoliae

鹅脚板根　鵝脚板根（がきゃくばんこん）　root of diversifolious pimpinella，Radix Pimpinellae Diversifoliae

鹅内金　鵝内金（がないきん）　goose's gizzard-membrane，Endothelium Corneum Gigerae Anserinus

峨眉半边莲　峨眉半辺蓮（がびはんぺんれん）　rhizome of Omei angiopteris，Rhizoma Angiopteridis Omeiensis

峨眉耳蕨　峨眉耳蕨（がびじけつ）　herb of Omei shield fern，Herba Polystychum Omeiensis

峨三七　峨三七（がさんしち）　root of Chinese ginseng，Radix Carnis Pseudo-ginseng

峨参　峨参（がじん）　root of woodland beakchervil，Radix Anthrisci Sylvestris

ER 儿二

ér 儿

儿茶　児茶（じちゃ）　catechu，Catechu

èr 二

二苞黄精　鰐口草（わにぐちそう）　rhizome of twobract solomonseal，Rhizoma Polygonati Involucrati

二色补血草　二色補血草（にしょくほけつそう）　herb of twocolor sealavander，Herba Limonii Bicoloris

E

F

FAN 番梵饭

fān 番

番红花　番紅花（さふらん）　stigma of safflower，Stigma Croci

番木瓜　番木瓜（ばんもっか）　papaya fruit，Fructus Caricae Papayae

番木瓜叶　番木瓜葉（ばんもっかよう）　papaya leaf，Folium Caricae Papayae

番石榴皮　番石榴皮（ばんせきりゅうひ）　guava bark，Cortex Psidii Guajavae

番石榴叶　番石榴葉（ばんせきりゅうよう）　guava leaf，Folium Psidii Guajavae

番薯　蕃薯（ばんしょ）　root of sweet potato，Radix Ipomoeae

番薯藤　蕃薯藤（ばんしょとう）　stem and leaf of sweet potato，Caulis et Folium Ipomoeae

番泻叶　番瀉葉（ばんしゃよう）　senna leaf，Folium Sennae

fán 梵

梵天花　梵天花（ぼんてんか）　herb of procumbent Indian mallow，Herba Urenae Procumbentis

梵天花根　梵天花根（ぼんてんかこん）　root of procumbent Indian mallow，Radix Urenae Procumbentis

fàn 饭

饭团根　飯団根（はんだんこん）　root of scarlet kadsura，Radix Kadsurae Coccineae

饭团藤　飯団藤（はんだんとう）　stem and leaf of scarlet kadsura，Caulis et Folium Kadsurae Coccineae

FANG 方防

fāng 方

方解石　方解石（ほうかいせき）　calcite，Calcitum

fáng 防

防风　防風（ぼうふう）　root of divaricate saposhnikova，Radix Saposhnikoviae

防风草　防風草（ぼうふうそう）　herb of Indian epimeredi，Herba Epimeredis Indecae

防风花　防風花（ぼうふうか）　flower of saposhnikovia，Flos Saposhnikoviae

防风叶　防風葉（ぼうふうよう）　leaf of saposhnikovia，Folium Saposhnikoviae

防己　防己（ぼうい）　root of fourstamen stephania，Radix Stephaniae Tetrandrae

FEI 飞翡榧费

fēi 飞

飞龙掌血　飛竜掌血（ひりゅうしょうけつ）　root of Asiatic toddalia，Radix Toddaliae Asiaticae

飞龙掌血叶　飛竜掌血葉（ひりゅうしょうけつよう）　leaf of Asiatic toddalia，Folium Toddaliae Asiaticae

飞天蜈蚣　飛天蜈蚣（ひてんごこう）　stem and leaf of creeping pothos，Caulis et Folium Pothi Repentis

fěi 翡榧

翡翠　翡翠（ひすい）　meat of white-breasted kingfisher，Caro Halcyonis Smyrnensis

榧根皮　榧根皮（ひこんぴ）　root-bark of grand torreya，Cortex Torreyae Radicis

榧花　榧花（ひか）　flower of grand torreya，Flos Torreyae

榧子　榧子（ひし）　seed of grand torreya，Semen Torreyae

fèi 费

费菜　費菜（ひさい）　herb and root of orange stonecrop，Herba et Radix Sedi Kamtschatici

FEN 粉

fěn 粉

粉背蕨　粉背蕨（ふんはいけつ）　herb of farinose twin-sorus fern，Herba Aleuritopteris Pseudofarinosae

粉萆薢　粉萆薢（ふんひかい）　rhizome of hypoglaucous yam，Rhizoma Dioscoreae Hypoglaucae

粉防己　粉防己（ふんぼうい）　fourstamen stephania root，Radix Stephaniae Tetrandrae

粉绿延胡索　粉緑延胡索（ふんりょくえんごさく）　glaucescent corydalis rhizome，Rhizoma corydalis Glaucescentis

FENG 风枫蜂凤

fēng 风枫蜂

风花菜　風花菜（ふうかさい）　herb of bog marshcress，Herba Rorippae Islandicae

枫香寄生　楓香寄生（ふうこうきせい）　branchlet and leaf of flatshoot mistletoe，Ramulus et Folium Visci Articulati

枫香树根　楓香樹根（ふうこうじゅこん）　root of beautiful sweetgum，Radix Liquidambaris

枫香树叶　楓香樹葉（ふうこうじゅよう）　leaf of beautiful sweetgum，Folium Liquidambaris

蜂斗菜　蜂斗菜（ほうとさい）　rhizome of Japanese butterbur，Rhizoma Petasitis Japonici

蜂胶　蜂膠（ほうこう）　propolis，Propolis

蜂蜡　蜂蝋（はちろう）　beeswax，Cera flava

蜂窝草　蜂窩草（ほうかそう）　herb of ceylon leucas，Herba Leuatis Zeylanicae

fèng 凤

凤尾草　鳳尾草（ほうびそう）　huguenot fern herb，Herba Pteridis Multifidae

凤尾贯众　鳳尾貫衆（ほうびかんじゅ）　herb of acanthophyllous shield fern，Herba Polystichi Acanthophylli

凤仙　鳳仙（ほうせん）　herb of garden balsam，Herba Impatientis Balsaminae

凤仙根　鳳仙根（ほうせんこん）　root of garden balsam，Radix Impatientis Balsaminae

凤眼草　鳳眼草（ほうがんそう）　fruit of common sterculia，Fructus Ailanthi Altissimae

FO 佛

fó 佛

佛手　仏手（ぶっしゅ）　fruit of fleshfingered citron, Fructus Citri Sarcodactylis

佛手柑　仏手柑（ぶっしゅかん）　fruit of fleshfingered citron, Fructus Citri Sarcodactylis

佛手柑根　仏手柑根（ぶっしゅかんこん）　root of fleshfingered citron, Radix Citri Sarcodactylis

佛手花　仏手花（ぶっしゅか）　flower of fleshfingered citron, Flos Citri Sarcodactylis

F

FU 伏扶芙茯浮附腹蝮覆

fú 伏扶芙茯浮

伏龙肝　伏龍肝（ぶくりゅうかん）　cooking stove earth, Terra Flava Usta

扶芳藤　扶芳藤（ふほうとう）　stem or leaf of fortune euonymus, Caulis seu Folium Euonymi Fortunei

芙蓉根　芙蓉根（ふようこん）　root of cottonrose hibiscusleaf, Radix Hibisci Mutabilis

茯苓　茯苓（ぶくりょう）　Indian bread, Poria

茯苓皮　茯苓皮（ぶくりょうひ）　exodermis of Indian bread, Epidermis Poriae

茯神　茯神（ぶんしん）　Indian bread with hostwood, Sclerotium Poriae Circum Radicem Pini

茯神木　茯神木（ぶんしんぼく）　hostwood of Indian bread, Lignum Pini Poriaferum

浮海石　浮海石（ふかいせき）　costazia bone, Pumex

浮萍　浮萍（ふひょう）　herb of common ducksmeat, Herba Spirodelae

浮石　浮石（ふせき）　pumice, Lapis Pumicis

浮小麦　浮小麦（ふしょうばく）　blighted wheat, Fructus Tritici Levis

fù 附腹蝮覆

附子　附子（ぶし）　root of common monkshood, Radix Aconiti Lateralis Praeparata

腹水草　腹水草（ほくすいそう）　herb of villosulous veronicastrum，Herba Veronicastri

蝮蛇　蝮蛇（ふくだ）　brevicaude pit viper，Agkistrodon

蝮蛇胆　蝮蛇胆（ふくだたん）　bone of brevicaude pit viper，Fel Agkistrodontis

蝮蛇骨　蝮蛇骨（ふくだこつ）　gall of brevicaude pit viper，Os Agkistrodonis

蝮蛇皮　蝮蛇皮（ふくだひ）　skin of brevicaude pit viper，Cutis Agkistrodonis

蝮蛇蜕皮　蝮蛇蜕皮（ふくだぜいひ）　slough of brevicaude pit viper，Periostracum Agkistrodonis

覆盆子　覆盆子（ふくぼんし）　fruit of palmleaf raspberry，Fructus Rubi

覆盆子根　覆盆子根（ふくぼんしこん）　root of palmleaf raspberry，Radix Rubi

F

G

GAN 干甘柑橄

gān 干甘柑

干姜　乾姜（かんきょう）　dried ginger，Rhizoma Zingiberis

干漆　乾漆（かんしつ）　dried lacquer，Resina Toxicodendri

甘草　甘草（かんぞう）　liquorice root，Radix et Rhizoma Glycyrrhizae

甘草头　甘草頭（かんぞうとう）　rhizome of ural licorice，Rhizoma Glycyrrhizae

甘松　甘松（かんしょう）　root and rhizome of Chinese nardostachys，Rhizoma et Radix Nardostachyos

甘肃黄芩　甘肅黄芩（かんしゅくおうごん）　root of Gansu scutellaria，Radix Scutellariae Kansuensis

甘遂　甘遂（かんずい）　root of kansui euphorbia，Radix Kansui

柑核　柑核（かんかく）　seed of chachi citrus，Semen Citri

柑皮　柑皮（かんぴ）　pericarp of chachi citrus，Pericarpium Citri

gǎn 橄

橄榄核　橄欖核（かんらんかく）　olive drupe，Nux Canarii Albi

橄榄露　橄欖露（かんらんろ）　olive distillate，Destillatum Canarii

GANG 杠岗

gāng 杠

杠板归　杠板帰（こうばんき）　herb of perfoliate knotweed，Herba Polygoni Perfoliati

gǎng 岗

岗梅根　崗梅根（こうばいこん）　root of rough-haired holly，Radix Ilicis Asprellae

岗梅叶　崗梅葉（こうばいよう）　leaf of rough-haired holly，Folium Ilicis Asprellae

岗柃　崗柃（こうれい）　leaf of groff eurya，Folium Euryae Groffii

GAO 高藁

gāo 高

高丽参　高麗人参（こうらいにんじん）　root of Korean ginseng，Radix et Rhizoma Ginseng

高良姜　高良姜（こうりょうきょう）　rhizome of lesser galangal，Rhizoma Alpiniae Officinarum

高山大黄　高山大黄（こうざんだいおう）　root and rhizome of nobilis rhubarb，Radix et Rhizoma Rhei Nobilis

高山地榆　高山地楡（こうざんちゆ）　alpine burnet root，Radix Sanguisorbae Alpinae

gǎo 藁

藁本　藁本（こうほん）　rhizome of Chinese ligusticum，Rhizoma Ligustici

GE 鸽葛蛤

gē 鸽

鸽蛋　鴿卵（こうらん）　pigeon egg，Ovum Columbae

gé 葛蛤

葛粉　葛粉（くずこ）　starch of lobed kudzuvine，Amylum Puerariae Lobatae

葛根　葛根（かっこん）　root of lobed kudzuvine，Radix Puerariae Lobatae

葛花　葛花（かっか）　flower of lobed kudzuvine，Flos Puerariae Lobatae

葛仙米　葛仙米（かつせんべい）　common nostoc，Nostoc Commune

蛤蚧　蛤蚧（ごうかい）　giant gecko，Gecko

蛤壳　蛤殻（ごうかく）　clam shell，Concha Meretricis seu Cyclinae

蛤蜊　蛤蜊（こうり）　meat of surf clam，Creas Mactrae

蛤蜊粉　蛤蜊粉（こうりふん）　powder of surf clam，Pulvis Concha

GONG 功

gōng 功

功劳木　功劳木（こうろうぼく）　stem of leatherleaf mahonia，Caulis Mahoniae

功劳子　功劳子（こうろうし）　fruit of leatherleaf mahonia，Fructus Mahoniae

GOU 钩狗枸

gōu 钩

钩藤　鉤藤（こうとう）　branchlet of sharpleaf gambirplant，Ramulus Uncariae cum Uncis

钩藤根　鉤藤根（こうとうこん）　root of sharpleaf of gambir plant，Radix Uncariae

钩吻　鉤吻（こうふん）　graceful jessamine，Herba Gelsemii

gǒu 狗枸

狗鞭　広狗鞭（こうくべん）　dog's testes and penis，Testis et Penis Canis

狗脊　狗脊（くせき）　east Asian tree ferm rhizome，Rhizoma Cibotii

狗尾草　狗尾草（くびそう）　green bristlegrass herb，Herba Setariae Viridis

狗牙贝　狗牙貝（くがばい）　bulb of Tibet alplily，Bulbus Huolirionis Montanae

枸骨根　枸骨根（くこつこん）　root of Chinese holly，Radix Ilicis Cornutae

枸骨叶　枸骨葉（くこつよう）　leaf of Chinese holly，Folium Ilicis Cornutae

枸骨子　枸骨子（くこつし）　fruit of Chinese holly，Fructus Ilicis Cornutae

枸橘　枸橘（くきつ）　trifoliate-orange fruit，Fructus Ponciri Trifoliatae

枸橘叶　枸橘葉（くきつよう）　trifoliate-orange leaf，Folium Ponciri Trifoliatae

枸杞叶　枸杞葉（くこよう）　leaf of barbary wolfberry，Folium Lycii

枸杞子　枸杞子（くこし）　fruit of barbary wolfberry，Fructus Lycii

GU 菰古谷骨

gū 菰

菰根　菰根（ここん）　root or rhizome of fewflower wildrice，Rhizoma seu Radix Zizaniae Caduciflorae

菰米　菰米（こべい）　fruit of fewflower wildrice，Fructus Zizaniae Caduciflorae

gǔ 古谷骨

古山龙　古山竜（こざんりゅう）　stem of arcangelisia，Caulis Arcangelisiae

谷精草　谷精草（こくせいそう）　flower of buerger pipewort，Flos Eriocauli

谷芽　谷芽（こくが）　fruit of rice germinating，Fructus Setariae Germinatus

骨碎补　骨砕補（こつさいほ）　rhizome of fortune's drynaria，Rhizoma Drynariae

骨碎补毛　骨砕補毛（こつさいほもう）　scale of fortune's drynaria，Squma Drynariae

GUA 瓜栝挂

guā 瓜栝

瓜蒂　瓜蒂（かてい）　fruit pedicel of muskmelon，Pedicellus Melo Fructus

瓜蒌　瓜蒌（かろ）　trichosanthes fruit，Fructus Trichosanthis

瓜蒌皮　瓜蒌皮（かろひ）　trichosanthes peel，Pericarpium Trichosanthis

瓜蒌子　瓜蒌子（かろし）　seed of trichosanthes，Semen Trichosanthis

栝楼　栝楼（かろ）　trichosanthes fruit，Fructus Trichosanthis

栝楼茎叶　栝楼茎葉（かろけいよう）　stem and leaf of trichosanthes fruit，Caulis et Folium Trichosanthis

栝楼皮　栝楼皮（かろひ）　trichosanthes peel，Pericarpium Trichosanthis

栝楼子　栝楼子（かろし）　seed of trichosanthes，Semen Trichosanthis

guà 挂

挂金灯　挂金灯（けいきんとう）　persistent calyx or fruit of franchet ground-cherry，Calyx seu Fructus Physalis

GUAN 关贯

guān 关

关白附　関白附（かんびゃくぶ）　root of Korean monkshood，Radix Aconiti Coreani

关苍术　関蒼朮（かんそうじゅつ）　root of Japanese atractylodes，Radix Atractylodis Japonicae

关木通　関木通（かんもくつう）　stem of manchurian dutchmans pipe，Caulis Aristolochiae Manshuriensis

guàn 贯

贯叶连翘　貫葉連翹（かんようれんぎょう）　herb of St. John's wort，Herba Hypericum Perforatum

贯众　貫衆（かんじゅう）　cyrtomii rhizome，Rhizoma Cyrtomii

GUANG 光广

guāng 光

光慈菇　光慈姑（こうじこ）　bulb of edible tulip，Bulbus Tulipae Edulis

光决明　光葉決明（こうようけつめい）　root or leaf of smooth senna，Radix seu Folium Cassiae Leavigatae

光石韦　光石韋（こうせきい）　herb of balt pyrrosia，Herba Pyrrosiae Calvatae

guǎng 广

广东金钱草　広東金銭草（かんとんきんせんそう）　herb of snowbell leaf tickclover，Herba Desmodii Styracifolii

广东升麻　広東升麻（かんとんしょうま）　root of Chinese sawwort，Radix Serratulae Chinensis

广东石斛　広東石斛（かんとんせっこく）　stem of wilson dendrobium，Caulis Dendrobii Wilsonii

广防己　広防己（こうぼうい）　root of fangchi，Radix Aristolochiae Fangchi

广藿香　広藿香（こうかっこう）　cablin patchouli herb，Herba Pogostemonis

广金钱草　広金銭草（こうきんせんそう）　herb of snowbell leaf tickclover，Herba Desmodii Styracifolii

GUI 龟鬼桂

guī 龟

龟甲　亀板（きばん）　terrapin shell，tortoise plastron，Plastrum Testudinis

龟甲胶　亀板膠（きばんきょう）　tortoise plastron glue，Colla Testudinis Plastri

龟胆汁　龜胆汁（きたんじゅう）　tortoise bile, Bilis Testudinis

guǐ 鬼

鬼箭羽　鬼箭羽（きせんう）　branchlet of winged euonymus, Ramulus Euonymi

鬼臼　鬼臼（ききゅう）　rhizome of common dysosma, Rhizoma Dysosmae Versipellis

鬼臼叶　鬼臼葉（ききゅうよう）　leaf of common dysosma, Folium Dysosmae Versipellis

鬼针草　鬼針草（きしんそう）　herb of spanish needles, Herba Bidentis Bipin-natae

G

guì 桂

桂丁　桂丁（けいちょう）　cassiabarktree fruit, Fructus Cinnamomi

桂花　桂花（けいか）　flower of sweet osmanthus, Flos Osmanthi Fragrantis

桂花露　桂花露（けいかろ）　flower distillate sweet osmanthus, Liquor Floris Osmanthi Destillatus

桂皮　桂皮（けいひ）　bark of Japanese cinnamon, Cortex Cinnamomi

桂树根　桂樹根（けいじゅこん）　root of sweet osmanthus, Radix Osmanthi Fragrantis

桂枝　桂枝（けいし）　cassia twig, Ramulus Cinnamomi

桂子　桂子（けいし）　fruit of Japanese cinnamon, Fructus Cinnamomi

GUO 过

guò 过

过江龙　過江竜（かこうりゅう）　herb of complanate clubmoss, Herba Lycopodii Complanati

过江龙子　過江竜子（かこうりゅうし）　seed of champion bauhinia, Semen Bauhiniae Championii

过山龙　過山竜（かざんりゅう）　monkshoodvine root-bark, Cortex Ampelopsis Aconiifoliae Radicis

H

HA 虾哈

há 虾

虾蟆皮　蝦蟇皮（かまひ / がまひ）　skin of rice frog, Cutis Ranae Limnocharitis

hà 哈

哈蟆油　蛤蟆油（ごうまゆ）　Chinese woodfrog oviduct, Oviductus Ranae
哈士蟆　哈士蟆（ごうしま）　dried Chinese woodfrog, Rana Siccus

HAI 孩海

hái 孩

孩儿参　孩児参（がいじさん）　root of pseudostellaria, Radix Pseudostellariae

hǎi 海

海胆　海胆（かいたん）　corona of sea chestnut, Concha Echinoideae
海风藤　海風藤（かいふうとう）　stem of kadsura pepper, Caulis Piperis Kadsurae
海浮石　海浮石（かいふせき）　pumice, Pumex
海狗肾　海狗腎（かいくじん）　testes and penis of ursine seal, Testis et Penis Callorhini
海狗油　海狗油（かいくゆ）　oil of hair seal, Sebum Phocae
海蛤壳　海蛤殻（かいごうかく）　clam shell, Concha Meretricis seu Cyclinae
海金沙　海金沙（かいきんしゃ）　Japanese climbing, Spora Lygodii
海金沙草　海金沙草（かいきんしゃそう）　herb of Japanese climbing fern, Herba Lygodii
海龙　海竜（かいりゅう）　pipefish, sea otter, Syngnathus
海螺壳　海螺殻（かいらかく）　shell of oyster drill, Concha Rapanae Thomasianae
海南萝芙木　海南羅芙木（かいなんらふぼく）　root of Hainan devilpepper, Radix Ranvolfiae Hainanensis
海螵蛸　海螵蛸（かいひょうしょう）　cuttlefish bone, Endoconcha Sepiae

海桐花　海桐花（かいとうか）　stem and leaf of oriental variegated coralbean，Ramulus et Folium Pittospori Tobirae

海桐皮　海桐皮（かいとうひ）　bark of oriental variegated coralbean, Cortex Erythrinae Orientalis

海虾壳　海蝦殼（かいかかく）　prawn carapace，Carapax Penaei

海芋　海芋（かいう）　alocasia rhizome，Rhizoma Alocasiae Odorae

海蕴　海蕴（かいうん）　nemacystus，Nemacystus

海藻　海藻（かいそう）　seaweed，Sargassum

HAN 蚶含韩寒汉旱蔊

H

hān 蚶

蚶　蚶（きさ）　bloody clam，Arca

hán 含韩寒

含羞草　含羞草（がんしゅうそう）　herb of sensitive plant，Herba Mimosae Pudicae

韩信草　韓信草（かんしんそう）　Indian skullcap herb with root，Herba Scutellariae Indicae Radice

寒水石　寒水石（かんすいせき）　calcite，Calcitum

hàn 汉旱蔊

汉中防己　漢中防已（かんちゅうぼうい）　root of heterophylla aristolochia，Radix Aristolochiae Heterophyllae

旱莲草　旱蓮草（かんれんそう）　herb of eclipta，Herba Ecliptae

旱莲花　旱蓮花（かんれんか）　herb of common nasturtium，Herba Tropaeoli Majoris

蔊菜　蔊菜（かんさい）　herb and flower of Indian rorippa，Herba et Flos Rorippae

HANG 杭

háng 杭

杭白芷　杭白芷（こうびゃくし）　root of formosana angelica，Radix Angelicae Dahurica

HE 诃合何和荷核鹤

hē 诃

诃子　訶子（かし）　fruit of medical terminalia，Fructus Chebulae

诃子核　訶子核（かしかく）　seed of medical terminalia，Semen Chebulae

hé 合何和荷核

合欢花　合歡花（ごうかんか）　immature flower of silktree albizia，Flos Albiziae

合欢皮　合歡皮（ごうかんひ）　bark of silktree albizia，Cortex Albiziae

合子草　合子草（ごうしそう）　leaf or seed of lobed actinostemma，Folium seu
　　Semen Actinostemmatis Lobati

何首乌　何首烏（かしゅう）　root of tuber fleeceflower，Radix Polygoni Multi-
　　flori

和血丹　和血丹（わけつたん）　root or herb of david kushclover，Radix seu
　　Herba Lespedezae Davidii

荷青花　荷青花（かせいか）　root of Japanese hylomecon，Radix Hylomeconis
　　Japonicae

荷叶　荷葉（かよう）　lotus leaf，Folium Nelumbinis

荷叶蒂　荷葉蒂（かようてい）　lotus leaf-base，Folium Nelumbinis Basis

核桃仁　核桃仁（かくとうにん）　Persian walnut kernel，Semen Juglandis

hè 鹤

鹤草芽　鶴草芽（かくそうが）　agrimonian sprout，Gemma Agrimoniae

HEI 黑

hēi 黑

黑柴胡　黑柴胡（こくさいこ）　root of black thorowax，Radix Bubleuri Smithii

黑大豆　黑大豆（こくだいず）　black soybean，Semen Sojae

黑胡椒　黑胡椒（こくこしょう）　black pepper，Fructus Piperis Nigri

黑芝麻　黑芝麻（こくしま）　seed of oriental sesame，Semen Sesami Nigrum

HONG 红荭

hóng 红荭

红半边莲 紅半辺蓮（こうはんぺんれん） herb of thickrostrate begonia, Herba Begoniae Crassirostris

红背叶 紅背葉（こうはいよう） root and leaf of redback christmashush, Radix et Folium Alchorneae Trewioidis

红大戟 紅大戟（こうたいげき） knoxia root, Radix Knoxiae

红地榆 紅地榆（こうちゆ） root of griffith cinquefoil, Radix Knoxae

红豆蔻 紅豆蔻（こうずく） fruit of galanga, Fructus Galangae

红粉 紅粉（こうふん） mercuric oxide, Hydrargyri Oxydum Rubrum

红麸杨 紅麩楊（こうふよう） root of redpunjab sumac, Radix Rhi Sinicae

红果山楂 紅果山樝（こうかさんざ） fruit of sanguine law, Fructus Crataegi Sanguiaea

红旱莲 紅旱連（こうかんれん） herb of giant St. John's wort, Herba Hyperici Ascyri

红花 紅花（こうか） safflower, Flos Carthami

红花油 紅花油（こうかゆ） safflower oil, Oleum Medicatum Rubrum

红花子 紅花子（こうかし） safflower fruit, Fructus Carthami

红茴香根 紅茴香根（こうういきょうこん） root of lanceleaf anisetree, Radix Illicii Lanceolati

红景天 紅景天（こうけいてん） rhodiola root, Radix et Rhizoma Rhodiolae Crenulatae

红毛五加皮 紅毛五加皮（こうもうごかひ） bark of girald acanthopanax, Cortex Acanthopanacis Giraldii

红门兰 紅門蘭（こうもんらん） herb of marsh orchis, Herba Orchidis Latifoliae

红木耳 紅木耳（こうもくじ） herbst bloodleaf, Herba Iresines Herbstii

红芪 紅耆（こうぎ） root of multiinflorescenced sweetvetch, Radix Hedysari

红三七 紅三七（こうさんしち） rhizome of ovateleaf knotweed, Rhizoma Polygoni Suffulti

红参 紅参（こうじん） red ginseng, Radix et Rhizoma Ginseng Rubra

红升麻 紅升麻（こうしょうま） herb of heterophyllous eupatorium, Herba Eupatorii Heterophylli

红升麻根 紅升麻根（こうしょうまこん） root of heterophyllous eupatorium, Radix Eupatorii Heterophylli

红石耳　紅石耳（こうせきじ）　carpophore of hypocrimson manna lichen，Carpophorum Umbilicaria Hypococcinea

红五加　紅五加（こうごか）　root of hairybranch rockvine，Radix Tetrastigmatis Obovati

红药子　紅薬子（べにやくし）　root of ciliatenerve knotweed，Radix Polygoni Ciliinervis

红泽兰　紅沢蘭（こうたくらん）　herb of Japanese conehead，Herba Strobilanthis Japonici

荭草　荭草（こうそう）　herb of prince feather，Herba Polygoni Oretalis

荭草花　荭草花（こうそうか）　fruit of inflorescence of prince feather，Fructus Inflorescentia Polygoni Orientalis

HOU 猴厚

hóu 猴

猴头菌　猴頭菌（ほうとうきん）　breaded tooth carpophore，Carpophorum Hericii Erinacei

猴枣　猴棗（こうそう）　rhesus macaque bezoar，Calculus Macacae Mulattae

hòu 厚

厚朴　厚朴（こうぼく）　bark of official magnolia，Cortex Magnoliae Officinalis

厚朴花　厚朴花（こうぼくか）　immature flower of official magnolia，Flos Magnoliae Officinalis

厚皮树　厚皮樹（こうひじゅ）　bark of coromandel lannea，Cortex Lanneae Coromandelicae

厚朴子　厚朴子（こうぼくし）　fruit or seed of official magnolia，Fructus seu Semen Magnoliae Officinalis

HU 胡湖葫槲斛蝴虎琥

hú 胡湖葫槲斛蝴

胡黄连　胡黄連（こおうれん）　rhizome of figwortflower picrorhiza，Rhizoma Picrorhizae

胡萝卜子　胡蘿蔔子（こらふくし）　carrot seed，Semen Dauci Sativae

胡麻草　胡麻草（ごまそう）　herb of cochinchina centranthera，Herba Centrantherae Cochinchinensis

胡麻花　胡麻花（ごまか）　flower of oriental sesame，Flos Sesami

胡荽　胡荽（こすい）　coriander herb，Herba Coriandri Sativi cum Radice

胡荽子　胡荽子（こすいし）　coriander seed，Semen Coriandri Sativi

胡椒　胡椒（こしょう）　fruit of black pepper，Fructus Piperis

胡桃青皮　胡桃青皮（ことうせいひ）　exocarp of English walnut，Exocarpium Juglandis

胡桃仁　胡桃仁（ことうにん）　seed of English walnut，Semen Juglandis

胡颓子　胡頽子（こたいし）　root of thorny elaeagnus，Radix Elaeagni Pungentis

胡颓子根　胡頽子根（こたいしこん）　root of thorny elaeagnus，Radix Elaeagni Pungentis

胡枝子　胡枝子（こしし）　stem and leaf of lespedeza，Caulis et Folium Lespedezae Bicoloris

胡枝子根　胡枝子根（こししこん）　root of shrub lespedeza，Radix Lespedezae Bicoloris

湖北贝母　湖北貝母（こほくばいも）　bulb of Hubei fritillary，Bulbus Fritillariae Hupenensis

湖北海棠　湖北海棠（こほくかいどう）　leaf of Hubei flowering crabapple，Folium Mali Hupenensis

湖北山楂　湖北山櫨（こほくさんざ）　fruit of Hubei haw，Fructus Crataegi Hupenensis

葫芦　葫芦（ころ）　bottle gourd，Pericarpium Lagenariae

葫芦茶　葫芦茶（ころちゃ）　herb of triquetrous tadehagi，Herba Tadehagis Triquetri

葫芦七　葫芦七（ころしち）　root and rhizome of toothleaf goldenray，Radix et Rhizoma Ligulariae Dentatae

槲寄生　槲寄生（こくきせい）　herb of colored mistletoe，Herba Visci

斛皮　槲皮（こくひ）　bark of daimyo oak，Cortex Querci Dentatae

斛实仁　槲实仁（こくじつじん）　seed of daimyo oak，Semen Querci Dentatae

蝴蝶花　蝴蝶花（こちょうか）　herb of fringed iris，Herba Iridis Japonicae

hǔ 虎琥

虎刺　虎刺（こし）　herb or root of Indian damnacanthus，Herba seu Radix Damnacanthi Indici

虎耳草　虎耳草（こじそう）　herb of creeping rockfoil, Herba Saxifragae Stoloniferae

虎骨　虎骨（ここつ）　tiger bone, Os Tigris

虎骨胶　虎骨膠（ここつこう）　tiger bone-glue, Colla Ossis Tigris

虎掌草　虎掌草（こしょうそう）　root or brooklet anemone, Radix seu Herba Anemones Rivularis

虎杖　虎杖（こじょう）　rhizome and root of giant knotweed, Rhizoma et Radix Polygoni Cuspidati

虎杖叶　虎杖葉（こじょうよう）　leaf of giant knotweed, Folium Polygoni Cuspidati

琥珀　琥珀（こはく）　amber, Succinum

HUA 花华铧滑化

huā 花

花椒　花椒（かしょう）　pericarp of Chinese prickly ash, Pericarpium Zanthoxyli

花椒根　花椒根（かしょうこん）　root of Chinese prickly ash, Radix Zanthoxyli

花椒叶　花椒葉（かしょうよう）　leaf of Chinese prickly ash, Folium Zanhoxyli

花脸细辛　花臉細辛（かけんさいしん）　herb of large flower wildginger, Herba Asari Maximi

花木通　花木通（かもくつう）　stem of southwestern China clematis, Caulis Clematidis

花蕊石　花蕊石（かずいせき）　ophicalcite, Ophicalcitum

huá 华铧滑

华东葶苈子　華東葶藶子（かとうていれきし）　seed of sophian descurania, Semen Descuraniae Sophiae

华中虎耳草　華中虎耳草（かちゅうこじそう）　herb of fortune rockfoil, Herba Saxifragae Fortunei

铧头草　鏵頭草（かとうそう）　herb of whiteflower violet, Herba Violae Patrinii

滑石　滑石（かっせき）　talc, Talcum

滑石粉　滑石粉（かっせきふん）　talc powder, Pulvis Talci

huà 化

化橘红　化橘紅（かきっこう）　pummelo exocarp, Exocarpium Citri Grandis

化香树果　化香樹果（かこうじゅか）　dyetree fruit，Fructus Platycaryae Strobi-
laceae

化香树叶　化香樹葉（かこうじゅよう）　dyetree leaf，Folium Platycaryae
Strobilaceae

HUAI 淮槐

huái 淮槐

淮通　淮通（わいつう）　stem or root of moupin dutchmanspipe，Caulis seu Radix
Aristolochiae Moupinensis

槐花　槐花（かいか）　flower of Japanese pagodatree，Flos Sophorae

槐角　槐角（かいかく）　fruit of Japanese pagodatree，Fructus Sophorae

槐米　槐米（かいべい）　Japanese pagodatree flower-bud，Flos Sophorae
Immaturus

槐叶　槐葉（かいよう）　leaf of Japanese pagodatree，Folium Sophorae

HUAN 还

huán 还

还魂草　還魂草（かんこんそう）　herb of whorlleaf stonecrop，Herba Hylotele-
phii Verticillati

还亮草　還亮草（かんりょうそう）　herb of chervil larkspur，Herba Delphnii
Anthriscifolii

还阳草　還陽草（かんようそう）　leaf of Arorvitae leaf twig，Folium Cacumen
Pltycladi

还阳参　還陽参（かんようじん）　root of Tibetan hawksbeard，Radix Crepidis
Tibeticae

HUANG 黄

huáng 黄

黄柏　黄柏（おうばく）　bark of amur corktree，Cortex Phellodendri Chinensis

黄大豆　黄大豆（おうだいず）　soybean，Semen Sojae

黄花菜　黄花菜（おうかさい）　root of foldleaf daylily，Radix Hemerocallidis Plicatae

黄花地丁　黄花地丁（おうかじちょう）　herb of dilute yellow crotalaria，Herba Crotalariae Albidae

黄花夹竹桃　黄花夾竹桃（おうかきょうちくとう）　seed of yellow oleander，Semen Thevetiae Peruvianae

黄花夹竹桃叶　黄花夾竹桃葉（おうかきょうちくとうよう）　leaf of yellow oleander，Folium Thevetiae

黄花铁线莲　黄花鉄線蓮（おうかてっせんれん）　herb of intricate clematis，Herba Clematidis Intricatae

黄堇　黄菫（おうきん）　herb of racemose corydalis，Herba Corydalis Racemosae

黄精　黄精（おうせい）　rhizome of Siberian solomonseal，Rhizoma Polygonati

黄葵　黄葵（おうぎ）　root or leaf of musk mallow，Radix seu Folium Abelmoschi Moschati

黄连　黄連（おうれん）　rhizome of Chinese gold thread，Rhizoma Coptidis

黄连花　黄連花（おうれんか）　herb of dahurian loosestrife，Herba Lysimachiae

黄明胶　黄明膠（おうめいきょう）　oxhide gelatin，Colla Corii Tauri

黄牡丹　黄牡丹（きぼたん）　bark of yellow peony，Cortex Paeoniae Luteae Radicis

黄木耳　黄木耳（おうきくらげ）　tremella sporophore，Sporophorum Tremellae Mesentericae

黄芪　黄耆（おうぎ）　root of membranous milkvetch，Radix Astragali

黄芩　黄芩（おうごん）　root of Baikal skullcap，Radix Scutellariae

黄三七　黄三七（おうさんしち）　rhizome or herb of common souliea，Rhizoma seu Herba Soulieae Vaginatae

黄鼠肉　黄鼠肉（おうそにく）　squirrel meat of daurian ground，Caro Citelli Daurici

黄水枝　黄水枝（おうすいし）　herb of Himalayan foamflower，Herba Tiarellae Recisae

黄藤　黄藤（おうとう）　stem of common fibraurea stem，Caulis Fibraureae

黄杨根　黄楊根（おうようこん）　root of Chinese box，Radix Buxi

黄杨木　黄楊木（おうようぼく）　branchlet of Chinese box，Ramulus Buxi

黄羊角　黄羊角（おうようかく）　horn of Mongolian gazelle，Cornu Procaprae Gutturosae

黄药子　黄薬子（こうやくし）　rhizome of airpotato yam，Rhizoma Dioscoreae Bulbiferae

黄芫花　黄芫花（おうげんか）　flower of yellow lilac daphne，Flos Wirstroemiae Chamaedaphnis

HUI 灰茴

huī 灰

灰贯众　灰貫中（かいかんじゅう）　herb of triangular-toothed shield，Herba Polystichi Deltodi

灰毛牡荆　灰毛牡荆（はいげぼけい）　fruit of grey hairy chastertree，Fructus Viticis Canescentis

huí 茴

茴香　茴香（ういきょう）　fennel fruit，Fructus Foeniculi

HUN 昏

hūn 昏

昏鸡头　昏鶏頭（こんけいとう）　rhizome of fortune's holly fern，Rhizoma Cyrtomii Fortunei

HUO 火藿

huǒ 火

火麻仁　火麻仁（かまにん）　seed of hemp fimble，Fructus Cannabis

火索麻　火索麻（かさくま）　root of tortedfruit screwtree，Radix Helicteris Isorae

火炭母草　火炭母草（かたんぼそう）　Chinese knotweed herb，Herba Polygoni Chinensis

huò 藿

藿香　藿香（かっこう）　herb of agastache，Herba Agastachis

J

JI 鸡吉急蒺戟寄檵稷

jī 鸡

鸡蛋花　鶏蛋花（けいたんか）　flower of Mexican frangipani，Flos Plumeriae Acutifoliae

鸡蛋参　鶏蛋参（けいたんじん）　root of convolvulate asiabell，Radix Codonopsis Convolvulaceae

鸡冠花　鶏冠花（けいかんか）　cockscomb flower，Flos Celosiae Cristatae

鸡冠苗　鶏冠苗（けいかんびょう）　leaf of cockscomb，Folium Celosiae Cristatae

鸡冠子　鶏冠子（けいかんし）　seed of cockscomb，Semen Celosiae Cristatae

鸡内金　鶏内金（けいないきん）　chicken's gizzard-membrane，Endothelium Corneum Gigeriae Galli

鸡矢藤　鶏矢藤（けいしとう）　Chinese fevervine herb，Herba Paederiae

鸡血七　鶏血七（けいけつしち）　rhizome of Chinese amphibious knotweed，Rhizoma Polygoni Sinensis

鸡血藤　鶏血藤（けいけっとう）　stem of suberect spatholobus，Caulis Spatholobi

鸡爪草　鶏爪草（けいそうそう）　herb of sharpfruit calanthodes，Herba Calathodis Oxycarpae

鸡血草　鶏血草（けいけつそう）　herb of Asiatic pennywort，Herba Centellae

jí 吉急蒺

吉祥草　吉祥草（きちじょうそう）　herb of pink reineckea，Herba Reineckeae Carneae

急性子　急性子（きゅうせいし）　seed of garden balsam，Semen Impatientis

蒺藜　蒺藜（しつり）　fruit of puncturevine，Fructus Tribuli

蒺藜根　蒺藜根（しつりこん）　root of puncturevine，Radix Tribuli

蒺藜花　蒺藜花（しつりか）　flower of puncturevine，Flos Tribuli

jǐ 戟

戟叶堇菜　戟葉菫菜（げきょうきそさい）　herb of viola，Herba Violae

jì 寄檵稷

寄生黄　寄生黄（きせいおう）　herb of involucrate balanophora，Herba Balano-
phorae Involucratae

寄生藤　寄生藤（きせいとう）　stem of shrubby dendrotrophe，Caulis Henslowia
Frutescens

檵木　檵木（けいぼく）　herb of loropetali，Herba Loropetali

檵花　檵花（けいか）　flower of loropetali，Flos Loropetali

檵花根　檵花根（けいかこん）　root of loropetali，Radix Loropetali

檵花叶　檵花葉（けいかよう）　leaf of loropetali，Folium Loropetali

稷米　稷米（しょくべい）　fruit of broom-corn millet，Semen Panici Miliaeci

JIA 夹

jiā 夹

夹竹桃　夾竹桃（きょうちくとう）　leaf or bark of sweetscented oleander，
Folium seu Cortex Nerii

JIAN 尖建剑

jiān 尖

尖耳贯众　尖耳貫衆（せんじかんじゅう）　rhizome of caryota-like holly fern，
Rhizoma Cyrtomii Caryotidei

尖叶淫羊藿　尖葉淫羊藿（せんよういんようかく）　herb of longspur epime-
dium，Herba Epimedii Acuminati

jiàn 建剑

建砂仁　建砂仁（けんしゃにん）　seed of Japanese galangal，Semen Alpiniae
Japonicae

建神曲　建神麴（けんしんきく）　medicinal fermented mass，Massa Medicata
Fermentata

剑麻　剑麻（けんま）　leaf of sisal hemp-plant，Folium Agaves Sisalanae

JIANG 姜僵降

jiāng 姜僵

姜黄　姜黄（きょうおう）　rhizome of turmeric，Rhizoma Curcumae Longae

姜半夏　姜半夏（きょうはんげ）　ginger-prepared rhizome of pinellia，Rhizoma Pinelliae Praeparata

姜三七　姜三七（きょうさんしち）　root of Yunnan camptandra，Radix Camptandrae Yunnanensis

僵蚕　白僵蚕（びゃっきょうさん）　mulberry silkworm，Bombyx Batryticatus Bombyx Batryticatus

jiàng 降

降香　降香（こうこう）　rosewood，Lignum Dalbergiae Odoriferae

J

JIAO 茭椒角

jiāo 茭椒

茭白　茭白（こうはく）　scape of fewflower wildrice，Scapo Zizaniae Caduciflorae

椒目　椒目（しょうもく）　seed of bunge pricklyash，Semen Zanthoxyli

jiǎo 角

角茴香　角茴香（かくういきょう）　root of erect hypecoum，Radix Hypecoi Erecti

角柱花　角柱花（かくちゅうか）　root of blue ceratostigma，Radix Plumbaginoidis

JIE 接节桔芥

jiē 接

接骨草　接骨草（せっこつそう）　branchlet and leaf of common codarlocalyx，Ramulus et Folium Codariocalucis Motorii；rhizome or herb of steward elatostema，Rhizoma seu Herba Elatostema Stewardii

接骨丹　接骨丹（せっこつたん）　bark or leaf of lindenleaf torricellia，Cortex seu Folium Torricelliae Tiliaefoliae；bark of showy eriolaena，Cortex Eriolaenae Spectabilis

接骨木　接骨木（せっこつぼく）　williams elder branchlet，Ramulus Sambuci Williamsii

接骨木根　接骨木根（せっこつぼくこん）　williams elder root，Radix Sambuci Williamsii

接骨木花　接骨木花（せっこつぼくか）　williams elder flower，Flos Sambuci Williamsii

接骨木叶　接骨木葉（せっこつぼくよう）　williams elder leaf，Folium Sambuci Williamsii

jié 节桔

节节花　節節花（せつせつか）　herb of sessile alternanthera，Herba Alternantherae Sessilis

桔梗　桔梗（ききょう）　platycodon root，Radix Platycodonis

桔梗芦头　桔梗蘆頭（ききょうろとう）　platycodon rhizome，Rhizoma Platycodonis

jiè 芥

芥菜　芥菜（がいさい）　Indian mustard leaf，Folium Sinapis

芥子　芥子（がいし）　Indian mustard seed，Semen Sinapis

JIN 金筋锦

jīn 金筋

金不换　金不換（きんふかん）　root of Chinese stephania，Radix Stephaniae Sinicae

金耳环　金耳環（きんじかん）　herb of small coleus，Herba Asari Colei Pumili

金果榄　金果欖（きんからん）　root of hairystock tinospora，Radix Tinosporae

金环蛇　金環蛇（きんかんだ）　banded krait，Bungarus Fasciatus

金精石　金精石（きんせいせき）　vermiculite，Vermiculitum

金莲花　金蓮花（きんれんか）　Chinese globeflower，Flos Trollii

金毛七　金毛七（きんもうしち）　rhizome of multiflower astible，Rhizoma Astilbe Myrianthae

金礞石　金礞石（きんもうせき）　micae-schist，Lapis Micae Aureus

金纳香　金納香（きんのうこう）　root and leaf of pilose triumfetta，Radix et Folium Triumfettae Pilosae

金牛七　金牛七（きんぎゅうしち）　root of Taipei monkshood，Radix Aconiti Taipeici

金钱白花蛇　金銭白花蛇（きんせんびゃっかだ）　little multibanded krait，Bungarus Parvus

金钱草　金銭草（きんせんそう）　christina loosestrife herb，Herba Lysimachiae

金刷把　金刷把（きんさつは）　lichen of cladonia fallax，Cladonia fallax

金丝带　金糸帯（きんしたい）　leaf of filament of green alectoria，Folium Alectoria Virens

金丝桃果实　金糸桃果実（きんしとうかじつ）　fruit of Chinese St. John's wort，Fructus Hyperici Monogyni

金挖耳　金挖耳（きんあつじ）　herb of divaricate carpesium，Herba Carpesii Divaricati

金挖耳根　金挖耳根（きんあつじこん）　root of divaricate carpesium，Radix Carpesii Divaricati

金银花　金銀花（きんぎんか）　honeysuckle flower，Flos Lonicerae Japonicae

金银花露　金銀花露（きんぎんかろ）　distillate of honeysuckle flower，Destillatum Lonicerae Japonicae Floris

金樱子　金桜子（きんおうし）　fruit of cherokee rose，Fructus Rosae Laevigatae

金盏草　金盞草（きんさんそう）　herb of arvense calendula，Herba Calendulae Arvensis

金盏草根　金盞草根（きんさんそうこん）　root of arvense calendula，Radix Calendulae Arvensis

金盏花　金盞花（きんさんか）　flower of arvense calendula，Flos Calendulae Arvensis

金盏银盘　金盞銀盤（きんさんぎんばん）　herb of railway beggarticks，Herba Bidentis

筋骨草　筋骨草（きんこつそう）　herb of ciliate bugle，Herba Ajugae Ciliatae

jǐn 锦

锦灯笼　錦灯籠（きんとうろう）　winter-cherry calyx or fruit，Calyx seu Fructus Physalis

JING 京荆粳景

jīng 京荆粳

京大戟　京大戟（きょうだいげき）　root of Peking euphorbia，Radix Euphobriae Pekinensis

荆芥　荆芥（けいがい）　finedeaf schizonepeta herb，Herba Schizonepetae

荆芥根　荆芥根（けいがいこん）　root of fineleaf schizonepeta，Radix Schizo-nepetae

粳米　粳米（こうべい）　rice fruit，Fructus Oryzae Sativae

jǐng 景

景天　景天（けいてん）　herb of common stonecrop，Herba Hylotelephii Eryth-rosticti

景天三七　景天三七（けいてんさんしち）　herb of aizoon stonecrop，Herba Sedi Aizoon

景天三七根　景天三七根（けいてんさんしちこん）　root of aizoon stonecrop，Radix Sedi Aizoon

JIU 九韭救

jiǔ 九韭

九节菖蒲　九節菖蒲（きゅうせつしょうぶ）　rhizome of altai anemone，Rhizoma Anemones Altaicae

九里香　九里香（きゅうりこう）　leaf and twig of common jasminorange，Folium et Cacumen Murrayae

九牛造　九牛造（きゅうぎゅうぞう）　root of hylonoma euphorbia，Radix Euphorbiae Hylonomae

九牛造茎叶　九牛造茎葉（きゅうぎゅうぞうけいよう）　leaf of hylonoma euphorbia，Folium Euphorbiae Hylonomae

九香虫　九香虫（きゅうこうちゅう）　stink-bug，Aspongopus

九子连环草　九子連環草（きゅうしれんかんそう）　all-grass or root of common calanthe，Herba seu Radix Calanthes

韭菜子　韭菜子（きゅうさいし）　seed of tuber onion，Semen Allii Tuberosi

jiù 救

救必应　救必応（きゅうひつおう）　bark of ovateleaf holly，Cortex Ilicis Rotundae

救军粮叶　救軍糧葉（きゅうぐんりょうよう）　leaf of fortune firethorn，Folium Pyracanthae Fortuneanae

JU 菊橘巨

jú 菊橘

菊花　菊花（きくか）　chrysanthemum flower，Flos Chrysanthemi

菊苣　菊苣（きくきょ）　herb of common chicory，Herba Cichorii

菊三七　菊三七（きくさんしち）　gynura root，Radix Gynurae Sageti

橘　橘（きつ）　tangerine fruit，Fructus Citri Tangerinae

橘白　橘白（きっぱく）　tangerine endocarp，Endocarpium Citri Tangerinae

橘根　橘根（きつこん）　tangerine root，Radix Citri Tangerinae

橘核　橘核（きっかく）　tangerine seed，Semen Citri Reticulatae

橘红　橘紅（きっこう）　red tangerine peel，Exocarpium Citri Rubrum

橘络　橘絡（きつらく）　tangerine pith，Retinervus Citri Reticulatae Fructus

橘皮　橘皮（きっぴ）　tangerine pericarp，Pericarpium Citri Tangerinae

jù 巨

巨胜子　巨勝子（きょしょうし）　seed of fullers teasel，Semen Dipsaci Fulloni

JUAN 绢卷

juān 绢

绢毛苣　絹毛苣（けんもうきょ）　herb of erysimum-like soroseris，Herba Soroseris Hookerianae

juǎn 卷

卷柏　卷柏（けんぱく）　herb of tamariskoid spikemoss，Herba Selaginellae

JUE 决蕨

jué 决蕨

决明子　决明子（けつめいし）　cassia seed，Semen Cassiae

蕨菜　蕨菜（けつさい）　rhizome of excelsum bracken fern，Rhizoma Pteridii Excelsi

蕨根　蕨根（けつこん）　rhizome of eastern bracken fern，Rhizoma Pteridii Latiusculi

蕨麻　蕨麻（けつま）　root of silverweed cinquefoil，Radix Potentillae Anserinae

JUN 君

jūn 君

君迁子　君遷子（くせんし）　fruit of dateplum persimmon，Fructus Diospyri Loti

J

K

KONG 空孔

kōng 空

空桶参　空桶参（くうとうじん）　hooker soroseris herb with root，Herba Soroseris Hookerianae cum Radice

空心柴胡　空心柴胡（くうしんさいこ）　herb of hollow-stem thorowax，Herba Bupleuri Franchetii

kǒng 孔

孔雀草　孔雀草（くじゃくそう）　herb of French marigold，Herba Tagetis Patulae

孔雀尾　孔雀尾（くじゃくび）　herb of sarel's spleenwort，Herba Asplenii Saerelii

KU 苦

kǔ 苦

苦菜根　苦菜根（くさいこん）　root of common sowthistle，Radix Sonchi Oleracei

苦菜花子　苦菜花子（くさいかし）　flower and seed of common sowthistle，Flos et Semen Sonchi Oleracei

苦地丁　苦地丁（くじちょう）　herb of bunge corydalis，Herba Corydalis Bungeanae

苦丁　苦丁（くてい）　herb of Formosan lattuce，Herba Lactucae Formosamae

苦丁茶　苦丁茶（くうていちゃ／くちょうちゃ）　leaf of broadleaf holly，Folium Ilicis

苦冬瓜　苦冬瓜（くとうがん）　bitter wax gourd，Fructus Benincasae Hispidae

苦豆根　苦豆根（くとうこん）　herb of sweetclover-like milkvetch，Herba Astragali Meliotoidis

苦豆子　苦豆子（くとうし）　seed of foxtail-like sophora，Semen Sophorae Alopecuoidis

苦甘草 苦甘草（くかんぞう） root of foxtail-like sophora，Radix Sophorae Alopecuroidis

苦瓜 苦瓜（くか） balsampear fruit，Fructus Momordicae Charantiae

苦瓜藤 苦瓜藤（くかとう） balsampear stem，Caulis Momordicae Charantiae

苦瓜叶 苦瓜葉（くかよう） balsampear leaf，Folium Momordicae Charantiae

苦瓜子 苦瓜子（くかし） balsampear seed，Semen Momordicae Charantiae

苦苣 苦苣（くきょ） herb of common sowthistle，Herba Sonchi Oleracei

苦楝皮 苦楝皮（くれんぴ） chinaberry tree bark，Cortex Meliae

苦楝子 苦楝子（くれんし） fruit of chinaberry tree，Fructus Meliae Azedarach

苦参 苦参（くじん） root of lightyellow sophora，Radix Sophorae Flavescentis

苦参实 苦参実（くじんじつ） seed of lightyellow sophora，Semen Sophorae Flavescentis

苦石莲 苦石蓮（くせきれん） seed of whiteflower cacalia，Semen Caesalpiniae Minacis

苦树皮 苦樹皮（くじゅひ） bark of Indian quassiawood，Cortex Picrasmae

苦杏仁 苦杏仁（くきょうにん） seed of bitter apricot，Semen Armeniacae Amarum

苦竹叶 苦竹葉（くちくよう） juvenile leaf of bitter bamboo，Folium Pleioblasti Amari Javenile

KUAI 块

kuài 块

块根芍药 塊根芍薬（かいこんしゃくやく） root of tuberous root peony，Radix Paeoniae Intermediae

KUAN 款

kuǎn 款

款冬花 款冬花（かんとうか） coltsfoot flower，Flos Farfarae

KUN 昆

kūn 昆

昆布 昆布（こんぶ） kelp thallus，Thallus Laminariae seu Eckloniae

昆明鸡血藤 昆明鶏血藤（こんめいけいけっとう） stem of leatherleaf millettia，Caulis Millettiae Reticulatae

昆明鸡血藤根 昆明鶏血藤根（こんめいけいけっとうこん） root of leather-leaf millettia，Radix Millettiae Reticulatae

KUO 阔

kuò 阔

阔叶猕猴桃 闊葉獼猴桃（かつようびこうとう） stem and leaf of broadleaf yangtao，Caulis et Folium Actinidiae Latifoliae

阔叶土麦冬 薮蘭（やぶらん） root of broadleaf creeping liriope，Radix Liriopis Platyphyllae

K

L

LA 蜡辣

là 蜡辣

蜡梅花　蝋梅花（ろうばいか）　Flower of Chinese winterhazel，Flos Chimonanthi Praecocis Immaturus

辣蓼　辣蓼（らつりょう）　red-knees herb，Herba Polygoni Hydropiperis

LAI 莱

lái 莱

莱菔叶　莱菔葉（らいふくよう）　leaf of garden radish，Folium Raphani

莱菔子　莱菔子（らいふくし）　radish seed，Semen Raphani

LAN 兰拦蓝澜

lán 兰拦蓝澜

兰花参　蘭花参（らんかじん）　herb of marginate rockbell，Herba Wahlenbergiae Marginatae

拦路虎　攔路虎（らんろこ）　root of clark clematis，Radix Clematidis Clarkeanae

蓝靛　藍靛（らんでん）　indigo，Indicum

蓝花龙胆　藍花竜胆（らんかりゅうたん）　herb of veitch gentian，Herba Gentianae Veitchiorum

澜江百合　瀾江百合（らんこうびゃくごう）　bulb of Lankong lily，Bulbus Lilii Lankongensis

LANG 狼榔莨

láng 狼榔

狼把草　狼把草（ろうはそう）　bur beggarticks herb，Herba Bidentis Tripartitae

狼毒　狼毒（ろうどく）　fischer euphorbia root，Radix Euphorbiae Ebracteolatae

狼尾巴花　狼尾巴花（ろうびはか）　herb of heavyspike loosestrife，Herba Lysmachiae cum Radice

狼尾草　狼尾草（ろうびそう）　herb of Chinese pennisetum，Herba Penniseti Alopecuroidis

榔榆茎叶　榔楡茎葉（ろうゆけいよう）　branchlet and leaf of Chinese elm，Ramulus et Folium Ulmi Parrifoliae

榔榆皮　榔楡皮（ろうゆひ）　bark of Chinese elm，Cortex Ulmi Parvifoliae

làng 莨

莨菪根　莨菪根（ろうとこん）　root of black henbane，Radix Hyoscyami Nigri

莨菪叶　莨菪葉（ろうとよう）　leaf of black henbane，Folium Hyoscyami Nigri

莨菪子　莨菪子（ろうとし）　black henbane seed，Semen Hyoscyami Nigri

LAO 老

lǎo 老

老沉香　老沈香（ろうじんこう）　agallocha wood，Resina Agallochae

老鹳草　老鶴草（ろうかんそう）　herb of common heron's bill，Herba Erodii seu Geranii

老虎姜　老虎姜（ろうこきょう）　rhizome of tendrilleaf solomonseal，Rhizoma Polygonati Cirrhifolii

老芦荟　老蘆薈（ろうろかい）　aloe，Aloe

LE 笳

lè 笳

笳慈菇　笳慈菇（ろくじこ）　rhizome of spiny lasia spinyelephantsear，Rhizoma Lasiae Spinosae

LEI 雷

léi 雷

雷公七　雷公七（らいこうしち）　herb of common broadlily，Herba Clintoniae Udensis

雷公藤　雷公藤（らいこうとう）　root of common threewingnut，Radix Tripterygii Wilfordii

雷丸　雷丸（らいがん）　stone-like omphalia，Omphalia

LENG 棱冷

léng 棱

棱枝卫矛　稜枝衛矛（りょうしえいほう）　root of purpleprickle euonymus，Radix Euonymi Angustati

lěng 冷

冷水丹　冷水丹（れいすいたん）　root and rhizome of henry saruma，Radix et Rhizoma Sarumae Henryi

LI 梨藜李丽荔

lí 梨藜

梨头草　犁頭草（りとうそう）　herb and root of Japanese violet，Herba seu Radix Violae Japonicae

梨头尖　犁頭尖（りとうせん）　herb or tuber of common typhonium，Herba seu Tuber Typhonii Divaricati

藜芦　藜芦（りろ）　root and rhizome of black falsehellebore，Radix et Rhizoma Veratri

lǐ 李

李核仁　李核仁（りかくじん）　seed of Japanese plum，Semen Pruni Salicinae

lì 丽荔

丽春花　麗春花（れいしゅんか）　herb of corn poppy，Herba Papveris Rhoeadis

丽春花果实　麗春花果実（れいしゅんかかじつ）　fruit of corn poppy，Fructus Papaveris Rhoeadis

丽江黄芩　麗江黄芩（れいこうおうごん）　root of Lijiang scutellaria，Radix Scutellariae Likiangensis

荔枝草　荔枝草（れいしそう）　herb of common sage，Herba Salviae Plebeiae

荔枝根　荔枝根（れいしこん）　lychee root，Radix Litchi

荔枝核　荔枝核（れいしかく）　lychee seed，Semen Litchi

荔枝壳　荔枝殻（れいしかく）　lychee exocarp，Exocarpium Litchi

荔枝藤　荔枝藤（れいしとう）　stem and leaf of littleleaf rourea，Caulis et Folium Microphylli

荔枝叶　荔枝葉（れいしよう）　lychee leaf，Folium Litchi

LIAN 连莲

lián 连莲

连钱草　連銭草（れんせんそう）　long tube ground ivy herb，Herba Glechomae

连翘　連翹（れんぎょう）　fruit of weeping forsythia，Fructus Forsythiae

连翘根　連翹根（れんぎょうこん）　root of weeping forsythia，Radix Forsythiae

连翘茎叶　連翹茎葉（れんぎょうけいよう）　branchlet and leaf of weeping forsythia，Ramulus et Folium Forsythiae

莲房　蓮房（れんぼう）　receptacle of hindu lotus，Receptaculum Nelumbinis

莲花　蓮花（れんか）　immature flower of hindu lotus，Flos Nelumbinis Immaturus

莲须　蓮須（れんす）　stamen of hindu lotus，Stamen Nelumbinis

莲子　蓮子（れんし）　seed of hindu lotus，Semen Nelumbinis

莲子心　蓮子心（れんししん）　plumule of hindu lotus，Plumula Nelumbinis

LIANG 两

liǎng 两

两面青　両面青（りょうめんせい）　herb of Indian maesa，Herba Maesa Indica

两面针　両面針（りょうめんしん）／入地金牛（にゅうじきんぎゅう）／虎刺
（こし）　root of zanthoxyli，Radix Zanthoxyli

LIAO 了蓼

liǎo 了

了哥王　了哥王（りょうかおう）　Indian stringbush leaf，Folium Wikstroemiae
Indicae

了哥王根　了哥王根（りょうかおうこん）　root of Indian stringbush，Radix
Wikstroemiae Indicae

了哥王子　了哥王子（りょうかおうし）　fruit of Indian stringbush，Fructus
Wikstroemiae Indicae

蓼大青叶　蓼大青葉（りょうたいせいよう）　indigoplant leaf，Folium Polygoni
Tinctorii

蓼实　蓼実（りょうじつ）　red-knees fruit，Fructus Polygoni Hydropiperis

蓼子草　蓼子草（りょうしそう）　hairy knotweed herb or root，Herba seu Radix
Polygoni

LIE 列烈裂

liè 列烈裂

列当　列当（れっとう）　herb of skyblue broomrape，Herba Orobanches

烈香杜鹃　烈香杜鵑（れっこうとけん）　Savoury rhododendron leaf，Folium
Rhododendri Anthopogonoidis

裂叶荨麻　裂葉蕁麻（れつようじんま）　herb of fissured leaf urtica，Herba
Urticae Fissae

LING 灵铃凌羚零

líng 灵铃凌羚零

灵寿茨　霊寿茨（れいじゅし）　root-bark of cuneateleaf meliosma，Cortex
Meliosma Cuneifoliae Radicis

灵芝　霊芝（れいし）　lucid ganoderma，Ganoderma Lucidum seu Japonicum

铃兰　鈴蘭（すずらん）　lily of the valley herb and root，Herba et Radix Conval-
lariae Majalis

凌霄花　凌霄花（りょうしょうか）　flower of Chinese trumpet creeper，Flos Campsis

羚羊角　羚羊角（れいようかく）　antelope horn，Cornu Antelopis，Cornu Saigae
Tataricae

零陵香　零陵香（れいりょうこう）　herb of strongfragrant loosestrife，Herba
Lysimachiae Foeni-graeci

LIU 刘柳六

liú 刘

刘寄奴　劉奇奴（りゅうきど）　herb of diverse wormwood，Herba Artemisiae
Anomalae

liǔ 柳

柳穿鱼　柳穿魚（りゅうせんぎょ）　herb of yellow toadflax，Herba Linariae Vulgaris

柳枝　柳枝（りゅうし）　branchlet of babylon weeping willow，Ramulus Salicis
Babylonicae

liù 六

六股筋　六股筋（ろくこきん）　herb of neat vikurnum，Herba Radicis Viburni
Propingqui

六月寒　六月寒（ろくがつかん）　herb of three-flowered bluebeard，Herba
Caryopteridis Temiflorae

六月雪　六月雪（ろくがつせつ）　herb of Chinese eupatorium，Herba Serissae

六月雪叶　六月雪葉（ろくがつせつよう）　leaf of Chinese eupatorium，Folium
Eupatorii Chinensis

LONG 龙

lóng 龙

龙齿　竜歯（りゅうし）　dragon's teeth，Dens Draconis

龙胆　竜胆（りゅうたん）　root of Chinese gentian，Radix Gentianae

龙骨　竜骨（りゅうこつ）　dragon's bone，Os Draconis

龙葵　竜葵（りゅうき）　black nightshade herb，Herba Solani Nigri

龙葵根　竜葵根（りゅうきこん）　root of black nightshade，Radix Solani Nigri

龙脑冰片　竜脳冰片（りゅうのうひょうへん）　borneo-camphor，Borneocam-phora

龙涎香　竜涎香（りゅうぜんこう）　ambergris，Ambra Grisea

龙眼肉　竜眼肉（りゅうがんにく）　longan aril，Arillus Longan

LOU 蝼漏

lóu 蝼

蝼蛄　螻蛄（ろうこ）　mole cricket，Glyllotalpa Africana

lòu 漏

漏斗菜　漏斗菜（ろうとさい）　herb of small flower columbine，Herba Aquile-giae cum Radice

漏芦　漏芦（ろうろ）　root of uniflower swisscentaury，Radix Rhapontici

LU 芦炉卤陆鹿路露

lú 芦炉

芦根　芦根 / 蘆根（ろこん）　rhizome of common reed，Rhizoma Phragmitis

芦荟　芦薈 / 蘆薈（ろかい）　dried juice of Chinese aloe，Succus Aloes Folii Siccatus

芦荟　芦薈 / 蘆薈（ろかい）　aloe，Aloe

芦荟根　芦薈根 / 蘆薈根（ろかいこん）　root of Chinese aloe，Radix Aloe

芦荟花　芦薈花 / 蘆薈花（ろかいか）　flower of Chinese aloe，Flos Aloe

芦荟叶　芦薈葉 / 蘆薈葉（ろかいよう）　leaf of Chinese aloe，Folium Aloe

芦竹沥　芦竹瀝 / 蘆竹瀝（ろちくれき）　juice of giant reed culm，Succus Arund-inis Donacis

炉甘石　炉甘石（ろかんせき）　calamine，smithsonite ore，Calamina

lǔ 卤

卤碱　鹵鹸（ろけん）　bittern product，Magnesii Chloridum

lù 陆鹿路露

陆英　陸英（りくえい）　flower of Chinese elder，Flos Sambuci Javanicae

鹿齿　鹿歯（ろくし）　deer teeth，Dentes Cervi

鹿胆　鹿胆（ろくたん）　deer gall，Fel Cervi

鹿耳翎　鹿耳翎（ろくじれい）　herb of winged laggera，Herba Laggerae Alatae

鹿骨　鹿骨（ろくこつ）　deer bone，Os Cervi

鹿藿　鹿藿（ろくかく ／ ろっかく）　herb of twining rhynchosia，Herba Rhynchosiae Volubilis

鹿藿根　鹿藿根（ろくかくこん ／ ろっかくこん）　root of twining rhynchosia，Radix Rhynchosiae Volubilis

鹿角　鹿角（ろっかく）　antler，Cornu Cervi

鹿角菜　鹿角菜（ろっかくさい）　frond of furcate gloiopeltis，Frons Gloipeltidis Furcatae

鹿角胶　鹿角膠（ろっかくきょう）　antler glue，Colla Cornus Cervi

鹿角霜　鹿角霜（ろっかくそう）　powder of deglued antler，Cornu Cervi Deglatinatum

鹿筋　鹿筋（ろくきん）　deer sinew，Tendo Cervi

鹿茸　鹿茸（ろくじょう）　hairy antler，Cornu Cervi Pantotrichum

鹿茸草　鹿茸草（ろくじょうそう）　herb of savatier monochasma，Herba Monochasmae Savatier

鹿肾　鹿腎（ろくじん）　deer testes and penis，Testis et Penis Cervi

鹿寿草　鹿寿草（ろくじゅそう）　herb of Japanese pyrola，Herba Pyrolae Japonicae

鹿髓　鹿髓（ろくずい）　deer spinal cord，Medulla Spinalis Cervi

鹿胎　鹿胎（ろくたい）　deer fetus，Placenta Cervi

鹿尾　鹿尾（ろくび）　deer tail，Cauda Cervi

鹿衔草　鹿衔草（ろくがんそう）　herb of Chinese pyrola，Herba Pyrolae

鹿药　鹿薬（ろくやく）　root and rhizome of Japanese false solomonseal，Rhizoma et Radix Smilacinae Japonicae

路边草　路辺草（ろへんそう）　herb of narrowbract Indian kalimeris，Herba Kalimeris Indicae

路路通　路路通（ろろつう）　fruit of beautiful sweetgum，Fructus Liquidambaris

露蜂房　露蜂房（ろほうぼう）　honeycomb of paper wasps，Nidus Polistis Mandarini

露蕊乌头　露蕊烏頭（ろずいうず）　root leaf or flower of nakedstamen monkshood，Radix seu Folium seu Flos Aconiti

LÜ 绿

lǜ 绿

绿豆升麻　緑豆升麻（りょくとうしょうま）　rhizome of Asian baneberry，Rhizoma Actaeae Asiaticae

绿矾　緑礬（りょくばん）　melanterite ore，Melanteritum

绿花党参　緑花党参（りょくかとうじん）　root of blueflower codonopsis，Radix Codonopsis Viridiflorae

绿青　緑青（りょくせい）　malachite ore，Malachitum

绿绒蒿　緑絨蒿（りょくじゅうこう）　herb of entire meconopsis，Herba Meconopsis Integrifoliae

LUN 轮

lún 轮

轮叶百合　輪葉百合（りんようゆり）　bulb of whorled leaf lily，Bulbus Lilii Distichi

轮叶马先蒿　輪葉馬先蒿（りんようばせんこう）　root of whorled leaf woodbetony，Radix Pedicularis Verticillatae

LUO 罗萝骆络落

luó 罗萝

罗汉果　羅漢果（らかんか）　fruit of grosvenor，Fructus Momordicae

罗汉果叶　羅漢果葉（らかんかよう）　leaf of grosvenor momordica，Folium Momordicae

罗汉松实　羅漢松実（らかんしょうじつ）　seed and receptacle of Chinese podocarpus，Semen et Receptaculum Podocarpi

罗汉松叶　羅漢松葉（らかんしょうよう）　branchlet and leaf of Chinese podocarpus，Ramulus et Folium Podocarpi Macrophylli

罗勒　羅勒（らろく）　herb of basil，Herba Ocimi Basilic

萝芙木　蘿芙木（らふぼく）　root of common devilpepper，Radix Rauwolfiae

luò 骆络落

骆驼蓬　駱駝蓬（らくだほう）　herb of common peganum，Herba Pegani Harmalae

骆驼蓬子　駱駝蓬子（らくだほうし）　seed of common peganum，Semen Pegani Harmalae

络石果　絡石果（らくせきか）　fruit of Chinese star jasmine，Fructus Trachelo-spermi

络石藤　絡石藤（らくせきとう）　stem of Chinese star jasmine，Caulis Trachelo-spermi

落地生根　落地生根（らくちせいこん）　air-plant herb or root，Herba seu Radix Bryophylli Pinnati

落花生　落花生（らっかせい）　peanut seed，Semen Arachis Hypogaeae

L

M

MA 麻马

má 麻

麻布七　麻布七（まふしち）　root of tall monkshood，Radix Aconiti Sinomontani

麻黄　麻黄（まおう）　herb of ephedra，Herba Ephedrae

麻黄根　麻黄根（まおうこん）　ephedra root and rhizome，Radix et Rhizoma Ephedrae

麻油　麻油（まゆ）　sesame oil，Oleum Sesami

mǎ 马

马宝　馬宝（ばほう）　horse bezoar，Calculus Equi

马鞭草　馬鞭草（ばべんそう）　European verbena herb，Herba Verbenae

马槟榔　馬檳榔（ばびんろう）　seed of masaikai caper，Semen Capparis

马勃　馬勃（ばぼつ）　puff-ball，Lasiosphaera seu Calvatia

马齿苋　馬歯莧（ばしけん）　purslane herb，Herba Portulacae

马兜铃　馬兜鈴（ばとうれい）　dutchmanspipe fruit，Fructus Aristolochiae

马兜铃藤　馬兜鈴藤（ばとうれいとう）　herb of dutchmanspipe vine，Herba Aristolochiae

马蔺根　馬藺根（ばりんこん）　root of sword-like iris，Radix Iridis Pallasii

马蔺花　馬藺花（ばりんか）　flower of sword-like iris，Flos Iridis Pallasii

马蔺叶　馬藺葉（ばりんよう）　leaf of sword-like iris，Folium Iridis Pallasii

马钱子　馬銭子（まちんし）　nut vomica seed，Semen Strychni

马桑叶　馬桑葉（ばそうよう）　leaf of Chinese coriaria，Folium Coriariae Sinicae

马蹄细辛　馬蹄細辛（ばていさいしん）　root of heartleaf saussurea，Radix Saussureae Cordifoliae

马尾莲　馬尾蓮（ばびれん）　rhizome and root of multileaf meadowrue，Rhizoma et Radix Thalictri

马先蒿　馬先蒿（ばせんこう）　leaf or root of resupinate woodbetony，Folium seu Radix Pedicularis

马牙七　馬牙七（ばがしち）　pseudobulb of fimbriate calanthe，Pseudobulbus Calanthes Fimbriatae

MAI 买麦

mǎi 买

买麻藤　買麻藤（ばいまとう）　branchlet or root of smallleaf jointfir, Ramulus seu Radix Gneti Parvifolii

mài 麦

麦冬　麦門冬（ばくもんどう）　dwarf lilyturf tuber, Radix Ophiopogonis

麦角　麦角（ばっかく）　ergot, Ergota

麦芽　麦芽（ばくが）　germinated barley, Fructus Hordei Germinatus

MAN 满曼蔓

mǎn 满

满江红　満江紅（まんこうこう）　herb of imbricate mosquito fern, Herba Azollae Imbricatae

满江红根　満江紅根（まんこうこうこん）　root of imbricate mosquito fern, Radix Azollae Imbricatae

满山红　満山紅（まんざんこう）　leaf of dahurian rhododendron, Folium Rhododendri Daurici

满山红根　満山紅根（まんざんこうこん）　root of dahurian rhododendron, Radix Rhododendri Daurici

màn 曼蔓

曼陀罗根　曼荼羅根（まんだらこん）　root of hindu datura, Radix Daturae

曼陀罗叶　曼荼羅葉（まんだらよう）　leaf of hindu datura, Folium Daturae

曼陀罗子　曼荼羅子（まんだらし）　seed or fruit of hindu datura, Semen seu Fructus Daturae

曼陀茄根　曼陀茄根（まんだかこん）　root of caulescent mandrake, Radix Mandragorae Caulescentis

蔓荆子　蔓荆子（まんけいし）　fruit of shrub chastetree, Fructus Viticis

蔓荆子叶　蔓荆子葉（まんけいしよう）　leaf of shrub chastetree, Folium Viticis

蔓乌头　蔓烏頭（まんうず）　root of twining monkshood, Radix Aconiti Volubilis

M

MANG 芒莽

máng 芒

芒硝　芒硝（ぼうしょう）　mirabilite, Natrii Sulfas

mǎng 莽

莽草　莽草（もうそう）　leaf of lanceleaf anisetree, Folium Illicii Lanceolati

MAO 猫毛茅

māo 猫

猫儿屎　猫児屎（びょうじし）　root of farges decaisnea, Radix Decaisneae Fargesii

猫儿屎果　猫児屎果（びょうじしか）　fruit of farges decaisnea, Fructus Decaisneae Fargesii

猫眼草　猫眼草（びょうがんそう）　herb of crescent-shaped euphorbia, Herba Euphorbiae Lunulatae

猫爪草　猫爪草（びょうそうそう）　root of catclaw buttercup, Radix Ranunculi Ternati

máo 毛茅

毛冬瓜　毛冬瓜（もうとうか）　root and leaf of hairyflower actinidia, Radix et Folium Actinidiae Erianthae

毛冬青　毛冬青（もうとうせい）　root of pubescent holly, Radix Ilicis Pubescentis

毛冬青叶　毛冬青葉（もうとうせいよう）　leaf of pubescent holly, Folium Ilicis Pubescentis

毛诃子　毛訶子（もうかし）　fruit of belleric terminalia, Fructus Terminaliae Billericae

毛黄连　毛黄連（もうおうれん）　Szechwan adonis herb, Herba Adonis Szechuanensis

毛茛　毛茛（もうごん）　herb of Japanese buttercup, Herba Ranunculi Japonici

毛麝香　毛麝香（もうじゃこう）　herb of sticky adenosma, Herba Adenosmatis Glutinosi

毛毡草　毛氈草（もうせんそう）/ 臭草（しゅうそう）　herb of hawkweed leaf

M

blumea，Herba Blumeae Hieraciifoliae

茅膏菜　茅膏菜（ぼうこうさい）　herb of lunate peltate sundew，Herba Droserae Multisepalae

茅膏菜根　茅膏菜根（ぼうこうさいこん）　root of lunate peltate sundew，Radix Droserae Lunatae

茅莓　茅莓（ぼうばい）　herb of Japanese raspberry，Herba Rubi Parvifolii

茅莓根　茅莓根（ぼうばいこん）　root of Japanese raspberry，Radix Rubi Parvifolii

MEI 玫美

méi 玫

玫瑰露　玫瑰露（まいかいろ）　rose distillate，Destillatum Rosae Rugosae Floris

玫瑰茄　玫瑰茄（まいかいか）　roselle calyx，Calyx Hibisci Sabdariffae

měi 美

美丽胡枝子　美麗胡枝子（びれいこしし）　stem and leaf of beautiful lespedeza，Caulis et Folium Lespedezae Formosae

美丽胡枝子根　美麗胡枝子根（びれいこししこん）　root of beautiful lespedeza，Radix Lespedezae Formosae

美丽胡枝子花　美麗胡枝子花（びれいこししか）　flower of beautiful lespedeza，Flos Lespedezae Formosae

美丽芍药　美麗芍薬（びれいしゃくやく）　root of maire peony，Radix Paeoniae Mairinis

美商陆　美商陸（びしょうりく）　root，leaf and seed of American pokeweed，Radix，Folium et Semen Phytolaccae Americanae

MENG 虻蒙礞

méng 虻蒙礞

虻虫　虻虫（ぼうちゅう）　gadfly，Tabanus

蒙自虎耳草　蒙自虎耳草（もうじこじそう）　herb of cordate leaf Yunnan rockfoil，Herba Saxifragae Mentzeanae

礞石　礞石（もうせき）　chlorite-schist，Lapis Chloriti

M

MI 猕麋密蜜

mí 猕麋

猕猴桃根　獼猴桃根（びこうとうこん）　root of Chinese actinidia，Radix Actinidae Chinensis

麋骨　麋骨（びこつ）　bone of david's deer，Os Elaphuri Davidiani

麋角　麋骨（びかく）　horn of david's deer，Cornu Elaphuri Davidiani

麋茸　麋茸（びじょう）　pilose david's deer horn，Cornu Elaphuri Davidiani Pantotrichum

麋肉　麋肉（びにく）　meat of david's deer，Caro Elaphuri Davidiani

mì 密蜜

密蒙花　密蒙花（みつもうか）　flower of pale butterfly bush，Flos Buddlejae

密陀僧　密陀僧（みつだそう）　litharge，Lithargyrum

蜜蜂子　蜜蜂子（みつほうし）　larva of Chinese honey bee，Larva Apis

蜜柑草　蜜柑草（みかんそう）　matsumura leafflower，Phyllanthus Matsumurae

蜜蜡　蜜蠟（みつろう）　bee wax，Cera Apis Praeparata

MIAN 绵

mián 绵

绵马贯众　綿馬貫衆（めんまかんじゅう）　male fern rhizome，Rhizoma Dryopteridis Crassirhizomatis

绵三七　綿三七（めんさんしち）　root of Himalayan eriosema，Radix Eriosematis Himalaici

绵藤　綿藤（めんとう）　root of pale bittersweet，Radix Celastri Hypoleuci

MING 明

míng 明

明党参　明党参（みんとうじん）　root of medicinal changium，Radix Changii

明矾　明礬（みょうばん）　alum，Alumen

MO 磨蘑没墨

mó 磨蘑

磨盘草　タカサゴイチビ（たかさごいちび）　herb of Indian abutilon，Herba Abutili Indici

磨盘草子　タカサゴイチビの種（たかさごいちびのたね）　seed of Indian abutilon，Semen Abutili Indici

磨盘根　タカサゴイチビの根（たかさごいちびのね）　root of Indian abutilon，Radix Abutili Indici

蘑菇　蘑菇（もく）　mushroom，Sporophorum Agarici Campestris

mò 没墨

没药　没薬（もつやく）　myrrh，Myrrha

墨旱莲　墨旱蓮（ぼくかんれん）　yerbadetajo herb，Herba Ecliptae

MU 母牡木慕

M

mǔ 母牡

母丁香　母丁香（ぼちょうこう）　fruit of mother clove，Fructus Caryophyllis

牡丹花　牡丹花（ぼたんか）　flower of subshrubby peony，Flos Moutan

牡丹皮　牡丹皮（ぼたんぴ）　root-bark of subshrubby peony，Cortex Moutan

牡蒿　牡蒿（ぼこう）　herb of Japanese wormwood，Herba Artemisiae Japonicae

牡蒿根　牡蒿根（ぼこうこん）　root of Japanese wormwood，Radix Artemisiae Japonicae

牡荆叶　牡荊葉（ぼけいよう）　hempleaf negundo chastetree leaf，Folium Viticis Negundo

牡蛎　牡蠣（ぼれい）　oyster shell，Concha Ostreae

mù 木慕

木鳖根　木鼈根（もくべつこん）　root of cochinchina momordica，Radix Momordicae

木鳖子　木鼈子（もくべつし）　seed of cochinchina momordica，Semen Momordicae

木芙蓉根　木芙蓉根（もくふようこん）　root of cottonrose hibiscus，Radix Hibisci Mutabilis

木芙蓉花　木芙蓉花（もくふようか）　flower of cottonrose hibiscus，Flos Hibisci Mutabilis

木芙蓉叶　木芙蓉葉（もくふようよう）　leaf of cottonrose hibiscus，Folium Hibisci Mutabilis

木瓜　木瓜（もっか）　fruit of common floweringquince，Fructus Chaenomelis

木蝴蝶　木蝴蝶（もくこちょう）　seed of Indian trumpet flower，Semen Oroxyli

木黄莲　木黄連（もくおうれん）　root and stem of shen mahonia，Radix et Caulis Mahoniae

木姜花　木姜花（もくきょうか）　leaf of tomentosecalyx elsholtzia，Folium Elsholtziae Cypriani

木槿根　木槿根（もくきんこん）　shrubalthea root，Radix Hibisci Syriaci

木槿花　木槿花（もくきんか）　shrubalthea flower，Flos Hibisci Syriaci

木槿皮　木槿皮（もくきんひ）　shrubalthea bark，Cortex Hibisci Syriaci

木槿叶　木槿葉（もくきんよう）　shrubalthea leaf，Folium Hibisci Syriaci

木槿子　木槿子（もくきんし）　shrubalthea fruit，Fructus Hibisci Syriaci

木兰花　木蘭花（もくらんか）　lily magnolia flower，Flos Magnoliae Liliflorae

木兰皮　木蘭皮（もくらんひ）　lily magnolia bark，Cortex Magnoliae Liliflorae

木馒头　木饅頭（もくまんとう）　receptacle of climbing fig，Receptaculum Fici Pumilae

木通　木通（もくつう）　akebia stem，Caulis Akebiae

木通根　木通根（もくつうこん）　root of fiveleaf akebia，Radix Akebiae

木香　木香（もっこう）　root of common aucklandia，Radix Aucklandiae

木贼　木賊（もくぞく）　common scouring rush herb，Herba Equiseti Hiemalis

慕荷　慕荷（ほか）　rhizome of fingerleaf rodgersflower，Rhizoma Rodgersiae Aesculifoliae

M

N

NAN 南

nán 南

南丹参 南丹参（なんたんじん） root of bowley sage，Radix Salviae Bowley-
anae

南瓜 南瓜（なんか） cushaw fruit，Fructus Cucurbitae

南瓜蒂 南瓜蒂（なんかてい） pedicel of cushaw fruit，Pedicellus Cucurbitae
Fructus

南瓜根 南瓜根（なんかこん） cushaw root，Radix Cucurbitae

南瓜花 南瓜花（なんかか） cushaw flower，Flos Cucurbitae

南瓜七 南瓜七（なんかしち） root of Szechwan goldenray，Radix Ligulariae
Sutchuenensis

南瓜子 南瓜子（なんかし） cushaw seed，pumpkin seed，Semen Cucurbitae

南瓜子金 南瓜子金（なんかしきん） herb of sharpleaf dischidia，Herba Dischi-
diae Australis

南鹤虱 南鶴虱（なんかくしつ） fruit of wild carrot，Fructus Dauci Carotae

南刘寄奴 南劉寄奴（なんりゅうきど） herb of anomala artemisia，Herba
Artemisiae Anomalae

南沙参 南沙参（なんしゃじん） root of fourleaf ladybell，Radix Adenophorae

南蛇藤 南蛇藤（なんだとう） stem of oriental bittersweet，Caulis Celastri

南五味子根 南五味子根（なんごみしこん） root of longpeduncle kadsura，
Radix Kadsurae Longipedunculatae

南五味子叶 南五味子葉（なんごみしよう） leaf of longpeduncle kadsura，
Folium Kadsurae Longipedunculatae

NAO 硇闹

náo 硇

硇砂 硇砂（どうしゃ） sal-ammoniac，Sal Ammoniaci

nào 闹

闹羊花　鬧羊花（どうようか）　flower of Chinese azalea，Flos Rhododendri Mollis

NI 泥

ní 泥

泥鳅　泥鰌（どじょう）　beardie，Misgurni

NIAO 鸟

niǎo 鸟

鸟不宿　鳥不宿（ちょうふしゅく）　branchlet of septemlobate kalopanax，Ramulus Kalopanacis Araliae

NING 柠

N

níng 柠

柠檬　檸檬（どうもう）　fruit of lemonlike citrus，Fructus Limoniae
柠檬桉叶　檸檬桉葉（どうもうあんよう）　leaf of lemon eucalyptus，Folium Eucalypti Citriodorae
柠檬根　檸檬根（どうもうこん）　lemon root，Radix Limoniae
柠檬皮　檸檬皮（どうもうひ）　lemon pericarp，Pericarpium Limoniae
柠檬叶　檸檬葉（どうもうよう）　lemon leaf，Folium Limoniae

NIU 牛

niú 牛

牛蒡根　牛蒡根（ごぼうこん）　root of great burdock，Radix Arctii
牛蒡茎叶　牛蒡茎葉（ごぼうけいよう）　stem and leaf of great burdock，Caulis et Folium Arctii

牛蒡子　牛蒡子（ごぼうし）　fruit of great burdock，Fructus Arctii

牛胆　牛胆（ぎゅうたん）　ox bile，Bilis Bovis seu Bubali

牛耳大黄　牛耳大黄（ぎゅうじだいおう）　root of crisped dock，Radix Rumicis Crispi

牛耳大黄叶　牛耳大黄葉（ぎゅうじだいおうよう）　leaf of crisped dock，Folium Rumicis Crispi

牛黄　牛黄（ごおう）　cow-bezoar，Calculus Bovis

牛尾独活　牛尾独活（ぎゅうびどっかつ）　root of moellendorff cowparsnip，Radix Heraclei Moellendorfii

牛膝　牛膝（ごしつ）　root of two-toothed achyranthes，Radix Achyranthis Bidentatae

牛膝茎叶　牛膝茎葉（ごしつけいよう）　leaf and stem of two-toothed achyranthes，Folium et Ramulus Achyranthis Bidentatae

牛西西　牛西西（ぎゅうせいせい）　root of patience dock，Radix Rumicis Patientitiae

牛至　牛至（ぎゅうし）　common origanum herb，Herba Origani

NONG 脓

nóng 脓

脓见愁　膿見愁（のうけんしゅう）　leaf of alderleaf sida，Folium Sidae Alnifoliae

脓见愁根　膿見愁根（のうけんしゅうこん）　root of alderleaf sida，Radix Sidae Alnifoliae

NÜ 女

nǚ 女

女儿茶　女児茶（じょじちゃ）　root or leaf of diversifolious buckthorn，Radix seu Folium Rhamni Heterophyllae

女贞根　女貞根（じょていこん）　root of glossy privet，Radix Ligustri Lucidi

女贞皮　女貞皮（じょていひ）　bark of glossy privet，Cortex Ligustri Lucidi

女贞叶　女貞葉（じょていよう）　leaf of glossy privet，Folium Ligustri Lucidi

女贞子　女貞子（じょていし）　fruit of glossy privet，Fructus Ligustri Lucidi

NUO 糯

nuò 糯

糯米　糯米（だべい）　glutinous rice，Fructus Oryzae Glutinosae

糯米藤　糯米藤（だべいとう）　hirsute gonostegia herb with root，Herba Gonos-
tegiae Hirtae cum Radice

N

O

OU 藕

ǒu 藕

藕粉　藕粉（ぐうふん）　starch of lotus root，Amylum Nelumbinis Rhizomatis
藕节　藕節（ぐうせつ）　lotus rhizome node，Nodus Nelumbinis Rhizomatis

O

P

PAI 排

pái 排

排草香　排草香（はいそうこう）　herb of hairystalk loosestrife，Herba Lysimachiae Capillipis

排骨灵　排骨霊（はいこつれい）　root-bark of bracteolate fissistigma，Cortex Fissistigmatis Bracteolati Radicis

PAN 盘

pán 盘

盘龙七　盤竜七（ばんりゅうしち）　rhizome of Tsingling bergenia，Rhizoma Bergeniae Scopulosae

PANG 螃胖

P

páng 螃

螃蟹甲　螃蟹甲（ぼうかいこう）　root of younghusband jerusalemsage，Radix Phlomidis Younghusbandii

螃蟹脚　螃蟹脚（ぼうかいきゃく）　herb of twisted-flower rush，Herba Junci Diastrophanthi

pàng 胖

胖大海　胖大海（はんたいかい）　seed of boat-fruited sterculia，Semen Sterculiae Lychnophorae

PAO 泡

pào 泡

泡囊草　泡囊草（ほうのうそう）　root or herb of common physochlaina，Radix seu Herba Physochlainae Physaloidis

PEI 佩

pèi 佩

佩兰　佩蘭（はいらん）　herb of fortune eupatorium，Herba Eupatorii

PENG 蓬硼

péng 蓬硼

蓬莪术　蓬莪朮（ほうがじゅつ）　turmerie rhizome，Rhizoma Curcumae
蓬莱草　蓬莱草（ほうらいそう）　herb of knotteflower phyla，Herba Phylae Nodiflorae
蓬子菜　蓬子菜（ほうしさい）　herb of yellow bedstraw，Herba Galii Veri
硼砂　硼砂（ほうしゃ）　borax，Borax

PI 砒枇啤

pī 砒

砒石　砒石（ひせき）　arsenolite ore，Arsenicum
砒霜　砒霜（ひそう）　white arsenic，Arsenicum Album

pí 枇啤

枇杷　枇杷（びわ）　loquat fruit，Fructus Eriobotryae
枇杷根　枇杷根（びわこん）　loquat root，Radix Eriobotryae
枇杷核　枇杷核（びわかく）　loquat seed，Semen Eriobotryae
枇杷花　枇杷花（びわか）　loquat flower，Flos Eriobotryae

枇杷木白皮　枇杷木白皮（びわぼくはくひ）　loquat phloem，Phloema Eriobotryae

枇杷叶　枇杷葉（びわよう）　loquat leaf，Folium Eriobotryae

枇杷叶露　枇杷葉露（びわようろ）　distillate of loquat leaf，Folium Xylanchis Himalaicae

啤酒花　啤酒花（ひしゅか）　hops，Strobilus Lupuli

PIAN 片

piàn 片

片姜黄　片姜黄（へんきょうおう）　rhizome of wenyujin turmerice，Rhizoma Wenyujin Concisa

PING 平

píng 平

平贝母　平貝母（ひらばいも）　bulb of ussuri fritillary，Bulbus Fritillariae Ussuriensis

PO 朴破

pò 朴破

朴松实　朴松実（ぼくしょうじつ）　cone of farges fir，Conus Abietis Fargesii

朴硝　朴硝（ぼくしょう）　mirabilite，Natrii Sulfas

破牛藤　破牛藤（はぎゅうとう）　root and herb of barbulate anemone，Radix seu Herba Anemones Flore-Minoris

PU 铺菩蒲

pū 铺

铺地蜈蚣　鋪地蜈蚣（ほちごこう）　herb of cernuous clubmoss，Herba Lycopodii Cernni

P

pú 菩蒲

菩提树花 菩提樹花（ぼだいじゅか） inflorescence of miquel linden，Inflorescentia Tiliae Miquelianae
菩提树皮 菩提樹皮（ぼだいじゅひ） bark of miquel linden，Cortex Tiliae
蒲公英 蒲公英（ほこうえい） herb of dandelion，Herba Taraxaci
蒲黄 蒲黄（ほおう） cattail pollen，Pollen Typhae

P

Q

QI 七蛴蕲

qī 七

七里香　七里香（しちりこう）　root of lindley butterflybush，Radix Buddlejae Lindleyanae

七叶胆　七葉胆（しちようたん）　rhizome or herb of fiveleaf gynostemma，Rhizoma seu Herba Gynostemmatis Pentaphylli

七叶莲　七葉蓮（しちようれん）　root of scandent schefflera，Radix Schefflerae Arboricolae

qí 蛴蕲

蛴螬　蠐螬（せいそう）　dried larva of grub，Larva Holotrichia

蕲蛇　蕲蛇（きだ）　long-nosed pit viper，Agkistrodon

QIA 掐

qiā 掐

掐不齐　掐不齊（こうふせい）　herb of virgate lespedeza，Herba Lespedezae Virgatae

QIAN 千牵铅前芡茜

qiān 千牵铅

千层塔　千層塔（せんそうとう）　herb of serrate clubmoss，Herba Lycopodii Serrati

千打锤　千打錘（せんだすい）　root of chun spicebush，Radix Linderae Chunii

千斤拔　千斤拔（せんきんばつ）　root of philippine flemingia，Radix Flemingiae Phrippinensis

千金花　千金花（せんきんか）　flower of fortune eupatorium，Flos Eupatorli Fortunei

千金藤　千金藤（せんきんとう）　root or leaf of Japanese stephania，Radix seu Folium Stephaniae Japonicae

千金子　千金子（せんきんし）　seed of caper euphorbia，Semen Euphorbiae

千年健　千年健（せんねんけん）　rhizoma of obscured homalomena，Rhizoma Homalomenae

千日红　千日紅（せんにちこう）　herb of globe amaranth，Flos Gomphrenae

牵牛子　牽牛子（けんごし）　pharbitis seed，Semen Pharbitidis

铅丹　鉛丹（えんたん）　red lead，Minium

铅粉　鉛粉（えんぶし）　lead powder，Plumbum Pulveratum

铅霜　鉛霜（えんそう）　lead acetate，Plumbum Aceticum

qián 前

前胡　前胡（ぜんこ）　root of whiteflower hogfennel，Radix Peucedani

qiàn 芡茜

芡实　芡実（けんじつ）　euryale seed，Semen Euryales

芡实根　芡実根（けんじつこん）　root of euryale，Radix Euryales

茜草　茜草（せんそう）　root of Indian madder，Radix Rubiae

茜草茎　茜草茎（せんそうけい）　stem and leaf of Indian madder，Caulis et Folium Rubiae

QIANG 羌

qiāng 羌

羌活　羌活（きょうかつ）　notopterygium root and rhizome，Radix et Rhizoma Notopterygii

Q

QIAO 荞

qiáo 荞

荞麦　蕎麦（きょうばく）　seed of common buckwheat，Semen Fagopyri Esculenti

荞麦七　蕎麦七（きょうばくしち）　root of girald pteroxygonum，Radix Pteroxygoni Giraldii

QIE 茄

qié 茄

茄蒂　茄蒂（かてい）　calyx of garden eggplant，Calyx Solani Melongenae Persistens

茄根　茄根（かこん）　root and stem of garden eggplant，Radix et Caulis Solani Melongenae

茄花　茄花（かか）　flower of garden eggplant，Flos Solani Melongenae

QIN 秦

qín 秦

秦艽　秦艽（じんぎょう）　root of largeleaf gentian，Radix Gentianae Macrophyllae

秦皮　秦皮（しんぴ）　ash bark，Cortex Fraxini

QING 青轻苘

qīng 青轻

青黛　青黛（せいたい）　natural indigo，Indigo Naturalis

青风藤　青風藤（せいふうとう）　orientvine stem，Caulis Sinomenii

青果　青果（せいか）　fruit of Chinese white olive，Fructus Canarii

青蒿　青蒿（せいこう）　sweet wormwood herb，Herba Artemisiae Annuae

青蒿根　青蒿根（せいこうこん）　root of sweet wormwood，Radix Artemisiae Annuae

青蒿露　青蒿露（せいこうろ）　distillate of sweet wormwood，Destillatum Artemisiae Annuae

青礞石　青礞石（せいもうせき）　chlorite schist，Lapis Chloriti

青木香　青木香（せいもっこう）　root of slender dutchmanspipe，Radix Aristolochiae

青皮　青皮（せいひ）　peel of green tangerine，Pericarpium Citri Reticulatae Viride

青葙　青葙（せいしょう／せいそう）　leaf or root of feather cockscomb，Caulis seu Radix Celosiae

青葙花　青葙花（せいしょうか / せいそうか）　flower of inflorescence of feather cockscomb，Flos Celosiae

青葙子　青葙子（せいしょうし / せいそうし）　seed of feather cockscomb，Semen Celosiae

轻粉　軽粉（けいふん）　calomel，Calomelas

qǐng 苘

苘麻　苘麻（けいま）　herb or leaf of chingma abutilon，Herba seu Folium Abutili

苘麻根　苘麻根（けいまこん）　root of chingma abutilon，Radix Abutili

苘实　苘実（けいじつ）　seed of chingma abutilon，Semen Abutili

QIU 秋蚯

qiū 秋蚯

秋海棠　秋海棠（しゅうかいどう）　flower of evans begonia，Flos Begoniae Evansianae

秋海棠根　秋海棠根（しゅうかいどうこん）　root of evans begonia，Radix Begoniae Evansianae

秋海棠茎叶　秋海棠茎葉（しゅうかいどうけいよう）　stem and leaf of evans begonia，Caulis et Folium Begoniae Evansianae

蚯蚓　蚯蚓（きゅういん）　earthworm，Pheretima

QU 瞿

qú 瞿

瞿麦　瞿麦（くばく）　lilac pink，Herba Dianthi

QUAN 全荃拳

quán 全荃拳

全蝎　全蝎（ぜんかつ）　scorpion，Scorpio

荃皮　荃皮（せんぴ）　root of girald jasmine，Radix Jasmini Giraldii

Q

拳参　拳参（けんじん）　bistort rhizome，Rhizoma Bistortae

QUE 雀

què 雀

雀梅藤　雀梅藤（じゃくばいとう）　juvenile branchlet and leaf of hedge sageretia，Cacumen Sageretiae Theae

雀梅藤根　雀梅藤根（じゃくばいとうこん）　root of hedge sageretia，Radix Sargeretiae Theae

Q

R

RE 热

rè 热

热河黄精　熱河黄精（ねっかおうせい）　rhizome of macropod polygonati，Rhizoma Polygonati Macropodii

REN 人忍

rén 人

人参　人参（にんじん）　ginseng，Radix et Rhizoma Ginseng
人参果　人参果（にんじんか）　herb of monorchid herminium，Herba Herminii
人参芦　人参蘆（にんじんろ）　ginseng rhizome，Rhizoma Ginseng
人参条　人参条（にんじんじょう）　root of adrentilia ginseng，Radix Adrentilia Ginseng
人参叶　人参葉（にんじんよう）　ginseng leaf，Folium Ginseng
人参子　人参子（にんじんし）　ginseng fruit，Fructus Ginseng

rěn 忍

忍冬藤　忍冬藤（にんどうとう）　stem of Japanese honeysuckle，Caulis Lonicerae Japonicae

ROU 柔肉

róu 柔

柔毛水杨梅　柔毛水楊梅（じゅうもうすいようばい）　herb of Chinese avens，Herba Gei Chinensis

ròu 肉

肉苁蓉　肉蓯蓉（にくじゅよう）　herb of desertliving cistanche，Herba Cistanches

肉豆蔻　肉豆蔻（にくずく）　seed of common nutmeg，Semen Myristicae
肉桂　肉桂（にっけい）　cassia bark，Cortex Cinnamomi
肉桂油　肉桂油（にっけいゆ）　cassia oil，Oleum Cinnamomi

RU 乳

rǔ 乳

乳香　乳香（にゅうこう）　olibanum，Olibanum

RUAN 软

ruǎn 软

软水黄连　軟水黄連（なんすいおうれん）　herb and root of multibranch meadowrue，Herba et Radix Thalictri Ramosi

RUI 蕤瑞

ruí 蕤

蕤仁　蕤仁（ずいじん）　hedge prinsepia kernel，Nux Prinsepiae

ruì 瑞

R

瑞苓草　瑞苓草（ずいれいそう）　herb of blacken saussurea，Herba Saussureae Nigrescentis
瑞香根　瑞香根（ずいこうこん）　root of winter daphne，Radix Daphnes Odorae
瑞香花　瑞香花（ずいこうか）　flower of winter daphne，Flos Daphnes Odorae
瑞香叶　瑞香葉（ずいこうよう）　leaf of winter daphne，Folium Daphnes Odorae

S

SAN 三

sān 三

三白草　三白草（さんぱくそう）　herb of Chinese lizardtail, Herba Saururi

三白草根　三白草根（さんぱくそうこん）　rhizome of Chinese lizardtail, Rhizoma Saururi Chinensis

三叉虎根　三叉虎根（さんさここん）　root of thin evodia, Radix Evodiae Leptae

三叉苦　三椏苦（さんあくよう）　leaf and twig of thin evodia, Folium et Ramulus Evodiae Leptae

三股筋　三股筋（さんこきん）　leaf of delavay neocinnamomum, Folium Neocinnamomi Delavayi

三颗针　三顆針（さんかしん）　root or bark of sergeant barberry, Radix Berberidis

三棱　三稜（さんりょう）　rhizome of common burred, Rhizoma Sparganii

三匹叶　三匹葉（さんひきよう）　root of tomentose clovershrub, Radix Campylotropis Velutinae

三七　三七（さんしち）　notoginseng, sanchi, Radix et Rhizoma Notoginseng

三七草　三七草（さんしちそう）　herb of gynura, Herba Gyrurae Segeti

三七花　三七花（さんしちか）　sanchi flower, Flos Notoginseng

三七叶　三七葉（さんしちよう）　sanchi leaf, Folium Notoginseng

三升米　三升米（さんしょうべい）　root of greenflower asiatic carrant, Radix Ribitis Viridiflori

SANG 桑

sāng 桑

桑白皮　桑白皮（そうはくひ）　white mulberry root-bark, Cortex Mori

桑根　桑根（そうこん）　root of white mulberry, Radix Mori

桑黄　桑黄（そうおう）　sporophore of phellinus igniarius, Sporocarpium Phellini Igniari

421

桑寄生　桑寄生（そうきせい）　herb of Chinese taxillus，Herba Taxilli

桑螵蛸　桑螵蛸（そうひょうしょう）　mantis egg-case，Ootheca Mantidis

桑椹　桑椹（そうじん）　fruit of mulberry，Fructus Mori

桑叶　桑葉（そうよう）　mulberry leaf，Folium Mori

SHA 沙砂莎

shā 沙砂

沙冬青　沙冬青（しゃとうせい）　leaf of Mongolian ammopiptanthus，Folium Ammopiptanthi Mongolici

沙棘　沙棘（しゃきょく）　seabuckthorn fruit，Fructus Hippophae

沙棘豆　沙棘豆（しゃきょくとう）　herb of sandliving crazyweed，Herba Oxytropis Psammocharis

沙苑子　沙苑子（さえんし）　flatstem milkvetch seed，Semen Astragali Complanati

沙枣　沙棗（しゃそう）　russianolive fruit，Fructus Elaeagni Angustifoliae

砂仁　砂仁（しゃじん）　fruit of villous amomum，Fructus Amomi

砂仁壳　砂仁殻（しゃじんかく）　pericarp of villous amomum，Pericarpium Amomi

莎草　莎草（しゃそう）　herb of nutgrass flatsedge，Herba Cyperi

SHAN 山珊扇

shān 山珊

山百部　山百部（さんびゃくぶ）　root of shortpedical asparagus，Radix Asparagi Lycopodinei

山薄荷　山薄荷（さんはっか）　herb of dragon head，Herba Dracocephali Moldavici

山茶花　山茶花（さんちゃか）　flower of Japanese camellia，Flos Camelliae Japonicae

山慈菇　山慈姑（さんじこ）　appendiculate cremastra，Pseudobulbus Cremastrae seu Pleiones

山慈菇花　山慈姑花（さんじこか）　flower of appendiculate cremastra，Flos Cremastrae seu Pleiones

山慈菇叶　山慈姑葉（さんじこよう）　leaf of appendiculate，Folium Cremastrae seu Pleiones

S

山大黄　山大黄（さんだいおう）　root and rhizome of franzenbach rhubarb，Radix et Rhizoma Rhei Franzenbachii

山豆根　山豆根（さんずこん）　root of Tonkin sophora，Radix et Rhizoma Sophorae Tonkinensis

山甘草　山甘草（さんかんぞう）　stem and leaf of buddha's lamp，Ramulus et Folium Mussaendae Pubescentis

山甘草根　山甘草根（さんかんぞうこん）　root of buddha's lamp，Radix Mussa-endae Pubescentis

山里红　山里紅（さんりこう）　fruit of pashi pear，Fructus Pyri Pashiae

山麻杆　山麻杆（さんまかん）　bark and leaf of david christmashush，Folium et Cortex Alchorneae Davidi

山麻黄　山麻黄（さんまおう）　herb of Chinese psilopeganum，Herba Psilope-gani Sinensis

山奈　山奈（さんな）　rhizome of galanga resurrectionlily，Rhizoma Kaempferiae

山捻根　山稔根（さんじんこん）　root of downy rosemyrtle，Radix Rhodomyrti Tomentosae

山捻叶　山稔葉（さんじんよう）　leaf of downy rosemyrtle，Folium Rhodomyrti Tomentosae

山捻子　山稔子（さんじんし）　fruit of downy rosemyrtle，Fructus Rhodomyrti Tomentosae

山肉桂　山肉桂（さんにっけい）　bark of obtuseleaf cinnamom，Cortex Cinnamomi Bejolghotae

山苏木　山蘇木（さんそぼく）　root and leaf of wight osykis，Radix et Folium Osyris Wightianae

山桐子　山桐子（さんとうし）　root or bark of Nepal mallotus，Radix seu Cortex Malloti Nepalensis

山吴萸果　山呉茱果（さんごゆか）　fruit of trichotomous evodia，Fructus Evodiae Trichotomae

山五味子　山五味子（さんごみし）　fruit of pearl viburnum，Fructus Viburni Ceanothoidis

山辛夷　山辛夷（さんしんい）　flower of Yunnan michelia，Flos Micheliae Yunnanensis

山延胡索　山延胡索（やまえんごさく）　rhizome of amur corydalis，Rhizoma Corydalis Amurensis

山药　山薬（さんやく）　rhizome of common yam，Rhizoma Dioscoreae

S

山银柴胡　山銀柴胡（さんぎんさいこ）　root of gypsophila, Radix Gypsophilae

山楂　山楂（さんさ）　hawthorn fruit, Fructus Crataegi

山楂根　山楂根（さんさこん）　root of hawthorn, Radix Crataegi

山楂核　山楂核（さんさかく）　seed of hawthorn, Semen Crataegi

山楂木　山楂木（さんさぼく）　hawthorn wood, Lignum Crataegi

山楂叶　山楂葉（さんさよう）　leaf of hawthorn, Folium Crataegi

山茱黄　山茱黄（さんしゅゆ）　Asiatic cornelian cherry fruit, Fructus Corni

珊瑚　珊瑚（さんご）　Japanese coral, Corallium Japonicum

珊瑚草　珊瑚草（さんごそう）　flower of longleaf luckyweed, Flos Spatholirii Longifolii

shàn 扇

扇子七　扇子七（せんししち）　herb of Japanese ladyslipper, Herba Cypripedii Japonici

SHANG 商

shāng 商

商陆　商陸（しょうりく）　root of Indian pokeweed, Radix Phytolaccae

商陆花　商陸花（しょうりくか）　flower of Indian pokeweed, Flos Phytolaccae

SHE 蛇射麝

shé 蛇

蛇百子　蛇百子（じゃびゃくし）　stem and leaf of wild spikenard, Ramulus et Folium Hyptidis Suaveolentis

蛇床子　蛇床子（じゃしょうし）　fruit of common cnidium, Fructus Cnidii

蛇莓　蛇莓（じゃばい）　herb of Indian mock strawberry, Herba Duchesneae Indicae

蛇莓根　蛇莓根（じゃばいこん）　root of Indian mock strawberry, Radix Duchesneae Indicae

蛇退　蛇退（じゃたい）　root of brownish purple aspidistra, Radix Aspidistrae Luridae

S

蛇蜕　蛇蜕（だせい）　snake slough，Periostracum Serpentis

shè 射麝

射干　射干（やかん）　blackberrylily rhizome，Rhizoma Belamcandae
麝香　麝香（じゃこう）　musk，Moschus

SHEN 伸参

shēn 伸参

伸筋草　伸筋草（しんきんそう）　herb of common Japanese clubmoss，Herba Lycopodii
参叶　参葉（じんよう）　leaf of Japanese ginseng，Folium Panacis Japonici

SHENG 升生省

shēng 升生

升麻　升麻（しょうま）　rhizome of largetrifoliolious bugbane，Rhizoma Cimicifugae
升麻草　升麻草（しょうまそう）　goatsbeard root，Radix Arunci Sylvesteris
生地　生地（しょうじ）　dried rehmannia root，Radix Rehmanniae
生瓜　生瓜（しょうか）　fruit of common muskmelon，Fructus Cucumeris Conomonis
生姜　生姜（しょうきょう）　fresh ginger，Rhizoma Zingiberis Recens
生姜皮　生姜皮（しょうきょうひ）　fresh ginger peel，Exodermis Zingiberis Recens
生姜汁　生姜汁（しょうきょうじゅう）　juice of ginger，Succus Rhizomatis Zingiberis

shěng 省

省沽油　省沽油（しょうこゆ）　fruit or root of bumalda bladdernut，Fructus seu Radix Staphyleae Bumaldae
省沽油根　省沽油根（しょうこゆこん）　root of bumalda bladdernut，Radix Staphyleae Bumaldae

SHI 狮蓍十石莳使柿

shī 狮蓍

狮子七　狮子七（しししち）　rhizome and root of kirilow rhodiola，Radix et Rhizoma Rhodiolae Kirilowii

蓍草　蓍草（しそう）　alpine yarrow herb，Herba Achilleae

shí 十石莳

十大功劳叶　十大功劳葉（じゅうだいこうろうよう）　leaf of leatherleaf mahonia，Folium Mahoniae

石鳖　石鼈（せきべつ）　chiton fossil，Fossilis Chitonis

石蚕　石蚕（せきさん）　phryganea larva，Larva Phryganeae

石菖蒲　石菖蒲（せきしょうぶ）　rhizome of tatarinowii sweetflag，Rhizoma Acori Tatarinowii

石菖蒲花　石菖蒲花（せきしょうぶか）　flower of tatarinowii sweetflag，Flos Acori Tatarinowii

石耳　石耳（せきじ）　edible manna lichen carpophore，Sporophorum Umbilicariae Esculentae

石防风　石防風（せきぼうふう）　root of terebinthaceous hogfennel，Radix Peucedani Terebinthacei

石膏　石膏（せっこう）　gypsum，Gypsum Fibrosum

石斛　石斛（せっこく）　dendrobium stem，Caulis Dendrobii

石椒草　石椒草（せきしょうそう）　sessilefruit chinature herb，Herba Boenninghauseniae

石决明　石决明（せっけつめい）　sea-ear shell，Concha Haliotidis

石榴根　石榴根（せきりゅうこん）　pomegranate root，Radix Granati

石榴花　石榴花（せきりゅうか）　pomegranate flower，Flos Granati

石榴皮　石榴皮（せきりゅうひ）　pomegranate pericarp，Pericarpium Granati

石榴叶　石榴葉（せきりゅうよう）　pomegranate leaf，Folium Granati

石榴子　石榴子（せきりゅうし）　pomegranate seed，Semen Granati

石龙芮　石竜芮（せきりゅうぜい）　herb of poisonous buttercup，Herba Ranunculi Scelerati

石莽草　石莽草（せきもうそう）　herb of capitate knotweed，Herba Polygoni Capitati

石蕊　石蕊（せきずい）　herb of reindeer moss，Herba Cladonia Rangiferina

石韦　石韋（せきい）　pyrrosia leaf, Folium Pyrrosiae
石韦根　石韋根（せきいこん）　rhizome of Japanese felt fern, Rhizoma Pyrrosiae
莳萝子　蒔蘿子（じらし）　dill fruit, Fructus Anethi Gravelentis

shǐ 使

使君子　使君子（しくんし）　rangoon creeper fruit, Fructus Quisqualis
使君子根　使君子根（しくんしこん）　rangoon creeper root, Radix Quisqualis
使君子叶　使君子葉（しくんしよう）　rangoon creeper leaf, Folium Quisqualis

shì 柿

柿白皮　柿白皮（しはくひ）　peel of persimmon, Cortex Kaki
柿蒂　柿蔕（してい）　calyx of persimmon, Calyx Kaki
柿根　柿根（しこん）　persimmon root, Radix Kaki
柿花　柿花（しか）　persimmon flower, Flos Kaki
柿皮　柿皮（しひ）　persimmon exocarp, Exocarpium Kaki
柿漆　柿漆（ししつ）　fruit juice of immature persimmon, Fructus Kaki Immaturus
　　Praeparatus
柿霜　柿霜（しそう）　persimmon frost, Mannosum Kaki
柿叶　柿葉（しよう）　persimmon leaf, Folium Kaki
柿子　柿子（しし）　persimmon fruit, Fructus Kaki

SHOU 手首

shǒu 手首

手掌参　手掌参（しゅしょうじん）　tuber of conic gymnadenia, Rhizoma Gymnadeniae
首乌　首烏（しゅゆ）　fleeceflower root, Radix Polygoni Multiflori
首乌藤　首烏藤（しゅゆとう）　tuber fleeceflower stem, Caulis Polygoni Multiflori

SHU 熟蜀鼠树

shú 熟

熟地黄　熟地黄（じゅくじおう）　prepared rehmannia root, Rhizoma Rehman-
　　niae Praeparata

427

shǔ 蜀鼠

蜀葵花　蜀葵花（しょくきか）　hollyhock flower, Flos Althaeae Roseae

蜀葵苗　蜀葵苗（しょくきびょう）　hollyhock stem and leaf, Caulis et Folium Althaeae Roseae

鼠李　鼠李（そり）　fruit of davurian buckthorn, Fructus Rhamni Davuricae

鼠李根　鼠李根（そりこん）　root of davurian buckthorn, Radix Rhamni Davuricae

鼠李皮　鼠李皮（そりひ）　bark of davurian buckthorn, Cortex Rhamni Davuricae

鼠曲草　鼠曲草（そきくそう）　herb of cudweed, Herba Gnaphalii Affinis

shù 树

树萝卜　樹蘿蔔（じゅらふく）　root of oleanderleaf agapetes, Radix Agapetis Neriifoliae

树头发　樹頭髪（じゅとうはつ）　herb of pterula umbrinella, Herba Pterulae Umbrinellae

树五加　樹五加（じゅごか）　bark of david falsepanax, Cortex Nothopanacis Davidii

SHUANG 双

shuāng 双

双参　双参（そうじん）　root of largeflower triplostegia, Radix Triplostegiae Grandiflorae

SHUI 水睡

shuǐ 水

水八角　水八角（すいはっかく）　rhizome of pedatifid begonia, Rhizoma Begoniae Pedatifidae

水白蜡　水白蝋（すいはくろう）　leaf of purpus privet, Folium Ligustri Quihoui

水白蜡树皮　水白蝋樹皮（すいはくろうじゅひ）　bark of purpus privet, Cortex Ligustri Quihoui

水百合　水百合（すいびゃくごう）　bulb of Chinese cardiocrinum, Bulbus

Cardiocrini Cathayanti

水柏枝　水柏枝 (すいはくし)　branchlet of Germany falsetamarisk, Ramulus Myricariae Germanicae

水半夏　水半夏 (みずはんげ)　rhizome of whipformed typhonium, Rhizoma Typhonii Flagelliformis

水红花子　水紅花子 (すいこうかし)　princes-feather fruit, Fructus Polygoni Orientalis

水葫芦七　水葫蘆七 (すいころしち)　root of Tangut cacalia, Radix Cacaliae Tangutilae

水龙骨　水竜骨 (すいりゅうこつ)　rhizome of Japanese polypody, Rhizoma Polypodiodis

水牛角　水牛角 (すいきゅうかく)　buffalo horn, Cornu Bubali

水牛皮　水牛皮 (すいきゅうひ)　buffalo hide, Corium Bubali

水芹　水芹 (すいきん)　herb of javan waterdropwort, Herba Oenanthis Javanicae

水蜈蚣　水蜈蚣 (すいごこう)　herb of shortleaf kyllinga, Herba Kyllingae Brevifoliae

水仙根　水仙根 (すいせんこん)　bulb of Chinese narcissus, Bulbus Narcissi Chinensis

水仙花　水仙花 (すいせんか)　flower of Chinese narcissus, Flos Narcissi Chinensis

水杨梅　水楊梅 (すいようばい)　thinleaf adina fruit, Fructus Adinae

水杨梅根　水楊梅根 (すいようばいこん)　root of thinleaf adina, Radix Adinae Piluliferae

水杨木白皮　水楊木白皮 (すいようぼくはくひ)　bark of bitter willow, Cortex Salicis Purprueae

水蛭　水蛭 (すいてつ)　leech, Hirudo

shuì 睡

睡莲　睡蓮 (すいれん)　flower of pygmy waterlily, Flos Nymphaeae Tetragonae

SHUO 蒴

shuò 蒴

蒴翟　蒴藋 (さくちょう)　Chinese elder herb or root, Herba seu Radix Sambuci Chinensis

SI 丝四

sī 丝

丝瓜　絲瓜（しか）　luffa fruit，Fructus Luffae

丝瓜蒂　絲瓜蒂（しかてい）　pedicel of luffa fruit，Pedicellus Luffae Fructus

丝瓜根　絲瓜根（しかこん）　luffa root，Radix Luffae

丝瓜花　絲瓜花（しかか）　luffa flower，Flos Luffae

丝瓜络　絲瓜絡（しからく）　sponge of luffa vegetable，Retinervus Luffae Fructus

丝瓜皮　絲瓜皮（しかひ）　luffa pericarp，Pericarpium Luffae

丝瓜子　絲瓜子（しかし）　luffa seed，Semen Luffae

sì 四

四方藤　四方藤（しほうとう）　treebine stem，Caulis Cissi

四季青　四季青（しきせい）　purple flower holly leaf，Folium Ilicis Chinensis

四叶草　四葉草（しょうそう）　herb of bunge bedstraw，Herba Galii Bungei

四叶参　四葉参（しょうじん）　root of lanceolate codonopsis，Radix Codonopsis Lanceolatae

四叶细辛　四葉細辛（しょうさいしん）　herb of multispike chloranthus，Herba Chloranthi Multistachydis

SONG 松

sōng 松

松花粉　松花粉（しょうかふん）　pollen of masson pine，Pollen Pini

松节　松節（しょうせつ）　node of Chinese pine，Nodus Pini

松节油　松節油（しょうせつゆ）　turpentine oil，Oleum Terebinthinae

松萝　松蘿（しょうら）　filament of long usnea，Folium Usnea

松香　松香（しょうこう）　colophony，Colophonium

SU 苏

sū 苏

苏合香　蘇合香（そごうこう）　storax，Styrax

苏木　蘇木（そぼく）　sappan wood，Lignum Sappan

苏子　蘇子（そし）　common perilla fruit，Fructus Perillae

SUAN 酸算

suān 酸

酸浆　酸漿（さんしょう）　herb of franchet groundcherry，Herba Physalis Franchetii

酸浆菜　酸漿菜（さんしょうさい）　herb of kidneyleaf mountainsorrel，Herba Oxyriae Digynae

酸浆根　酸漿根（さんしょうこん）　root of franchet groundcherry，Radix Physalis Franchetii

酸模　酸模（さんも）　root of garden sorrel，Radix Rumicis Acetosae

酸模叶　酸模葉（さんもよう）　leaf of garden sorrel，Folium Rumicis Acetosae

酸枣根皮　酸棗根皮（さんそうこんぴ）　root-bark of common jujube，Cortex Ziziphi Spinosae Radicis

酸枣仁　酸棗仁（さんそうにん）　seed of common jujube，Semen Ziziphi Spinosae

suàn 算

算盘子　算盤子（さんばんし）　fruit of puberulous glochidion，Fructus Glochidii Puberi

算盘子根　算盤子根（さんばんしこん）　root of puberulous glochidion，Radix Glochidii Puberi

算盘子叶　算盤子葉（さんばんしよう）　branchlet and leaf of puberulous glochidion，Ramulus et Folium Glochidii Puberi

S

SUO 娑锁

suō 娑

娑罗子　娑羅子（さらし）　seed of Chinese buckeye，Semen Aesculi

suǒ 锁

锁阳　鎖陽（さよう）　songaria cynomorium herb，Herba Cynomorii

T

TA 獭

tǎ 獭

獭胆　獭胆（たつたん）　gall of common otter，Fel Lutrae

TAI 太

tài 太

太白贝母　太白贝母（たいはくばいも）　bulb of Taipei fritillary，Bulbus Fritillariae Taipaiensis

太白杜鹃　太白杜鹃（たいはくとけん）　leaf of Qinling rhododendron，Folium Rhododendri

太白花　太白花（たいはくか）　thallus of stellate cladonia fruticose，Thallus Cladoniae Stellaris Fruticosus

太白菊　太白菊（たいはくぎく）　herb of flaccid aster，Herba Asteris Flaccidi

太白鹿角　太白鹿角（たいはくろっかく）　thalus of gracile cladodia，Thallus Cladonia Gracilis

太白米　仮百合（かびゃくごう）　bulb of bulbiferous falslelily，Bulbus Notholirii Bulbuliferi

太白三七　太白三七（たいはくさんしち）　root of dunn tongoloa，Radix Tongoloae Dunnii

太白参　太白参（たいはくじん）　rhizome of david woodbetony，Rhizoma Pedicularidis Davidii

太子参　太子参（たいしじん）　root of heterophylla falsestarwort，Radix Pseudostellariae

TAN 檀

tán 檀

檀香　檀香（だんこう）　sandalwood，Lignum Santali Albi
檀香油　檀香油（だんこうゆ）　sandalwood oil，Oleum Santali Albi

TANG 唐棠

táng 唐棠

唐古特青兰　唐古特青蘭（たんぐうとせいらん）　herb of Tangut dragonhead，
　　Herba Dracocephali Tangutici cum Radice
棠梨　棠梨（とうり）　fruit of birchleaf pear，Fructus Pyri Betulaefoliae

TAO 桃

táo 桃

桃耳七　桃耳七（とうじしち）　root and rhizome of common sinopodophyllum，
　　Radix et Rhizoma Sinopodophylli Emodi
桃根　桃根（とうこん）　peach root，Radix Persicae
桃花　桃花（とうか）　peach flower，Flos Persicae
桃胶　桃膠（とうこう）　peach resin，Resina Persicae
桃金娘花　桃金娘花（とうきんじょうか）　flower of downy rosemyrtle，Flos
　　Rhodomyrti Tomentoae
桃仁　桃仁（とうにん）　peach seed，Semen Persicae
桃叶　桃葉（とうよう）　peach leaf，Folium Persicae
桃枝　桃枝（とうし）　juvenile branchlet of peach，Ramulus Persicae

TENG 藤

téng 藤

藤黄　藤黄（とうおう）　resin of gamboge tree，Resina Garciniae

藤乌头　藤烏頭（とううず）　root of hemsley monkshood，Radix Aconiti Hemsleyani

TIAN 天甜

tiān 天

天冬　天冬（てんどう）　asparagus tuber，Radix Asparagi

天胡荽　天胡荽（てんこずい）　herb of lawn pennywort，Herba Hydrocotyles

天花粉　天花粉（てんかふん）　snakegourd root，Radix Trichosanthis

天葵　天葵（てんき）　herb of muskroot-like semiaquilegia，Herba Semiaquilegiae Adoxoidis

天葵子　天葵子（てんきし）　root of muskroot-like semiaquilegia，Radix Semiaquilegiae

天麻　天麻（てんま）　rhizome of tall gastrodia，Rhizoma Gastrodiae

天麻茎叶　天麻茎葉（てんまけいよう）　stem and leaf of tall gastrodia，Caulis et Folium Gastrodiae

天麻子　天麻子（てんまし）　fruit of tall gastrodia，Fructus Gastrodiae

天门冬　天門冬（てんもんどう）　asparagus tuber，Radix Asparagi

天南星　天南星（てんなんしょう）　rhizome of reddish jackinthepulpit，Rhizoma Arisaematis

天王七　天王七（てんおうしち）　root of featherycleft horsegentian，Radix Triostei Pinnatifidi

天王七果实　天王七果実（てんおうしちかじつ）　fruit of featherycleft horsegentian，Fructus Triostei Pinnatifidi

天仙藤　天仙藤（てんせんとう）　herb of slender dutchmanspipe，Herba Aristolochiae

天仙子　天仙子（てんせんし）　seed of black henbane，Semen Hyoscyami

tián 甜

甜草　甜草（てんそう）　herb of canton hedyotis，Herba Hedyotis Cantonensis

甜地丁　甜地丁（てんじちょう）　gueldenstaedtia herb，Herba Gueldenstaedtiae Multiflorae

甜瓜蒂　甜瓜蒂（てんかてい）　muskmelon pedicel，Pedicellus Melo

甜瓜根　甜瓜根（てんかこん）　muskmelon root，Fructus Melo

T

甜瓜花　甜瓜花（てんかか）　muskmelon flower，Flos Melo

甜瓜茎　甜瓜茎（てんかけい）　muskmelon stem，Caulis Melo

甜瓜皮　甜瓜皮（てんかひ）　muskmelon pericarp，Pericarpium Melo

甜瓜叶　甜瓜葉（てんかよう）　muskmelon leaf，Folium Melo

甜瓜子　甜瓜子（てんかし）　muskmelon seed，Semen Melo

甜远志　甜遠志（てんおんじ）　root of Siberian milkroot，Radix Polygalae Sibir-
icae

TIAO 调

tiáo 调

调经草　調経草（ちょうけいそう）　root of evergreen euonymus，Radix Euonymi
Japonici

TIE 贴铁

tiē 贴

贴生石苇　貼生石韋（ちょうせいせきい）　herb of close-growing pyrrosia，
Herba Pyrrosiae Adnascentis

tiě 铁

铁棒锤　鉄棒錘（てつぼうすい）　root of monkshood，Radix Aconiti Penduli

铁棒锤茎叶　鉄棒錘茎葉（てつぼうすいけいよう）　stem and leaf of pendulous
monkshood，Caulis et Folium Aconiti Penduli

铁箍散　鉄箍散（てつこさん）　leaf or root-bark of ceylon houndstongue，Folium
seu Cortex Cynoglossi Zeylanici Radicis

铁脚威灵仙叶　鉄脚威霊仙葉（てつきゃくいれいせんよう）　leaf of three-
flower clematis，Folium Clematidis Terniflorae

铁落　鉄落（てつらく）　iron scales，Ferrum Squamae

铁树　鉄樹（てつじゅ）　sago leaf，Folium Cycacis Revolutae

铁扫竹　鉄掃竹（てつそうちく）　herb or root of bunge indigo，Herba seu Radix
Indigoferae Bungenae

铁苋菜　鉄莧菜（てっけんさい）　copperleaf herb，Herba Acalyphae

TING 葶

tíng 葶

葶苈子　葶藶子（ていれきし）　pepperweed seed，Semen Descurainiae seu Lepidii

TONG 通茼铜

tōng 通

通草　通草（つうそう）　ricepaperplant pith，Medulla Tetrapanacis

通光散　通光散（つうこうさん）　stem root and leaf of tenacious condorvine，Canlis Radix et Folium Marsdeniae Tenacissimae

通经草　通経草（つうけいそう）　herb of silvery aleuritopteris，Herba Aleuritopteris Argentea

tóng 茼铜

茼蒿　茼蒿（とうこう）　stem and leaf of crowndaisy chrysanthemum，Caulis et Folium Chrysanthemi Coronarii

铜棒锤　銅棒錘（どうぼうすい）　root of linearsegmented corydalis，Radix Corydalis Linarioidis

铜罗伞　銅蘿傘（どうらさん）　Chinese indigo root or herb，Radix seu Herba Ineligoferae

TOU 头透

tóu 头

头发七　頭髪七（とうはつしち）　filament of Asiatic alectoria，Folium Alectoria Asiatica

tòu 透

透骨草　透骨草（とうこつそう）　herb of tuberculate speranskia，Herba Speranskiae Tuberculatae

TU 秃土兔菟

tū 秃

秃疮花　秃瘡花（とくそうか）　herb of slenderstalk dicranostigma，Herba Dicranostigmatis Leptopodi

tǔ 土

土阿魏　土阿魏（どあぎ）　root juice of harlequin glorybower，Cortex Clerodendri Trichotomi Radicis

土八角　土八角（どはっかく）　fruit of henry Anisetree，Fructus Illicii Henryi

土百部　土百部（どびゃくぶ）　root of fernlike asparagus，Radix Asparagi Filicini

土半夏　土半夏（どはんげ）　rhizome of plateau jackinthepulpit，Rhizoma Arisaematis Intermedii

土贝母　土貝母（どばいも）　rhizome of paniculate bolbostemma，Rhizoma Bolbostematis

土鳖虫　土鼈虫（どべつちゅう）　ground beetle，Eupolyphaga seu Steleophaga

土大黄　土大黄（どだいおう）　root of Nepal dock，Radix Rumicis Nepalensis

土大黄叶　土大黄葉（どだいおうよう）　leaf of Nepal dock，Folium Rumicis Nepalensis

土当归　土当帰（どとうき）　rhizome and root of udo，Radix et Rhizoma Araliae Cordatae

土党参　土党参（どとうじん）　root of Java campanumoea，Radix Campanumoea Javanicae

土茯苓　土茯苓（どぶくりょう）　rhizome of glabrous greenbrier，Rhizoma Smilacis Glabrae

土附子　土附子（どぶし）　sleeper roe，Ovum Odontobutidis Obscurae

土牡蛎　土牡蠣（どぼれい）　unio concha，Concha Unionis

土木香　土木香（どもっこう）　root of elecampane inula，Radix Inulae

土牛膝　土牛膝（どごしつ）　root of twotooth achyranthes，Rhizoma et Rhizome Achyranthis

土羌活　土羌活（どきょうかつ）　rhizome of coronarious gingerlily，Rhizoma Hedychii Coronarii

土远志　土遠志（どおんじ）　root of threeleaf loosestrife，Radix Lysimachiae Insignis tù 兔菟

兔儿风　菟耳風（とじふう）　herb of glabrous ainsliaea，Herba Ainsliaeae
　　Glabrae

兔儿伞　菟耳傘（とじさん）　herb of aconiteleaf，Herba Syneilesis Aconitifoliae

菟丝　菟糸（とし）　herb of Chinese dodder，Herba Cuscutae

菟丝子　菟糸子（としし）　seed of Chinese dodder，Semen Cuscutae

T

W

WA 挖娃瓦

wā 挖

挖耳草　挖耳草（あつじそう）　herb of drooping carpesium，Herba Carpesii Cernui

挖金耳　金挖耳（きんあつじ）　herb of drooping carpesium，Herba Carpesii

wá 娃

娃儿藤　娃児藤（あいじとう）　root of multiflower tylophora，Radix Tylophorae Floribundae

娃娃拳　娃娃拳（あいあいけん）　root and leaf of bilobed grewia，Radix Caulis et Folium Grewiae Bilobae

wǎ 瓦

瓦楞子　瓦楞子（がりょうし）　ark shell，Concha Arcae

瓦松　瓦松（がしょう）　herb of fimbriate orostachys，Herba Orostachydis Fimbriati

瓦韦　瓦韋（がい）　herb of thunberg's lepisorus，Herba Lepisori Thunbergiani

WAN 万

wàn 万

万年蒿　万年蒿（まんねんこう）　herb of Russian wormwood，or gmelin wormwood，Herba Artemisiae Sacrori

万年青根　万年青根（まんねんせいこん）　root and rhizome of omoto nipponlily，Radix et Rhizome Rohdeae Japonicae

万年青花　万年青花（まんねんせいか）　flower of omoto nipponlily，Flos Rohdeae Japonicae

万年青叶　万年青葉（まんねんせいよう）　leaf of omoto nipponlily，Folium Rohdeae Japonicae

W

WANG 王望

wáng 王

王不留行　王不留行（おうふるぎょう）　cowherb seed，Semen Vaccariae
王瓜　王瓜（おうか）　fruit of Japanese snakegourd，Fructus Trichosanthis Cucumeroidis

wàng 望

望江南　望江南（ぼうこうなん）　stem and leaf of coffee senna，Caulis et Folium Cassiae Occidentalis
望江南子　望江南子（ぼうこうなんし）　fruit or seed of coffee senna，Fructus seu Semen Cassiae Occidentalis

WEI 威

wēi 威

威灵仙　威霊仙（いれいせん）　Chinese clematis root，Radix et Rhizoma Clematidis

WEN 榅文问

wēn 榅

榅桲　榅桲（おんぼつ）　fruit of common quince，Fructus Cydonia Oblongae
榅桲皮　榅桲皮（おんぼつひ）　bark of common quince，Cortex Cydoniae Oblongae

wén 文

文蛤　文蛤（ぶんごう）　hard clam shell，Concha Meretricis
文冠果　文冠果（ぶんかんか）　shinyleaf yellowhorn，Lignum Xanthoceratis Sorbifoliae

wèn 问

问荆　問荊（もんけい）　herb of bottle-brush，Herba Equiseti Arvensis

441

WO 莴窝

wō 莴窝

莴苣　莴苣（わきょ）　stem and leaf of garden lettuce，Caulis et Folium Lactucae Sativae

窝儿七　窩児七（かじしち）　rhizome of Chinese umbrellaleaf，Rhizoma Diphylleiae Sinensis

WU 乌无吴梧蜈五

wū 乌

乌饭子　烏飯子（うはんし）　fruit of fragile blueberry，Fructus Vaccinii Fragilis

乌金草　烏金草（うきんそう）　herb of twoleaf swertia，Herba Swertiae Bifoliae

乌桕　烏桕子（うきゅうし）　Chinese tallowtree，Cortex Sapii Radicis

乌桕叶　烏桕葉（うきゅうよう）　leaf of Chinese tallowtree，Folium Sapii Sebiferi

乌骨鸡　烏骨鶏（うこつけい）　black-bone chicken，Pullus cum Osse Nigro

乌榄　烏欖（うらん）　black canarytree fruit，Fructus Canarii Pimelae

乌蔹梅　烏蘞莓（うれんばい）　herb of Japanese cayratia，Herba Cayratiae Japonicae

乌梅　烏梅（うばい）　smoked plum，Fructus Mume

乌梢蛇　烏梢蛇（うしょうだ）　garter snake，Zaocys

乌蛇　烏蛇（うだ）　garter snake，Zaocys

乌蛇胆　烏蛇胆（うだたん）　gall of garter snake，Fel Zaocydis

乌蛇膏　烏蛇膏（うだこう）　oil of garter snake，Oleum Zaocydis

乌蛇卵　烏蛇卵（うだらん）　garter snake egg，Ovum Zaocydis

乌蛇皮　烏蛇皮（うだひ）　slough of garter snake，Cutis Zaocydis

乌头　烏頭（うず）　root of Szechwan aconite，Radix Aconiti

乌药　烏薬（うやく）　combined spicebush root，Radix Linderae

乌药花　烏薬花（うやくか）　flower of combined spicebush，Flos Linderae

乌药叶　烏薬葉（うやくよう）　leaf of combined spicebush，Folium Linderae

乌药子　烏薬子（うやくし）　fruit of combined spicebush，Fructus Linderae

wú 无吴梧蜈

无花果　無花果（むかか）　fig receptacle，Receptaculum Fici

无花果根　無花果根（むかかこん）　fig root，Radix Fici

无花果叶　無花果葉（むかかよう）　fig leaf，Folium Fici

无患树皮　無患樹皮（むかんじゅひ）　phloem of Chinese soapberry，Cortex Sapindi Mukorossi

无患子　延命皮（えんめいひ）　seed of Chinese soapberry，Semen Sapindi Muckorossi

无患子皮　延命皮の皮（えんめいひのかわ）　husk of Chinese soapberry，Fructus Sapindi Mukorossi

无患子叶　無患子葉（むくろじよう）　branchlet and leaf of Chinese soapberry，Ramulus et Folium Sapindi Mukorossi

吴茱萸　呉茱萸（ごしゅゆ）　fruit of medicinal evodia，Fructus Evodiae

吴茱萸根　呉茱萸根（ごしゅゆこん）　root of medicinal evodia，Radix Evodiae

吴茱萸叶　呉茱萸葉（ごしゅゆよう）　leaf of medicinal evodia，Folium Evodiae

梧桐白皮　梧桐白皮（ごとうはくひ）　bark of phoenix tree，Cortex Firmianae Simplicis

梧桐根　梧桐根（ごとうこん）　root of phoenix tree，Radix Firmianae Simplicis

梧桐花　梧桐花（ごとうか）　flower of phoenix tree，Flos Firmianae Simplicis

梧桐叶　梧桐葉（ごとうよう）　leaf of phoenix tree，Folium Firmianae Simplicis

梧桐子　梧桐子（ごとうし）　seed of phoenix tree，Semen Firmianae Simplicis

蜈蚣　蜈蚣（ごこう）　centipede，Scolopendra

蜈蚣草　蜈蚣草（ごこうそう）　Chinese brake herb，Herba Pteridis Vittatae

蜈蚣兰　蜈蚣蘭（ごこうらん）　herb of natant salvina，Herba Salviniae Nastantis

蜈蚣七　蜈蚣七（ごこうしち）　root and rhizome or flower of bigflower ladys-lipper，Radix et Rhizoma seu Flos Cypripedii

wǔ 五

五倍子　五倍子（ごばいし）　Chinese nut-gall，Galla Chinensis

五加皮　五加皮（ごかひ）　root-bark of slenderstyle acanthopanax，Cortex Acanthopancis Radicis

五加叶　五加葉（ごかよう）　leaf of slenderstyle acanthopanax，Folium Acantho-panacis

五角枫根　五角楓根（ごかくふうこん）　root of Chinese maple，Radix Aceris Sinensis

五节芒　五節芒（ごせちぼう / ごせつぼう）　stem of multiflower silver grass，Caulis Miscanthi Floriduli

五敛子　五敛子（ごれんし）　common averrhoa fruit，Fructus Averrhoae Carambolae

五灵脂　五霊脂（ごれいし）　trogopterus dung，Faeces Trogopterorum

五色梅　五色梅（ごしきばい）　leaf or branchlet of common lantana，Folium seu Ramulus Lantanae Camarae

五色梅根　五色梅根（ごしきばいこん）　root of common lantana，Radix Lantanae Camarae

五色梅花　五色梅花（ごしきばいか）　flower of common lantana，Flos Lantanae Camarae

五味子　五味子（ごみし）　fruit of Chinese magnoliavine，Fructus Schisandrae Chinensis

W

X

XI 西莸莃犀锡溪喜细

xī 西莸莃犀锡溪

西番莲　西番蓮（せいばんれん）　herb of passionflower，Herba Passiflorae Caeruleae

西瓜霜　西瓜霜（せいかそう）　watermelon frost，Pulvis Prericarpii Citrulli Preparatus

西河柳　西河柳（せいかりゅう）　branchlet and leaf of Chinese tamarisk，Cacumen Tamaricis

西红花　西紅花（せいこうか）　saffron，Stigma Croci

西洋参　西洋参（せいようじん）　root of American ginseng，Radix Panacis Quinquefolii

西藏龙胆　西藏竜胆（ちべっとりんどう）　root of Tibetan gentiana，Radix Gentianae Tibeticae

莸冥　莸蓂（せきめい）　herb of boor's mustard，Herba Thlaspis

莃莶草　豨薟草（きれんそう）　common St. paulswort herb，Herba Siegesbeckiae

犀角　犀角（さいかく）　rhinoceros horn，Cornu Rhinocerotis

犀牛皮　犀牛皮（さいぎゅうひ）　hide of Asiatic rhinoceros，Corium Rhinocerotis

锡生藤　錫生藤（しゃくせいとう）　herb of common cissampelos，Herba Cissampelotis

溪黄草　溪黄草（けいおうそう）　herb of serrate rabdosia，Herba Rabdosiae Serrae

xǐ 喜

喜树　喜樹（きじゅ）　fruit or root of common camptotheca，Fructus seu Radix Camptothecae Acuminatae

喜树皮　喜樹皮（きじゅひ）　bark of common camptotheca，Cortex Camptothecae Acuminatae

喜树叶　喜樹葉（きじゅよう）　leaf of common camptotheca，Folium Camptothecae Acuminatae

X

xì 细

细花百部　細花百部（さいかびゃくぶ）　root of miniflower stemona, Radix Stemonae Parviflorae

细辛　細辛（さいしん）　Manchurian wild ginger, Radix et Rhizoma Asari

细叶桉叶　細葉按葉（さいようあんよう）　leaf of forest gray yum, Folium Eucalypti Tereticornis

细叶白头翁　細葉白頭翁（さいようはくとうおう）　root of thin leaf pulsatilla, Radix Pulsatillae Turczaninovii

细叶大戟　細葉大戟（さいようたいげき）　herb of narrow leaf euphorbia, Herba Euphorbiae Gyparissoidis

细叶地榆　細葉地榆（さいようちゆ）　root of Siberian burnet, Radix Sanguisorbae Tenuifoliae

细叶石斛　細葉石斛（さいようせっこく）　root of thin leaf dendrobium, Herba Dendrobii Hancockii

细叶益母草　細葉益母草（さいようやくもそう）　herb of Siberian motherwort, Herba Leonuri Sibirici

XIA 狭夏

xiá 狭

狭叶败酱　狭葉敗醬（きょうようはいしょう）　root of narrow leaf patvinia, Radix Patriniae Angustifoliae

狭叶重楼　狭葉重楼（きょうようじゅうろう）　rhizome of stenophyllan paridis, Rhizoma Paridis Stenophyllae

狭叶黑三棱　狭葉黑三稜（きょうようこくさんりょう）　rhizome of stenophyllan sparganium, Rhizoma Sparganii Stenophylli

狭叶藜芦　狭葉藜芦（きょうようりろ）　root of stenophyllan veratrium, Radix Veratri Stenophylli

X

xià 夏

夏枯草　夏枯草（かごそう）　spike of common selfheal spike, Spica Prunellae

夏枯草露　夏枯草露（かごそうろ）　distillate of common selfheal, Destillatum Prunellae

夏至草　夏至草（げしそう）　herb of whiteflower lagopsis，Herba Lagopsis Supinae

XIAN 仙籼鲜藓

xiān 仙籼鲜

仙鹤草　仙鶴草（せんかくそう）　herb of hairyvein agrimonia，Herba Agrimoniae

仙茅　仙茅（せんぼう）　rhizome of common curculigo，Rhizoma Curculiginis

仙人球　仙人球（せんにんきゅう）　multiple hedgehogcatus stem，Caulis Echinopsis Multiplicis

仙人掌　仙人掌（せんにんしょう）　cholla root and stem，Radix et Caulis Opuntiae Dillenii

仙桃草　仙桃草（せんとうそう）　purslane speedwell herb，Herba Veronicae Peregrinae

籼米　籼米（せんまい）　rice fruit，Fructus Oryzae Sativae

鲜地黄　鮮地黄（せんじおう）　fresh rehmannia，Radix Rehmanniae Recens

鲜黄连　鮮黄連（せんおうれん）　rhizome of Chinese twinleaf，Rhizoma Jeffer-soniae Dubiae

鲜竹沥　鮮竹瀝（せんちくれき）　henon bamboo juice，Succus Bambusae

xiǎn 藓

藓生马先蒿　蘚生馬先蒿（せんせいばせんこう）　root of muscicolous woodbe-tony，Radix Pedicularis

XIANG 香响向

xiāng 香

香茶菜　香茶菜（こうちゃさい）　herb of glaucocalyx rabdosia，Herba Rabdo-siae Graucocalycis

香椿子　香椿子（こうちんし）　fruit of Chinese toona，Fructus Toonae Sinensis

香附　香附（こうぶ）　rhizome of nutgrass galingale，Rhizoma Cyperi

香果脂　リンダー油（りんだあゆ）　Chinese spicebush oil，Oleum Linderae

香根芹　藪人参（やぶにんじん）　root of laxleaf sweetroot，Radix Osmorhizae Laxae

X

香菇　香茹（こうじょ）　champignon，Lentinus Edodes

香加皮　香加皮（こうかひ）　root-bark of Chinese silkvine，Cortex Periplocae Radicis

香茅　香茅（こうぼう）　herb of lemongrass，Herba Cymbopogonis Citrati

香茅根　香茅根（こうぼうこん）　lemongrass root，Radix Cymbopogonis Citrati

香蒲　香蒲（こうほ）　herb of longbract cattail，Herba Typhae

香青草　香青草（こうせいそう）　Chinese pearleverlasting herb，Herba Anaphalidis

香青兰　香青藍（こうせいらん）　dragonhead herb，Herba Dracocephali

香薷　香薷（こうじゅ）　Chinese mosla herb，Herba Moslae

香叶　香葉（こうよう）　herb of rose pelargonium，Herba Pelargonii Graveolentis

香叶树　香葉樹（こうようじゅ）　bark and leaf of spiceleaf tree，Cortex et Folium Linderae Communis

香叶子　香葉子（こうようし）　bark or stem of fragrant spicebush，Cortex seu Ramulus et Folium Linderae Fragrantis

香橼　香櫞（こうえん）　fruit of common citron，Fructus Citri

香橼根　香櫞根（こうえんこん）　root of medicinal citron，Radix Citri

香橼露　香櫞露（こうえんろ）　fruit distillate of medicinal citron，Destillatum Citri Medicae Fructi

香橼叶　香櫞葉（こうえんよう）　leaf of medicinal citron，Folium Citri

香樟　香樟（こうしょう）　root or stem of yellow cinnamon，Radix seu Caulis Cinnamomi Porrecti

香樟叶　香樟葉（こうしょうよう）　leaf of yellow cinnamon，Folium Cinnamomi Porrecti

xiǎng 响

响铃草　響鈴草（きょうれいそう）　herb of rust-coloured crotalaria，Herba Crotalariae Ferrugineae

xiàng 向

向日葵根　向日葵根（こうじつきこん）　sunflower root，Radix Helianthi Annui

向日葵花　向日葵花（こうじつきか）　sunflower flower，Flos Helianthi Annui

向日葵花托　向日葵花托（こうじつきかたく）　sunflower receptacle，Receptaculum Helianthi Annui

向日葵叶　向日葵葉（こうじつきよう）　sunflower leaf，Folium Helianthi Annui

向日葵子　向日葵子（こうじつきし）　sunflower seed，Semen Helianthi Annui

向阳花　向陽花（こうようか）　flower of smallflower galinsoga, Flos Galinsogae Parviflorae

XIAO 消小

xiāo 消

消石　消石（しょうせき）　niter, Sal Nitri

xiǎo 小

小百部　小百部（しょうびゃくぶ）　root of officinal asparagus, Radix Asparagi Officinalis

小驳骨　小駁骨（しょうばくこつ）　common gendarussa herb, Herba Gendarussae

小二仙草　小二仙草（しょうにせんそう）　herb of smallflower seaberry, Herba Haloragitis Micranthae

小飞扬草　小飛揚草（しょうひようそう）　herb of thymifolious euphorbia, Herba Euphorbiae Thymifoliae

小肺筋草　小肺筋草（しょうはいきんそう）　herb of spike aletris, Herba Aletridis

小过江龙　小過江竜（しょうかこうりゅう）　herb of david's spikemoss, Herba Selaginellae Davidii

小过路黄　小過路黄（しょうかろおう）　herb of denseflower loosestrife, Herba Lysimachiae Congestiflorae

小黑三棱　小黒三稜（しょうこくさんりょう）　rhizome of little burreed, Rhizoma Sparganii Simplicis

小红参　小紅参（しょうこうじん）　root of Yunnan madder, Radix Rubiae Yunnanensis

小茴香　小茴香（しょういきょう）　common fennel fruit, Fructus Foeniculi

小蓟　小薊（しょうけい）　herb of field thistle, Herba Cirsii

小金钱草　小金銭草（しょうきんせんそう）　herb of creeping dichondra, Herba Dichondrae Repertis

小金樱子　小金桜子（しょうきんおうし）　fruit of smallfruit rose, Fructus Rosae Gymosae

小连翘　小連翹（しょうれんぎょう）　herb of erect St. John's wort, Herba Hyperici Erecti

小米草　小米草（しょうべいそう）　herb of regel eyebright, Herba Euphrasiae Regelii

X

小木通 小木通（しょうもくつう） herb of mandarin clematis，Herba Clematidis Lasiandrae

小人参 小人参（しょうにんじん） root of glabrousleaf asiabell，Radix Codonopsis Cardiophyllae

小伸筋草 小伸筋草（しょうしんきんそう） herb of trifid sopubia，Herba Sopubiae Trifidae

小石决明 小石决明（しょうせっけつめい） Asian abalone shell，Concha Haliotidis Asininae

小石韦 小石葦（しょうせきい） herb of south China pyrrosia，Herba Pyrrosiae Assimilis

小柿子叶 小柿子葉（しょうししよう） leaf of retuse breynia，Folium Breyniae Patentis

小蒜 小蒜（しょうさん） bulb of maire onion，Bulbus Allii Scorodoprasi

小蓑衣藤 小蓑衣藤（しょうさいとう） stem and leaf of obtusesepal clematis，Caulis et Folium Clematidis Peterae

小通草 小通草（しょうつうそう） stem pitch of Himalayan stachyurus，Medulla Stachyuri

小血藤 小血藤（しょうけっとう） root or stem of yellow angledtwig magnoliavine，Radix seu Caulis Schisandrae Sinensis

小血藤叶 小血藤葉（しょうけっとうよう） leaf of yellow angledtwig magnoliavine，Folium Schisandrae Sinensis

小叶白腊树皮 小葉白臚樹皮（しょうようはくろじゅひ） bark of bunge ash，Cortex Fraxini Bungeanae

小叶薄荷 小葉薄荷（しょうようはっか） herb of south Sinkiang ziziphora，Herba Zizyphorae Pamiroalaicae

小叶地笋 コシロネ（こしろね） herb of Korean bugleweed，Herba Lycopi Coreani

小叶枇杷 小葉枇杷（しょうようびわ） leaf of savoury rhododendron，Folium Rhododendri Anthopogonoidis

小叶桑 小葉桑（しょうようそう） leaf of Japanese mulberry，Folium Mori Australis

X

XIE 蝎缬薤

xiē 蝎

蝎子七 蝎子七（かっししち） rhizome of viviparous bistort，Rhizoma Polygoni

xié 缬

缬草 纈草（けっそう） root and rhizome of common valeriana，Radix et
Rhizoma Valerianae

xiè 薤

薤白 薤白（かいはく） long stamen onion bulb，Bulbus Allii Macrostemi
薤叶 薤葉（がいよう） leaf of longstamen onion，Folium Allii Macrostemi

XIN 辛新信

xīn 辛新

辛夷 辛夷（しんい） magnolia flower-bud，Flos Magnoliae
新芦荟 新芦薈（しんろかい） fresh aloes，Aloe Ferox
新疆党参 新疆党参（しんきょうとうじん） root of clematis asiabell，Radix
Codonopsis Clematidis
新疆藁本 新疆藁本（しんきょうこうほん） root of vaginate hemlockparsley，
Radix Comioselini Vaginati
新疆枸杞 新疆枸杞子（しんきょうくこし） fruit of dasystem wolfberry，
Fructus Lycii Dasystemi
新疆木通 新疆木通（しんきょうもくつう） stem of Siberian clematis，Caulis
Clematidis Sibiricae

xìn 信

信石 信石（しんせき） arsenolite ore，Arsenicum

XING 杏荇

xìng 杏荇

杏仁 杏仁（きょうにん） apricot seed，Semen Armeniacae Amarum
杏树根 杏樹根（きょうじゅこん） apricot root，Radix Armeniacae Amarum
杏树皮 杏樹皮（きょうじゅひ） apricot bark，Cortex Armeniacae Amarum
杏叶 杏葉（きょうよう） apricot leaf，Folium Armeniacae Amarum

杏叶防风　杏葉防風（きょうようぼうふう）　root of candolle pimpinella，Radix
　　　Pimpinellae Candolleanae
杏枝　杏枝（きょうし）　apricot branchlet，Ramulus Armeniacae Amarum
杏子　杏子（きょうし）　apricot fruit，Fructus Pruni Armeniacae
荇菜　荇菜（こうさい）　herb of shield floatingheart，Herba Nymphoidis Peltati

XIONG 雄熊

xióng 雄熊

雄黄　雄黄（ゆうおう）　realgar，Realgar
熊胆　熊胆（ゆうたん）　bear gallbladder，Fel Ursi

XIU 绣锈

xiù 绣锈

绣球防风　繍球防風（しゅうきゅうぼうふう）　herb of ciliate leucas，Herba
　　　Leucatis Ciliatae
绣球防风根　繍球防風根（しゅうきゅうぼうふうこん）　ciliate leucas root，
　　　Radix Leucatis Ciliatae
锈毛铁线莲　毛木通（もうもくつう）　stem of rustyhair clematis，Caulis Clema-
　　　tidis Leschenaultianae

XU 徐续

xú 徐

徐长卿　徐長卿（じょちょうけい）　paniculate swallowwort root and rhizome，
　　　Radix et Rhizoma Cynanchi Paniculati

xù 续

续断　続断（ぞくだん）　teasel root，Radix Dipsaci
续随子叶　続随子葉（ぞくずいしよう）　leaf of caper euphorbia，Folium
　　　Euphorbiae Lathyris

XUAN 萱玄旋

xuān 萱

萱草根　萱草根（かんぞうこん）　daylily root，Radix Hemerocallis

萱草嫩苗　萱草嫩苗（かんぞうどんびょう）　daylily seedling，Plantula Hemero-
callis

xuán 玄旋

玄精石　玄精石（げんせいせき）　selenite，Selenitum

玄明粉　玄明粉（げんめいふん）　anhydrous sodium sulfate，Natrii Sulfas Exsiccatus

玄参　玄参（げんじん）　figwort root，Radix Scrophulariae

旋覆花　旋復花（せんぷくか）　Chinese inula flower，Flos Inulae

XUE 雪血

xuě 雪

雪茶　雪茶（ゆきちゃ/ せっちゃ）　vermiculate thamnolia thallus，Thallus
Thamnolia Vermicularis

雪胆　蘿鍋底（らかてい）　lovely hemsleya root，Radix Hemsleyae

雪莲花　雪蓮花（せつれんか）　herb of lanatechead saussurea，Herba Saussureae
Lanicepsis

雪灵芝　雪霊芝（せつれいし）　herb of kansu sandwort，Herba Arenariae Kansuensis

雪人参　雪人参（せつにんじん）　root of velutinous indigo，Radix Indigoferae
Stachyoidis

雪三七　雪三七（せつさんしち）　rhizome of forrest rhubarb，Rhizoma Rhei Forrestii

雪上一枝蒿　雪山一支蒿（せつざんいっしこう）　shortstalk monkshood root，
Radix Aconiti Brachypodi

xuè 血

血见愁　血見愁（けっけんしゅう）　herb of mapleleaf gooseleaf，Herba Cheno-
podii Hybridi

血竭　血竭（けっけつ）　dragon's blood，Sanguis Draconis

血余炭　血余炭（けつよたん）　carbonized hair，Crinis Carbonisatus

X

XUN 寻

xún 寻

寻骨风　尋骨風（じんこつふう）　rhizome or herb of wooly dutchmanspipe，
Herba seu Herba Aristolochiae Mollissimae

X

Y

YA 鸦鸭牙亚

yā 鸦鸭

鸦胆子　鸦胆子（あたんし）　bruceafruit，Fructus Bruceae

鸭儿芹　鸭儿芹（おうじきん）　stem and leaf of Japanese crytotaenia，Caulis et Folium Cryptotaeniae Japonicae

鸭儿芹根　鸭儿芹根（おうじきんこん）　root of Japanese cryptotaenia，Radix Crytotaeniae Japonicae

鸭儿芹果　鸭儿芹果（おうじきんか）　fruit of Japanese cryptotaenia，Fructus Cryptotaeniae Japonicae

鸭舌草　鸭舌草（おうぜつそう）　herb of sheathed monochoria，Herba Monochoria Vaginalis

鸭跖草　鸭跖草（おうせきそう）　herb of common dayflower，Herba Commelinae

yá 牙

牙疳药　牙疳薬（がかんやく）　herb of scabrid smallhooked hedyotis，Herba Hedyotis Scabridae

牙蓟　牙蓟（がけい）　herb of eburnean thistle，Herba silybi Eburnei

yà 亚

亚麻　亜麻（あま）　herb of common flax，Herba Folium Lini

亚麻子　亜麻子（あまし）　seed of common flax，Semen Lini

YAN 延岩盐眼燕

yán 延岩盐

延胡索　延胡索（えんごさく）　yanhusuo rhizome，Rhizoma Corydalis

岩败酱　岩败醤（がんはいしょう）　herb of cliff patrinia，Herba Patriniae Rupestris

岩豆藤根　岩豆藤根（がんとうとうこん）　root of Kweichow millettia，Radix Millettiae Kweichowensis

Y

岩豆藤花　岩豆藤花（がんとうとうか）　flower of Kweichow millettia, Flos Millettiae Kweichowensis

岩黄连　岩黄連（がんおうれん）　root of meadowrueleaf corydalis, Radix Corydalis Thalictrifoliae

盐麸木花　塩麩木花（えんふぼくか）　flower of Chinese sumac, Flos Rhois Chinensis

盐麸树白皮　塩麩樹白皮（えんふじゅはくひ）　bark of Chinese sumac, Cortex Rhois Chinensis

盐麸叶　塩麩葉（えんふよう）　leaf of Chinese sumac, Folium Rhois Chinensis

盐麸子　塩麩子（えんふし）　fruit of Chinese sumac, Fructus Rhois Chinensis

盐麸子根　塩麩子根（えんふしこん）　root of Chinese sumac, Radix Rhois Chinensis

yǎn 眼

眼子菜　眼子菜（がんしさい）　herb of distinct pondweed, Herba Potamogetonis Distincti

yàn 燕

燕窝　燕窩（えんか）　nest of edible white-bellied swiftlet, Nidus Collocaliae

YANG 羊阳杨洋

yáng 羊阳杨洋

羊耳蒜　羊耳蒜（ようじさん）　herb of Japanese twayblade, Herba Liparis Japonicae

羊角参　羊角参（ようかくじん）　rhizome of narrowleaf falsepimpernel, Rhizoma Polygonati Verticillati

羊蹄　羊蹄（ようてい）　root of moonleaf passionflower, Radix Rumicis Japonici

阳起石　陽起石（ようきせき）　actinolite, Actinolitum

杨梅　楊梅（ようばい）　fruit of Chinese waxmyrtle, Fructus Myicae Rubrae

杨梅根　楊梅根（ようばいこん）　root of Chinese waxmyrtle, Radix Myricae Rubrae

杨梅核仁　楊梅核仁（ようばいかくじん）　seed of Chinese waxmyrtle, Semen Myricae Rubrae

杨梅树　楊梅樹（ようばいじゅ）　bark of Chinese waxmyrtle, Cortex Myricae Rubrae

Y

杨梅树枝　楊梅樹皮（ようばいじゅひ）　branchlet of Chinese waxmyrtle, Cortex Myricae Rubrae

洋地黄叶　洋地黄葉（こうじおうよう）　foxglove leaf, Folium Digitalis

洋金花　洋金花（ようきんか）　datura flower, Flos Daturae

YAO 莞药

yáo 莞

莞花　蕘花（じょうか）　flower of longflower stringbush, Flos Wikstroemiae Dolichanthae

yào 药

药茴香　薬茴香（やくういきょう）　herb of girald pleurospermum, Herba Pleurospermi Giraldii

药王茶　薬王茶（やくおうちゃ）　leaf of bush cinquefoil, Folium Potentillae Fruticosae

YE 野叶夜

yě 野

野百合　野百合（やびゃくごう）　herb of purpleflower crotalaria, Herba Crotalariae Sessiliflorae

野扁豆　野扁豆（やへんず）　villos dunbaria herb or seed, Herba seu Semen Dumbariae Villosae

野丹参　野丹参（やたんじん）　root of unileaf sage, Radix Salviae Simplicifoliae

野颠茄　野顛茄（やてんか）　herb of coda-apple nightshade, Herba Solani Surattense

野丁香　野丁香（やちょうこう）　root of intermediate luculia, Radix Luculiae Intermediae

野丁香根　野丁香根（やちょうこうこん）　root of intermediate luculia, Radix Luculiae Intermediae

野冬青果　野冬青果（やとうせいか）　duhat fruit, Fructus Syzygii

野冬青皮　野冬青皮（やとうせいひ）　duhat bark, Cortex Syzygii

Y

野杜仲　野杜仲（やとちゅう）　root or bark of largeflower euonymus，Radix seu Cortex Euonymi Grandiflori

野甘草　野甘草（やかんぞう）　herb of sweet broomwort，Herba Scoparia

野花椒　野花椒（やかしょう）　pericarp or seed of Tibet pricklyash，Pericarpium seu Semen Zanthoxyli Tibetani

野花椒根　野花椒根（やかしょうこん）　root of flatspine pricklyash，Radix Zanthoxyli Simulantis

野花椒叶　野花椒葉（やかしょうよう）　leaf of flatspine pricklyash，Folium Zanthoxyli Simulantis

野花生　野花生（やかせい）　sickle senna herb or leaf，Herba seu Folium Cassiae Torae

野黄皮　野黄皮（やこうひ）　leaf or root of dunn wampee，Folium seu Radix Clausenae Dunnianae

野藿香　野藿香（やかっこう）　herb of common microtoena，Herba Microtoenae Insuavis

野菊花　野菊花（やぎくか／のぎくか）　wild chrysanthemum flower，Flos Chrysanthemi Indici

野马追　野馬追（やばつい）　lindley eupatorium herb，Herba Eupatorri Lindleyani

野茉莉花　野茉莉花（やまつりか）　flower of Japanese snowbell，Flos Styracis Japonicae

野牡丹　野牡丹（やぼたん）　herb of common melastoma，Herba Melastomatis Candidi

野牡丹根　野牡丹根（やぼたんこん）　root of common melastoma，Radix Melastomatis Candidi

野牡丹子　野牡丹子（やぼたんし）　fruit of common melastoma，Fructus Melas-tomatis Candidi

野木瓜　野木瓜（やもっか）　Chinese stauntovine stem and leaf，Caulis et Folium Stauntoniae

野前胡　野前胡（やぜんこ）　root or herb of spurless columbine，Radix seu Herba Aquilegiae Ecalcaratae

野山参　野山参（やさんじん）　wild ginseng，Radix et Rhizoma Ginseng Indici

野升麻　野升麻（やしょうま）　rhizome of Kamchatka bugbane，Rhizoma Cimicifugae Simplicis

野香茅　野香茅（やこうぼう）　herb of goering lemongrass，Herba Cymbopo-gonis Goeringii

Y

野洋参　野洋参（やようじん）　root of sessile primose，Radix Primulae Sinoden-
　　ticulatae

yè 叶夜

叶底珠根　葉底珠根（ようていしゅこん）　root of suffrutescent securinega，
　　Radix Securinegae Sufftuticosae
夜交藤　夜交藤（やこうとう）　shining hypserpa，Caulis Polygoni Multiflori
夜明砂　夜明砂（やみょうしゃ）　bat dung，Faeces Vespertilionis

YI 一伊益薏

yī 一伊

一把伞天南星　一把傘天南星（いっぱさんてんなんしょう）　rhizome of reddish
　　jackinthepulpit，Rhizoma Arisaematis Erubescentis
一点红　一点紅（いってんこう）　herb of Taiwan ladyslipper，Herba Emiliae
一点血　一点血（いってんけつ）　rhizome of wilson begonia，Rhizoma Begoniae
　　Wilsonii
一朵云叶　一朶雲葉（いちだうんよう）　leaf of glabrousleaf pittosporum，
　　Folium Pittospori Glabrati
一箭球　一箭球（いちせんきゅう）　herb of unispike kyllinga，Herba Kyllingae
　　Cororatat
一文钱　一文錢（いちもんせん）　root of slender flower stephania，Radix Stepha-
　　niae Delavayi
一枝蒿　一枝蒿（いっしこう）　herb of alipine yarrow wilson yarrow，Herba
　　Achilleae Alpinae
一枝黄花　一枝黄花（いっしおうか）　herb of common goldenrod，Herba
　　Solidaginis Decurentis
一支箭　一支箭（いっしせん）　herb of pedunculate Adder's tongue，Herba
　　Ophioglossi
一枝香　一枝香（いっしこう）　herb of bastard speedwell，Herba Veronicae Spuriae
一柱香　一柱香（いちちゅうこう）　herb of common anotis，Herba Anotidis
　　Ingratae
伊贝母　伊貝母（いばいも）　bulb of sinkiang fritillary，Bulbus Fritillariae Pallid-
　　iflorae

Y

yì 益薏

益母草　益母草（やくもそう）　herb of motherwort，Herba Leonuri
益母草花　益母草花（やくもそうか）　flower of motherwort，Flos Leonuri
益智仁　益智仁（やくちにん）　sharpleaf galangal fruit，Fructus Alpiniae Oxyphyllae
薏苡根　薏苡根（よくいこん）　jobstears root，Radix Coicis
薏苡仁　薏苡仁（よくいにん）　jobstears seed，Semen Coicis
薏苡叶　薏苡葉（よくいよう）　jobstears leaf，Folium Coicis

YIN 阴茵银淫印

yīn 阴茵

阴地蕨　陰地蕨（いんじけつ）　herb of ternate grape fern，Herba Botrychii Fernati
茵陈　茵陳（いんちん）　virgate wormwood herb，Herba Artemisiae Scopariae
茵陈蒿　茵陳蒿（いんちんこう）　oriental wormwood，Cacumen Artemisiae Scopariae
茵芋　茵芋（いんう）　stem and leaf of reeves skimmia，Caulis et Folium Skimmiae Reevesianae

yín 银淫

银扁担　銀扁担（ぎんへんたん）　root of chinling mountain columbine，Radix Aquilegiae Incurvatae
银箔　銀箔（ぎんぱく）　sheet of silver，Argentum Naturale Praeparatum
银柴胡　銀柴胡（ぎんさいこ）　starwort root，Radix Stellariae
银线草　銀線草（ぎんせんそう）　herb of Japanese chloranthus，Herba Chloranthi Japonici
银线草根　銀線草根（ぎんせんそうこん）　root or rhizome of Japanese chloranthus，Radix seu Rhizoma Chloranthi Japonici
银杏叶　銀杏葉（いちょうは ／ いちょうよう ／ ぎんぎょうよう）　ginkgo leaf，Folium Ginkgo
淫羊藿　淫羊藿（いんようかく）　herb of shorthorned epimedium，Herba Epimedii
淫羊藿根　淫羊藿根（いんようかくこん）　root of shorthorned epimedium，Radix Epimedii

Y

yìn 印

印度黄檀　印度黄檀（いんどおうだん）　wood of sisso rosewood，Lignum Dalbergiae Sissoo

印度萝芙木　印度蘿芙木（いんどらふぼく）　root of Java devilpepper，Radix Rauvolfiae Serpentianae

印度菩提树皮　印度菩提樹皮（いんどぼだいじゅひ）　bark of botree fig，Cortex Fici Religiosae

YING 罂迎硬

yīng 罂

罂粟　罂粟（けし）　seed of opium poppy，Semen Papaveris

罂粟壳　罂粟殻（けしかく）　poppy husk，Pericarpium Papaveris

罂粟嫩苗　罂粟の苗（けしのびょう）　seedling of opium poppy，Plantula Papaveris

罂粟子　罂粟子（けしし）　opium poppy seed，Semen Papaveris

yíng 迎

迎春花　迎春花（げいしゅんか）　flower of winter jasmine，Flos Jasmini Nudiflori

迎春花叶　迎春花葉（げいしゅんかよう）　leaf of winter jasmine，Folium Jasmini Nudiflori

yìng 硬

硬毛夏枯草　硬毛夏枯草（こうもうかごそう）　fruit-spike of hispid selfheal，Spica Prunellae Hispidae

硬水黄连　硬水黄連（こうすいおうれん）　root of shortstalk slimtop meadu-wrue，Radix Thalictri Brevipedis

YONG 永

yǒng 永

永宁独活　永寧獨活（えいねいどくかつ／どっかつ）　root of Yongning pubescent angelica，Radix Heraclei Yungningensis

YOU 柚

yòu 柚

柚　柚（ゆう）　pummelo fruit，Fructus Citri Grandis

柚根　柚根（ゆうこん）　pummelo root，Radix Citri Grandis

柚核　柚核（ゆうかく）　pummelo seed，Semen Citri Grandis

柚花　柚花（ゆうか）　pummelo flower，Flos Citri Grandis

柚皮　柚皮（ゆうひ）　pummelo pericarp，Pericaypium Citri Grandis

柚树寄生　柚樹寄生（ゆうじゅきせい）　branchlet of ovalleaf mistletoe，Ramulus Visci Ovalifolii

YU 余鱼榆虞羽禹玉芋郁

yú 余鱼榆虞

余甘子　余甘子（よかんし）　fruit of emblic leafflower，Fructus Phyllanthi

鱼脑石　魚脳石（ぎょのうせき）　ear-stone of yellow croaker，Asteriscus Pseudosciaenae

鱼腥草　魚腥草（ぎょせいそう）　herb of heartleaf houttuynia，Herba Houttuyniae

榆白皮　楡白皮（ゆはくひ）　Siberian elm bark，Cortex Ulmilae

榆叶　楡葉（ゆよう）　Siberian elm leaf，Folium Ulmi Pumilae

虞美人　虞美人（ぐびじん）　flower of corn poppy，Flos Papaveris

虞美人果　虞美人果（ぐびじんか）　fruit of corn poppy，Fructus Papaveris

yǔ 羽禹

羽叶三七　羽葉三七（うようさんしち）　rhizome of bipinnatifid ginseng，Rhizoma Panacig Bipinnatifidi

禹白附　禹白附（うびゃくぶ）　tuber of giant，Tuber Typhonii

禹粮石　禹粮石（うりょうせき）　limonite，Limonitum

禹粮土　禹粮土（うりょうど）　typhonium，Limoniterra

禹余粮　禹余糧（うよりょう）　limonite，Limonitum

yù 玉芋郁

玉兰花　玉蘭花（ぎょくらんか）　flower of yulan magnolia，Flos Magnoliae Denudatae

Y

玉蜀黍　玉蜀黍（ぎょくしょくしょ）　maize seed，Semen Zeae Maydis

玉簪花　玉簪花（ぎょくしんか）　flower of fragrant plantain lily，Flos Hostae Plantagineae

玉簪花根　玉簪花根（ぎょくしんかこん）　rhizome of fragrant plantainlily，Rhizoma Hostae Plantagineae

玉簪叶　玉簪葉（ぎょくしんよう）　herb of fragrant plantain lily，Herba Hostae Plantagineae

玉竹　玉竹（ぎょくちく）　rhizome of fragrant solomonseal，Rhizoma Polygonati Odorati

芋儿七　芋児七（うじしち）　rhizome of tschonosk trillium，Rhizoma Trillii Tschonoskii

郁金　鬱金（うこん）　curcuma root，Radix Curcumae

郁李根　郁李根（いくりこん）　root of dwarf flowering cherry，Radix Pruni

郁李仁　郁李仁（いくりにん）　seed of dwarf flowering cherry，Semen Pruni

YUAN 鸢元芫原远

yuān 鸢

鸢尾　鳶尾（えんび）　rhizome of roofiris，Rhizoma Iridis Tectori

yuán 元芫原

元宝草　元宝草（げんほうそう）　sampson St. John's wort herb，Herba Hyperici Sampsonii

元胡　元胡（げんこ）　yanhusuo rhizome，Rhizoma Corydalis

芫花　芫花（げんか）　lilac daphne flower-bud，Flos Genkwa

芫花根　芫花根（げんかこん）　lilac daphne root，Radix Genkwa

原蚕蛾　原蚕蛾（げんさんが）　silkworm king，Bombyx Masculus

原蚕沙　原蚕沙（げんさんしゃ）　silkworm feculate，Feculae Bombycis

原蚕子　原蚕子（げんさんし）　silkworm egg，Ovum Bombycis

yuǎn 远

远志　遠志（おんじ）　root of thinleaf milkwort，Radix Polygalae

远志木兰　遠志木藍（おんじもくらん）　herb of oblong leaf indigo，Herba Indigoferae Neopolygaloidis

YUE 月越

yuè 月越

月季花　月季花（げっきか）　flower of Chinese rose，Flos Rosae Chinensis

月季花根　月季花根（げっきかこん）　root of Chinese rose，Radix Rosae Chinensis

月季花叶　月季花葉（げっきかよう）　leaf of Chinese rose，Folium Rosae Chinensis

月见草　月見草（げっけんそう）　root of erythrinus eveningprim rose，Radix Oenotherae Erythrosepalae

越橘果　越橘果（えっきつか）　cowberry fruit，Fructus Vaccinii Vitisidaeae

越橘叶　越橘葉（えっきつよう）　cowberry leaf，Folium Vaccinii Vitisidaeae

YUN 云芸

yún 云芸

云母石　雲母石（うんもせき）　muscovite，Muscovitum

云实皮　雲実皮（うんじつひ）　mysorethorn root-bark，Cortex Caesalpiniae Radicis

云雾七　雲霧七（うんむしち）　girald larkspur root，Radix Delphinii Giraldii

芸苔　蕓薹（うんだい）　bird rape herb，Herba Brassicae Campestris

芸苔子　蕓薹子（うんだいし）　bird rape seed，Semen Brassicae Campestris

芸香草　蕓香草（うんこうそう）　remote lemongrass herb，Herba Cymbopogonis Distantis

芸香草油　蕓香草油（うんこうそうゆ）　oil of remote lemongrass，Oleum Cymbopogonis Distantis

Y

Z

ZAN 錾

zàn 錾

錾菜　錾菜（ざんさい）　herb of false largeflower motherwort，Herba Leonuri Pseudo-Macranthi

ZANG 藏

zàng 藏

藏红花　藏紅花（ぞうこうか）　saffron crocus stigma，Stigma Croci Sativi
藏木香　藏木香（ぞうもっこう）　root of racemosa inula，Radix Inulae Racemosae
藏茄　藏茄（ぞうか）　root or seed of Tangut anisodus，Radix seu Semen Anisodi Tangutici
藏青果　藏青果（ぞうせいか）　immature fruit of medicine terminalia，Fructus Terminaliae Chebulae Immaturus

ZAO 蚤皂灶

zǎo 蚤

蚤休　蚤休（そうきゅう）　rhizome of multileaf paris，Rhizoma Paridis

zào 皂灶

皂角　皂角（そうかく）　fruit of Chinese honeylocust，Fructus Gleditsiae
皂角刺　皂角刺（そうかくし）　Chinese honeylocust spine，Spina Gleditsiae
皂角叶　皂角葉（そうかくよう）　leaf of Chinese honeylocust，Folium Gleditsiae
皂角子　皂角子（そうかくし）　seed of Chinese honeylocust，Semen Gleditsiae
灶心土　灶心土（そうしんど）　cooking stove earth，Terra Flava Usta

ZE 泽

zé 泽

泽兰　沢蘭（たくらん）　herb of hirsute shiny bugleweed，Herba Lycopi

泽漆　沢漆（たくしつ）　sun spurge，euphorbia，Herba Euphorbiae Helioscopiae

泽泻　沢瀉（たくしゃ）　rhizome of oriental waterplantain，Rhizoma Alismatis

泽泻实　沢瀉実（たくしゃじつ）　fruit of oriental waterplantain，Fructus Alismatis

泽泻叶　沢瀉葉（たくしゃよう）　leaf of oriental waterplantain，Folium Alismatis

ZHAI 窄

zhǎi 窄

窄叶大戟　窄葉大戟（さくようだいげき）　herb of kaleniczenk euphorbia，Herba Euphorbiae Kaleniczenkii

窄叶芍药　窄葉芍薬（さくようしゃくやく）　root of ural peony，Radix Paeoniae Anomalae

ZHANG 獐樟掌

zhāng 獐樟

獐牙菜　獐牙菜（しょうげさい）　herb of false Chinese swertia，Herba Swertiae

樟木　樟木（しょうぼく）　camphor tree wood，Lignum Cinnamomi Camphorae

樟脑　樟脳（しょうのう）　camphor，Camphora

樟树根　樟樹根（しょうじゅこん）　camphor tree root，Radix Litseae Rubescentis

樟树果　樟樹果（しょうじゅか）　camphor tree fruit，Fructus Litseae Rubescentis

樟树皮　樟樹皮（しょうじゅひ）　camphor tree bark，Cortex Cinnamoni Camphorae

樟树叶　樟樹葉（しょうじゅよう）　camphor tree leaf，Folium Cinnamoni Camphorae

樟树子　樟樹子（しょうじゅし）　camphor tree fruit，Fructus Cinnamoni Camphorae

zhǎng 掌

掌叶半夏　掌葉半夏（しょうようはんげ）　rhizome of pedate pinellia，Rhizoma Pinelliae Pedatisectae

掌叶橐吾　掌葉橐吾（しょうようたくご）　root of przewalsk goldenray，Radix
　　Ligulariae Przewalskii

ZHAO 照

zhào 照

照山白　照山白（しょうざんはく）　manchurian rhododendron leaf，Folium
　　Rhododendri Micranthi

ZHE 赭柘浙

zhě 赭

赭石　赭石（しゃせき）　hematite，Haematitum

zhè 柘浙

柘树　柘樹（しゃくじゅ）　tricuspid cudrania，Radix Cudramine
柘树果实　柘樹果実（しゃくじゅかじつ）　fruit of tricuspid cudrania，Fructus
　　Cudraniae Tricuspidatae
浙贝母　浙貝母（せつばいも）　bulb of thunberg fritillary，Bulbus Fritillariae
　　Thunbergii
浙桐皮　海桐皮（かいとうひ）　bark of pubescent pricklyash，Cortex Zanthoxyli
　　Ailanthoidis

ZHEN 珍

zhēn 珍

珍珠　珍珠（ちんじゅ）　pearl，Margarita
珍珠菜　珍珠菜（ちんじゅさい）　herb of clethra loosestrife，Herba Lysimachiae
　　Clethroidis
珍珠草　珍珠草（ちんじゅそう）　herb of common leafflower，Herba Phyllanthi
　　Urianriae
珍珠母　珍珠母（ちんじゅぼ／ちんじゅも）　nacre，Concha Margaritifera Usta

ZHI 知栀蜘直止指枳制

zhī 知栀蜘

知母　知母（ちも）　rhizome of common anemarrhena，Rhizoma Anemarrhenae

栀子　栀子（しし）　fruit of cape jasmine，Fructus Gardeniae

栀子花　栀子花（ししか）　flower of cape jasmine，Flos Gardeniae

栀子花根　栀子花根（ししかこん）　root of cape jasmine，Radix Gardeniae

栀子叶　栀子葉（ししよう）　leaf of cape jasmine，Folium Gardeniae

蜘蛛香　蜘蛛香（ちちゅうか）　rhizome of jatamans valeriana，Rhizoma Valerianae Jatamansi

zhí 直

直萼黄芩　直萼黄芩（ちょくがくおうごん）　herb of erectcalyx sullcap，Herba Scutellariae Orthocalycis

zhǐ 止指枳

止血丹　止血丹（しちたん）　herb of sagittate velvetplant，Herba Gynurae Sagittatae

指天椒　指天椒（してんしょう）　fruit of conical redpepper，Fructus Capsici Conoidis

枳壳　枳殻（きこく）　bitter orange，Fructus Aurantii

枳椇根　枳椇根（きぐこん）　root of Japanese raisin tree，Radix Hoveniae Dulcis

枳椇木皮　枳椇木皮（きぐぼくひ）　bark of Japanese raisin tree，Cortex Hoveniae Dulcis

枳椇子　枳椇子（きぐし）　seed of Japanese raisin tree，Semen Hoveniae Dulcis

枳实　枳実（きじつ）　immature bitter orange，Fructus Aurantii Immaturus

zhì 制

制草乌　製草烏（せいそうう）　prepared root of kusnezoff monkshood，Radix Aconiti Kusnezoffii Praeparata

制川乌　製川烏（せいせんう）　prepared root of Chinese aconite，Radix Aconiti Praeparata

制首乌　製首烏（せいしゅう）　prepared root of fleeceflower，Radix Polygoni Multiflori Praeparata cum Succo Glycines Sotae

ZHONG 中钟肿

zhōng 中钟

中华五味子　中華五味子（ちゅうかごみし）　yellow angledtwig magnoliavine fruit，Fructus Schisandrae Sinensis

钟乳石　鍾乳石（しょうにゅうせき）　stalactite，Stalactitum

zhǒng 肿

肿节风　腫節風（しゅせつふう）　herb of glabrous sarcandra，Herba Sarcacandrae

ZHU 朱珠猪竹苎

zhū 朱珠猪

朱砂　朱砂（しゅしゃ）　cinnabar，Cinnabaris

朱砂莲　朱砂蓮（しゅしゃれん）　root of kaempfer dutchmanspipe，Radix Aristolochiae Kaempferi

珠儿参　珠児参（しゅじじん）　rhizome of Japanese ginseng，Rhizoma Panacis Japonici

珠子参　珠子参（しゅしじん）　Japanese ginseng，Rhizoma Panacis Majoris

猪苓　猪苓（ちょれい）　polyporus，Polyporus Umbellatus

猪毛菜　猪毛菜（ちょこうさい）　herb of common russianthistle，Herba Salsolae Collinae

猪牙皂　猪牙皂（ちょがそう）　abnormal fruit of Chinese honeylocust，Fructus Gleditsiae Abnormalis

zhú 竹

竹蜂　竹蜂（たけばち）　carpenter tree，Xylocopa Dissimilis

竹根七　竹根七（ちくこんしち）　rhizome of Chinese tupistra，Rhizoma Tupistrae Chinensis

竹黄　竹黄（ちくおう）　secretion of coagulated bamboo，Concretio Silicea Bambusae

竹节蓼　竹節蓼（ちくせつりょう）　herb of centipedaplant，Herba Homalocladii Platycladi

竹节七　竹節七（ちくせつしち）　rhizome of ensateleaf tupistra, Rhizoma Tupis-trae Ensifoliae

竹节参　竹節人参（ちくせつにんじん）　rhizome of Japanese ginseng, Rhizoma Panacis Japonici

竹沥　竹瀝（ちくれき）　bamboo sap, Succus Bambusae

竹茹　竹茹（ちくじょ）　bamboo shavings, Caulis Bambusae in Taenias

竹叶柴胡　竹葉柴胡（ちくようさいこ）　root of marginat bupleurum, Radix Bupleuri Marginati

竹叶花椒　竹葉椒（ちくようしょう）　pericarp of bambooleaf pricklyash, Pericarpium Zanthoxyli Armati

zhù 苎

苎麻根　苎麻根（ちょまこん）　ramie root, Radix Boehmeriae Niveae

苎麻花　苎麻花（ちょまか）　ramie flower, Flos Boehmeriae Niveae

苎麻皮　苎麻皮（ちょまひ）　ramie bark, Cortex Boehmeriae Niveae

苎麻叶　苎麻葉（ちょまよう）　ramie leaf, Folium Boehmeriae Niveae

ZHUI 追

zhuī 追

追骨风　追骨風（ついこつふう）　inflorescence of broadleaf globethistle, Inflo-rescentia Echinoptis Latifolii

ZI 梓紫自

zǐ 梓紫

梓白皮　梓白皮（しはくひ）　root-bark of ovate catalpa, Cortex Catalpae Ovatae Radicis

梓木　梓木（しぼく）　wood of ovate catalpa, Lignum Catalpae Ovatae

梓实　梓実（しじつ）　fruit of ovate catalpa, Fructus Catalpae Ovatae

梓叶　梓葉（しよう）　leaf of ovate catalpa, Folium Catalpae Ovatae

紫贝　紫貝（しばい）　shell of Arabic cowry, Concha Mauritiae Arabicae

紫草　紫草（しそう）　sinkiang arnebia root, Radix Arnebiae

紫河车　紫河車（しかしゃ）　human placenta，Placenta Hominis

紫花地丁　紫花地丁（しかじちょう）　Tokyo violent herb，Herba Violae

紫花黄华　紫花黄華（しかおうか）　flower or fruit of purple flower thermopsis，
　　　Flos seu Fructus Thermopsis Barbatae

紫花曼陀罗　紫花曼陀羅（しかまんだら）　purple flower datura，Flos Daturae Tatulae

紫金牛　紫金牛（しきんぎゅう）　stem and leaf of Japanese ardisia，Caulis et
　　　Folium Ardiriae Japonicae

紫金牛根　紫金牛根（しきんぎゅうこん）　root of Japanese ardisia，Radix
　　　Ardisiae Japonicae

紫荆根皮　紫荊根皮（しけいこんぴ）　root-bark of Chinese redbud，Cortex
　　　Cercis Chinensis Radicis

紫荆果　紫荊果（しけいか）　fruit of Chinese redbud，Fructus Cercis Chinensis

紫荆花　紫荊花（しけいか）　flower of Chinese redbud，Flos Cercis Chinensis

紫荆木　紫荊木（しけいぼく）　wood of Chinese redbud，Lignum Cercis Chinensis

紫茉莉根　紫茉莉根（しまつりこん）　root of common four-o'clock，Radix
　　　Mirabilis Jalapae

紫茉莉叶　紫茉莉葉（しまつりよう）　leaf of common four-o'clock，Folium
　　　Mirabilis Jalapae

紫茉莉子　紫茉莉子（しまつりし）　seed of common four-o'clock，Semen
　　　Mirabilis Jalapae

紫萁贯众　紫萁貫衆（ぜんまいかんしゅう）　rhizome of osmunda，Rhizoma
　　　Osmundae

紫杉　紫杉（しさん）　branchlet and leaf of Japanese yew，Ramulus et Folium
　　　Taxi Cuspidatae

紫梢花　紫梢花（ししょうか）　spongilla fragilla，Spongillae Fragillae

紫石英　紫石英（しせきえい）　fluorite，Fluoritum

紫苏梗　紫蘇梗（しそこう）　perilla stem，Caulis Perillae

紫苏叶　紫蘇葉（しそよう）　perilla leaf，Folium Perillae

紫苏子　紫蘇子（しそし）　perilla seed，Fructus Perillae

紫檀　紫檀（したん）　wood of burmacoast padauk，Lignum Pterocarpi Indici

紫菀　紫菀（しおん）　tatarian aster root，Radix Asteris

紫薇根　紫薇根（しびこん）　root of common crapemyrtle，Radix Lagerstroemiae
　　　Indicae

紫薇花　紫薇花（しびか）　flower of common crapemyrtle，Flos Lagerstroemiae
　　　Indicae

Z

紫薇叶　紫薇葉（しびよう）　leaf of common crapemyrtle, Folium Lagerstro-
emiae Indicae

紫鸭趾草　紫鴨跖草（しおうせきそう）　herb of virginia spiderwort, Herba
Tradescantiae Virginianae

紫玉簪　紫玉簪（しぎょくしん）　flower of blue plantainlily, Flos Hostae Ventri-
cosae

紫珠　紫珠（ししゅ）　leaf of Taiwan beautyberry, Folium Callicarpae Nudiflorae

zì 自

自然铜　自然銅（しぜんどう / じねんどう）　pyrite, Pyritum

ZONG 棕

zōng 棕

棕榈花　棕櫚花（しゅろか）　flower of fortune windmillpalm, Flos Trachycarpi

棕榈皮　棕櫚皮（しゅろひ）　sheath-fibre of fortune windmillpalm, Petiolus
Trachycarpi

棕榈炭　棕櫚炭（しゅろたん）　charred fibers or leaf of fortune windmillpalm,
Petiolus Trachycarpi Carbonisatus

棕榈叶　棕櫚葉（しゅろよう）　leaf of fortune windmillpalm, Folium Trachy-
carpi

棕榈子　棕櫚実（しゅろじつ）　fruit of fortune windmillpalm, Fructus Trachy-
carpi

棕树根　棕樹根（そうじゅこん）　root of fortune windmillpalm, Radix Trachy-
carpi

棕树心　棕樹心（そうじゅしん）　wood of fortune windmillpalm, Lignum Trachy-
carpi

ZOU 走

zǒu 走

走马胎　走馬胎（そうまたい）　rhizome of giantleaf arolisia, Rhizoma Ardisiae
Gigantifoliae

ZUAN 钻

zuàn 钻

钻地风　鑽地風（さんじふう）　root-bark of Chinese hydrangeavine，Cortex Schizophragmatis Integrifolii Radicis

ZU 祖

zǔ 祖

祖司麻　祖師麻（そしま）　bark of girald daphne，Cortex Daphnes

Z

附录2 常用针灸穴位名

白环腧　白環俞（はっかんゆ）　Baihuanshu（BL 30）

百会　百会（ひゃくえ）　Baihui（GV 20）

胞肓　胞肓（ほうこう）　Baohuang（BL 53）

本神　本神（ほんじん）　Benshen（GB 13）

髀关　髀関（ひかん）　Biguan（ST 31）

臂臑　臂臑（ひじゅ）　Binao（LI 14）

秉风　秉風（へいふう）　Bingfeng（SI 12）

步廊　步廊（ほろう）　Bulang（KI 22）

不容　不容（ふよう）　Burong（ST 19）

长强　長強（ちょうきょう）　Changqiang（GV 1）

承扶　承扶（しょうふ）　Chengfu（BL 36）

承光　承光（しょうこう）　Chengguang（BL 6）

承浆　承漿（しょうしょう）　Chengjiang（CV 24）

承筋　承筋（しょうきん）　Chengjin（BL 56）

承灵　承霊（しょうれい）　Chengling（GB 18）

承满　承満（しょうまん）　Chengman（ST 20）

承泣　承泣（しょうきゅう）　Chengqi（ST 1）

承山　承山（しょうざん）　Chengshan（BL 57）

尺泽　尺沢（しゃくたく）　Chize（LU 5）

瘈脉　瘈脈（けいみゃく）　Chimai（TE 18）

冲门　衝門（しょうもん）　Chongmen（SP 12）

冲阳　衝陽（しょうよう）　Chongyang（ST 42）

次髎　次髎（じりょう）　Ciliao（BL 32）

攒竹　攢竹（さんちく）　Cuanzhu（BL 2）

大包　大包（だいほう）　Dabao（SP 21）

大肠俞　大腸俞（だいちょうゆ）　Dachangshu（BL 25）

大都　大都（だいと）　Dadu（SP 2）

大敦　大敦（だいとん）　Dadun（LR 1）
大赫　大赫（だいかく）　Dahe（KI 12）
大横　大横（だいおう）　Daheng（SP 15）
大巨　大巨（だいこ）　Daju（ST 27）
大陵　大陵（だいりょう）　Daling（PC 7）
大迎　大迎（だいげい）　Daying（ST 5）
大钟　大鍾（だいしょう）　Dazhong（KI 4）
大杼　大杼（だいじょ）　Dazhu（BL 11）
大椎　大椎（だいつい）　Dazhui（GV 14）
带脉　带脈（たいみゃく）　Daimai（GB 26）
胆俞　胆兪（たんゆ）　Danshu（BL 19）
膻中　膻中（だんちゅう）　Danzhong（CV 17）
地仓　地倉（ちそう）　Dicang（ST 4）
地机　地機（ちき）　Diji（SP 8）
地五会　地五会（ちごえ）　Diwuhui（GB 42）
督俞　督兪（とくゆ）　Dushu（BL 16）
犊鼻　犢鼻（とくび）　Dubi（ST 35）
兑端　兌端（だたん）　Duiduan（GV 27）
耳和髎　耳和髎（みみわりょう）　Erheliao（TE 22）
耳门　耳門（じもん）　Ermen（TE 21）
二间　二間（じかん）　Erjian（LI 2）
飞扬　飛揚（ひよう）　Feiyang（BL 58）
肺俞　肺兪（はいゆ）　Feishu（BL 13）
风池　風池（ふうち）　Fengchi（GB 20）
风府　風府（ふうふ）　Fengfu（GV 16）
丰隆　豊隆（ほうりゅう）　Fenglong（ST 40）
风门　風門（ふうもん）　Fengmen（BL 12）
风市　風市（ふうし）　Fengshi（GB 31）
跗阳　跗陽（ふよう）　Fuyang（BL 59）
浮白　浮白（ふはく）　Fubai（GB 10）
扶突　扶突（ふとつ）　Futu（LI 18）
伏兔　伏兎（ふくと）　Futu（ST 32）
浮郄　浮郄（ふげき）　Fuxi（BL 38）
府舍　府舎（ふしゃ）　Fushe（SP 13）
腹哀　腹哀（ふくあい）　Fu'ai（SP 16）

附分　附分（ふぶん）　Fufen（BL 41）

腹结　腹結（ふっけつ）　Fujie（SP 14）

复溜　復溜（ふくりゅう）　Fuliu（KI 7）

腹通谷　腹通谷（はらつうこく）　Futonggu（KI 20）

肝俞　肝兪（かんゆ）　Ganshu（BL 18）

膏肓　膏肓（こうこう）　Gaohuang（BL 43）

膈关　膈関（かくかん）　Geguan（BL 46）

膈俞　膈兪（かくゆ）　Geshu（BL 17）

公孙　公孫（こうそん）　Gongsun（SP 4）

关冲　関衝（かんしょう）　Guanchong（TE 1）

关门　關門（かんもん）　Guanmen（ST 22）

关元　関元（かんげん）　Guanyuan（CV 4）

关元俞　関元兪（かんげんゆ）　Guanyuanshu（BL 26）

光明　光明（こうめい）　Guangming（GB 37）

归来　帰来（きらい）　Guilai（ST 29）

颔厌　頷厭（がんえん）　Hanyan（GB 4）

合谷　合谷（ごうごく）　Hegu（LI 4）

合阳　合陽（ごうよう）　Heyang（BL 55）

横骨　横骨（おうこつ）　Henggu（KI 11）

后顶　後頂（ごちょう）　Houding（GV 19）

后溪　後渓（こうけい）　Houxi（SI 3）

华盖　華蓋（かがい）　Huagai（CV 20）

滑肉门　滑肉門（かつにくもん）　Huaroumen（ST 24）

环跳　環跳（かんちょう）　Huantiao（GB 30）

肓门　肓門（こうもん）　Huangmen（BL 51）

肓俞　肓兪（こうゆ）　Huangshu（KI 16）

会阳　会陽（えよう）　Huiyang（BL 35）

会阴　会陰（えいん）　Huiyin（CV 1）

会宗　会宗（えそう）　Huizong（TE 7）

魂门　魂門（こんもん）　Hunmen（BL 47）

箕门　箕門（きもん）　Jimen（SP 11）

急脉　急脈（きゅうみゃく）　Jimai（LR 12）

极泉　極泉（きょくせん）　Jiquan（HT 1）

脊中　脊中（せきちゅう）　Jizhong（GV 6）

颊车　頬車（きょうしゃ）　Jiache（ST 6）

肩井　肩井（けんせい）　Jianjing（GB 21）

肩髎　肩髎（けんりょう）　Jianliao（TE 14）

间使　間使（かんし）　Jianshi（PC 5）

肩外俞　肩外兪（けんがいゆ）　Jianwaishu（SI 14）

肩髃　肩髃（けんぐう）　Jianyu（LI 15）

肩贞　肩貞（けんてい）　Jianzhen（SI 9）

肩中俞　肩中兪（けんちゅうゆ）　Jianzhongshu（SI 15）

建里　建里（けんり）　Jianli（CV 11）

交信　交信（こうしん）　Jiaoxin（KI 8）

角孙　角孫（かくそん）　Jiaosun（TE 20）

解溪　解渓（かいけい）　Jiexi（ST 41）

金门　金門（きんもん）　Jinmen（BL 63）

筋缩　筋縮（きんしゅく）　Jinsuo（GV 8）

京骨　京骨（けいこつ）　Jinggu（BL 64）

京门　京門（けいもん）　Jingmen（GB 25）

睛明　睛明（せいめい）　Jingming（BL 1）

经渠　経渠（けいきょ）　Jingqu（LU 8）

鸠尾　鳩尾（きゅうび）　Jiuwei（CV 15）

居髎　居髎（きょりょう）　Juliao（GB 29）

巨骨　巨骨（ここつ）　Jugu（LI 16）

巨髎　巨髎（こりょう）　Juliao（ST 3）

巨阙　巨闕（こけつ）　Juque（CV 14）

厥阴俞　厥陰兪（けついんゆ）　Jueyinshu（BL 14）

孔最　孔最（こうさい）　Kongzui（LU 6）

口禾髎　口禾髎（こうかりょう）　Kouheliao（LI 19）

库房　庫房（こぼう）　Kufang（ST 14）

昆仑　崑崙（こんろん）　Kunlun（BL 60）

劳宫　労宮（ろうきゅう）　Laogong（PC 8）

蠡沟　蠡溝（れいこう）　Ligou（LR 5）

厉兑　厲兌（れいだ）　Lidui（ST 45）

廉泉　廉泉（れんせん）　Lianquan（CV 23）

梁门　梁門（りょうもん）　Liangmen（ST 21）

梁丘　梁丘（りょうきゅう）　Liangqiu（ST 34）

列缺　列缺（れつけつ）　Lieque（LU 7）

灵道　霊道（れいどう）　Lingdao（HT 4）

灵墟　霊墟（れいきょ）　Lingxu（KI 24）

漏谷　漏谷（ろうこく）　Lougu（SP 7）

颅息　顱息（ろそく）　Luxi（TE 19）

络却　絡卻（らっきゃく）　Luoque（BL 8）

眉冲　眉衝（びしょう）　Meichong（BL 3）

命门　命門（めいもん）　Mingmen（GV 4）

目窗　目窓（もくそう）　Muchuang（GB 16）

脑户　脳戸（のうこ）　Naohu（GV 17）

脑空　脳空（のうくう）　Naokong（GB 19）

臑会　臑会（じゅえ）　Naohui（TE 13）

臑俞　臑兪（じゅゆ）　Naoshu（SI 10）

内关　内関（ないかん）　Neiguan（PC 6）

内庭　内庭（ないてい）　Neiting（ST 44）

膀胱俞　膀胱兪（ぼうこうゆ）　Pangguangshu（BL 28）

脾俞　脾兪（ひゆ）　Pishu（BL 20）

偏历　偏歴（へんれき）　Pianli（LI 6）

魄户　魄戸（はっこ）　Pohu（BL 42）

仆参　僕参（ぼくしん）　Pucan（BL 61）

期门　期門（きもん）　Qimen（LR 14）

气冲　気衝（きしょう）　Qichong（ST 30）

气海　気海（きかい）　Qihai（CV 6）

气海俞　気海兪（きかいゆ）　Qihaishu（BL 24）

气户　気戸（きこ）　Qihu（ST 13）

气穴　気穴（きけつ）　Qixue（KI 13）

气舍　気舍（きしゃ）　Qishe（ST 11）

前顶　前頂（ぜんちょう）　Qianding（GV 21）

前谷　前谷（ぜんこく）　Qiangu（SI 2）

强间　強間（きょうかん）　Qiangjian（GV 18）

清冷渊　清冷淵（せいれいえん）　Qinglengyuan（TE 11）

青灵　青霊（せいれい）　Qingling（HT 2）

丘墟　丘墟（きゅうきょ）　Qiuxu（GB 40）

曲鬓　曲鬢（きょくびん）　Qubin（GB 7）

曲差　曲差（きょくさ）　Qucha（BL 4）

曲池　曲池（きょくち）　Quchi（LI 11）

曲骨　曲骨（きょっこつ）　Qugu（CV 2）

曲泉　曲泉（きょくせん）　Ququan（LR 8）

曲垣　曲垣（きょくえん）　Quyuan（SI 13）

曲泽　曲沢（きょくたく）　Quze（PC 3）

颧髎　顴髎（けんりょう）　Quanliao（SI 18）

缺盆　缺盆（けつぼん）　Quepen（ST 12）

然谷　然谷（ねんこく）　Rangu（KI 2）

人迎　人迎（じんげい）　Renying（ST 9）

日月　日月（じつげつ）　Riyue（GB 24）

乳根　乳根（にゅうこん）　Rugen（ST 18）

乳中　乳中（にゅうちゅう）　Ruzhong（ST 17）

三间　三間（さんかん）　Sanjian（LI 3）

三焦俞　三焦兪（さんしょうゆ）　Sanjiaoshu（BL 22）

三阳络　三陽絡（さんようらく）　Sanyangluo（TE 8）

三阴交　三陰交（さんいんこう）　Sanyinjiao（SP 6）

商丘　商丘（しょうきゅう）　Shangqiu（SP 5）

商曲　商曲（しょうきょく）　Shangqu（KI 17）

商阳　商陽（しょうよう）　Shangyang（LI 1）

上关　上関（じょうかん）　Shangguan（GB 3）

上巨虚　上巨虚（じょうこきょ）　Shangjuxu（ST 37）

上廉　上廉（じょうれん）　Shanglian（LI 9）

上髎　上髎（じょうりょう）　Shangliao（BL 31）

上脘　上脘（じょうかん）　Shangwan（CV 13）

上星　上星（じょうせい）　Shangxing（GV 23）

少冲　少衝（しょうしょう）　Shaochong（HT 9）

少府　少府（しょうふ）　Shaofu（HT 8）

少海　少海（しょうかい）　Shaohai（HT 3）

少商　少商（しょうしょう）　Shaoshang（LU 11）

少泽　少沢（しょうたく）　Shaoze（SI 1）

申脉　申脈（しんみゃく）　Shenmai（BL 62）

身柱　身柱（しんちゅう）　Shenzhu（GV 12）

神藏　神蔵（しんぞう）　Shencang（KI 25）

神道　神道（しんどう）　Shendao（GV 11）

神封　神封（しんぽう）　Shenfeng（KI 23）

神门　神門（しんもん）　Shenmen（HT 7）

神阙　神闕（しんけつ）　Shenque（CV 8）

神堂　神堂（しんどう）　Shentang（BL 44）

神庭　神庭（しんてい）　Shenting（GV 24）

肾俞　腎俞（じんゆ）　Shenshu（BL 23）

食窦　食竇（しょくとく）　Shidou（SP 17）

石关　石関（せきかん）　Shiguan（KI 18）

石门　石門（せきもん）　Shimen（CV 5）

手三里　手三里（てさんり）　Shousanli（LI 10）

手五里　手五里（てごり）　Shouwuli（LI 13）

俞府　俞府（ゆふ）　Shufu（KI 27）

束骨　束骨（そっこつ）　Shugu（BL 65）

率谷　率谷（そっこく）　Shuaigu（GB 8）

水道　水道（すいどう）　Shuidao（ST 28）

水分　水分（すいぶん）　Shuifen（CV 9）

水沟　水溝（すいこう）　Shuigou（GV 26）

水泉　水泉（すいせん）　Shuiquan（KI 5）

水突　水突（すいとつ）　Shuitu（ST 10）

丝竹空　絲竹空（しちくくう）　Sizhukong（TE 23）

四白　四白（しはく）　Sibai（ST 2）

四渎　四瀆（しとく）　Sidu（TE 9）

四满　四満（しまん）　Siman（KI 14）

素髎　素髎（そりょう）　Suliao（GV 25）

太白　太白（たいはく）　Taibai（SP 3）

太冲　太衝（たいしょう）　Taichong（LR 3）

太溪　太谿／太渓（たいけい）　Taixi（KI 3）

太乙　太乙（たいいつ）　Taiyi（ST 23）

太渊　太淵（たいえん）　Taiyuan（LU 9）

陶道　陶道（とうどう）　Taodao（GV 13）

天池　天池（てんち）　Tianchi（PC 1）

天冲　天衝（てんしょう）　Tianchong（GB 9）

天窗　天窓（てんそう）　Tianchuang（SI 16）

天鼎　天鼎（てんてい）　Tianding（LI 17）

天府　天府（てんぷ）　Tianfu（LU 3）

天井　天井（てんせい）　Tianjing（TE 10）

天髎　天髎（てんりょう）　Tianliao（TE 15）

天泉　天泉（てんせん）　Tianquan（PC 2）

天容　天容（てんよう）　Tianrong（SI 17）

天枢　天枢（てんすう）　Tianshu（ST 25）

天突　天突（てんとつ）　Tiantu（CV 22）

天溪　天渓（てんけい）　Tianxi（SP 18）

天牖　天牖（てんゆう）　Tianyou（TE 16）

天柱　天柱（てんちゅう）　Tianzhu（BL 10）

天宗　天宗（てんそう）　Tianzong（SI 11）

条口　条口（じょうこう）　Tiaokou（ST 38）

听宫　聴宮（ちょうきゅう）　Tinggong（SI 19）

听会　聴会（ちょうえ）　Tinghui（GB 2）

通里　通里（つうり）　Tongli（HT 5）

通天　通天（つうてん）　Tongtian（BL 7）

瞳子髎　瞳子髎（どうしりょう）　Tongziliao（GB 1）

头临泣　頭臨泣（あたまりんきゅう）　Toulinqi（GB 15）

头窍阴　頭竅陰（あたまきょういん）　Touqiaoyin（GB 11）

头维　頭維（ずい）　Touwei（ST 8）

外关　外関（がいかん）　Waiguan（TE 5）

外陵　外陵（がいりょう）　Wailing（ST 26）

外丘　外丘（がいきゅう）　Waiqiu（GB 36）

完骨　完骨（かんこつ）　Wangu（GB 12）

腕骨　腕骨（わんこつ）　Wangu（SI 4）

维道　維道（いどう）　Weidao（GB 28）

委阳　委陽（いよう）　Weiyang（BL 39）

委中　委中（いちゅう）　Weizhong（BL 40）

胃仓　胃倉（いそう）　Weicang（BL 50）

胃俞　胃兪（いゆ）　Weishu（BL 21）

温溜　温溜（おんる）　Wenliu（LI 7）

屋翳　屋翳（おくえい）　Wuyi（ST 15）

五处　五処（ごしょ）　Wuchu（BL 5）

五枢　五枢（ごすう）　Wushu（GB 27）

膝关　膝関（しつかん）　Xiguan（LR 7）

膝阳关　膝陽関（ひざようかん）　Xiyangguan（GB 33）

郄门　郄門（げきもん）　Ximen（PC 4）

侠白　侠白（きょうはく）　Xiabai（LU 4）

侠溪　侠渓（きょうけい）　Xiaxi（GB 43）

下关　下関（げかん）　Xiaguan（ST 7）

下巨虚　下巨虚（げこきょ）　Xiajuxu（ST 39）

下廉　下廉（げれん）　Xialian（LI 8）

下髎　下髎（げりょう）　Xialiao（BL 34）

下脘　下脘（げかん）　Xiawan（CV 10）

陷谷　陥谷（かんこく）　Xiangu（ST 43）

消泺　消濼（しょうれき）　Xiaoluo（TE 12）

小肠俞　小腸俞（しょうちょうゆ）　Xiaochangshu（BL 27）

小海　小海（しょうかい）　Xiaohai（SI 8）

心俞　心俞（しんゆ）　Xinshu（BL 15）

囟会　顖会（しんえ）　Xinhui（GV 22）

行间　行間（こうかん）　Xingjian（LR 2）

胸乡　胸郷（きょうきょう）　Xiongxiang（SP 19）

璇玑　璇璣（せんき）　Xuanji（CV 21）

悬厘　懸釐（けんり）　Xuanli（GB 6）

悬颅　懸顱（けんろ）　Xuanlu（GB 5）

悬枢　懸枢（けんすう）　Xuanshu（GV 5）

悬钟　懸鍾（けんしょう）　Xuanzhong（GB 39）

血海　血海（けっかい）　Xuehai（SP 10）

哑门　瘂門（あもん）　Yamen（GV 15）

阳白　陽白（ようはく）　Yangbai（GB 14）

阳池　陽池（ようち）　Yangchi（TE 4）

阳辅　陽輔（ようほ）　Yangfu（GB 38）

阳纲　陽綱（ようこう）　Yanggang（BL 48）

阳谷　陽谷（ようこく）　Yanggu（SI 5）

阳交　陽交（ようこう）　Yangjiao（GB 35）

阳陵泉　陽陵泉（ようりょうせん）　Yanglingquan（GB 34）

阳溪　陽谿（ようけい）　Yangxi（LI 5）

养老　養老（ようろう）　Yanglao（SI 6）

腰俞　腰俞（ようゆ）　Yaoshu（GV 2）

腰阳关　腰陽関（こしようかん）　Yaoyangguan（GV 3）

液门　液門（えきもん）　Yemen（TE 2）

翳风　翳風（えいふう）　Yifeng（TE 17）

意舍　意舎（いしゃ）　Yishe（BL 49）

阴包　陰包（いんぽう）　Yinbao（LR 9）

阴都　陰都（いんと）　Yindu（KI 19）

阴谷　陰谷（いんこく）　Yingu（KI 10）

阴交　陰交（いんこう）　Yinjiao（CV 7）

阴廉　陰廉（いんれん）　Yinlian（LR 11）

阴陵泉　陰陵泉（いんりょうせん）　Yinlingquan（SP 9）

殷门　殷門（いんもん）　Yinmen（BL 37）

阴市　陰市（いんし）　Yinshi（ST 33）

阴郄　陰郄（いんげき）　Yinxi（HT 6）

龈交　齦交（ぎんこう）　Yinjiao（GV 28）

隐白　隠白（いんぱく）　Yinbai（SP 1）

膺窗　膺窓（ようそう）　Yingchuang（ST 16）

迎香　迎香（げいこう）　Yingxiang（LI 20）

涌泉　湧泉（ゆうせん）　Yongquan（KI 1）

幽门　幽門（ゆうもん）　Youmen（KI 21）

鱼际　魚際（ぎょさい）　Yuji（LU 10）

玉堂　玉堂（ぎょくどう）　Yutang（CV 18）

玉枕　玉枕（ぎょくちん）　Yuzhen（BL 9）

彧中　彧中（いくちゅう）　Yuzhong（KI 26）

渊腋　淵腋（えんえき）　Yuanye（GB 22）

云门　雲門（うんもん）　Yunmen（LU 2）

章门　章門（しょうもん）　Zhangmen（LR 13）

照海　照海（しょうかい）　Zhaohai（KI 6）

辄筋　輒筋（ちょうきん）　Zhejin（GB 23）

正营　正営（しょうえい）　Zhengying（GB 17）

支沟　支溝（しこう）　Zhigou（TE 6）

支正　支正（しせい）　Zhizheng（SI 7）

秩边　秩辺（ちっぺん）　Zhibian（BL 54）

志室　志室（ししつ）　Zhishi（BL 52）

至阳　至陽（しよう）　Zhiyang（GV 9）

至阴　至陰（しいん）　Zhiyin（BL 67）

中冲　中衝（ちゅうしょう）　Zhongchong（PC 9）

中都　中都（ちゅうと）　Zhongdu（LR 6）

中渎　中瀆（ちゅうとく）　Zhongdu（GB 32）

中封　中封（ちゅうほう）　Zhongfeng（LR 4）

中府　中府（ちゅうふ）　Zhongfu（LU 1）

中极　中極（ちゅうきょく）　Zhongji（CV 3）

中髎　中髎（ちゅうりょう）　Zhongliao（BL 33）

中膂俞　中膂兪（ちゅうりょゆ）　Zhonglushu（BL 29）

中枢　中枢（ちゅうすう）　Zhongshu（GV 7）

中庭　中庭（ちゅうてい）　Zhongting（CV 16）

中脘　中脘（ちゅうかん）　Zhongwan（CV 12）

中渚　中渚（ちゅうしょ）　Zhongzhu（TE 3）

中注　中注（ちゅうちゅう）　Zhongzhu（KI 15）

周荣　周栄（しゅうえい）　Zhourong（SP 20）

肘髎　肘髎（ちゅうりょう）　Zhouliao（LI 12）

筑宾　築賓（ちくひん）　Zhubin（KI 9）

紫宫　紫宫（しきゅう）　Zigong（CV 19）

足临泣　足臨泣（あしりんきゅう）　Zulinqi（GB 41）

足窍阴　足竅陰（あしきょういん）　Zuqiaoyin（GB 44）

足三里　足三里（あしさんり）　Zusanli（ST 36）

足通谷　足通谷（あしつうこく）　Zutonggu（BL 66）

足五里　足五里（あしごり）　Zuwuli（LR 10）

经外穴名称

八风　八風（はっぷう）　Bafeng（EX-LE 10）

八邪　八邪（はちじゃ）　Baxie（EX-UE 9）

百虫窝　百虫窩（ひゃくちゅうか）　Baichongwo（EX-LE 3）

大骨空　大骨空（だいこっくう）　Dagukong（EX-UE 5）

胆囊　胆囊（たんのう）　Dannang（EX-LE 6）

当阳　当陽（とうよう）　Dangyang（EX-HN 2）

定喘　定喘（ていぜん）　Dingchuan（EX-B 1）

独阴　独陰（どくいん）　Duyin（EX-LE 11）

耳尖　耳尖（じせん）　Erjian（EX-HN 6）

二白　二白（にはく）　Erbai（EX-UE 2）

海泉　海泉（かいせん）　Haiquan（EX-HN 11）

鹤顶　鶴頂（かくちょう）　Heding（EX-LE 2）

夹脊　夾脊（きょうせき）　Jiaji（EX-B 2）

金津　金津（きんしん）　Jinjin（EX-HN 12）

颈百劳　頚百労（けいひゃくろう）　Jingbailao（EX-HN 15）

聚泉　聚泉（じゅせん）　Juquan（EX-HN 10）

髋骨　髖骨（かんこつ）　Kuangu（EX-LE 1）

阑尾　蘭尾（らんび）　Lanwei（EX-LE 7）

内迎香　内迎香（ないげいこう）　Neiyingxiang（EX-HN 9）

内踝尖　内果尖（ないかせん）　Neihuaijian（EX-LE 8）

内膝眼　内膝眼（ないしつがん）　Neixiyan（EX-LE 4）

痞根　痞根（ひこん）　Pigen（EX-B 4）

气端　気端（きたん）　Qiduan（EX-LE 12）

球后　球後（きゅうご）　Qiuhou（EX-HN 7）

上迎香　上迎香（じょうげいこう）　Shangyingxiang（EX-HN 8）

十七椎　十七椎（じゅうななつい）　Shiqizhui（EX-B 8）

十宣　十宣（じゅっせん）　Shixuan（EX-UE 11）

四缝　四縫（しほう）　Sifeng（EX-UE 10）

四神聪　四神聡（ししんそう）　Sishencong（EX-HN 1）

太阳　太陽（たいよう）　Taiyang（EX-HN 5）

外踝尖　外果尖（がいかせん）　Waihuaijian（EX-LE 9）

外劳宫　外労宮（がいろうきゅう）　Wailaogong（EX-UE 8）

胃脘下俞　胃脘下兪（いかんかゆ）　Weiwanxiashu（EX-B 3）

膝眼　膝眼（しつがん）　Xiyan（EX-LE 5）

下极俞　下極兪（げきょくゆ）　Xiajishu（EX-B 5）

小骨空　小骨空（しょうこっくう）　Xiaogukong（EX-UE 6）

腰奇　腰奇（ようき）　Yaoqi（EX-B 9）

腰痛点　腰痛点（ようつうてん）　Yaotongdian（EX-UE 7）

腰眼　腰眼（ようがん）　Yaoyan（EX-B 7）

腰宜　腰宜（ようぎ）　Yaoyi（EX-B 6）

翳明　翳明（えいめい）　Yiming（EX-HN 14）

印堂　印堂（いんどう）　Yintang（EX-HN 3）[1]

鱼腰　魚腰（ぎょよう）　Yuyao（EX-HN 4）

玉液　玉液（ぎょくえき）　Yuye（EX-HN 13）

中魁　中魁（ちゅうかい）　Zhongkui（EX-UE 4）

中泉　中泉（ちゅうせん）　Zhongquan（EX-UE 3）

肘尖　肘尖（ちゅうせん）　zhoujian（EX-UE 1）

子宫　子宮（しきゅう）　Zigong（EX-CA 1）

---

[1] 根据《经穴名称与定位》（GB/T 12346-2021），将印堂的编号改为 GV 24+。

头针穴线

额中线　額中線（がくちゅうせん）　Ezhongxian（MS1；middle line of forehead）

额旁 1 线　額傍 1 線（がくぼういっせん）　Epangxian Ⅰ（MS2；lateral line 1 of forehead）

额旁 2 线　額傍 2 線（がくぼうにせん）　Epangxian Ⅱ（MS3；lateral line 2 of forehead）

额旁 3 线　額傍 3 線（がくぼうさんせん）　Epangxian Ⅲ（MS4；lateral line 3 of forehead）

顶中线　頂中線（ちょうちゅうせん）　Dingzhongxian（MS5；middle line of vertex）

顶颞前斜线　頂顳前斜線（ちょうしょうぜんしゃせん）　Dingnie Qianxiexian（MS6；anterior oblique line of vertex-temporal）

顶颞后斜线　頂顳後斜線（ちょうしょうこうしゃせん）　Dingnie Houxiexian（MS7；posterior oblique line of vertex-temporal）

顶旁 1 线　頂傍 1 線（ちょうぼういっせん）　Dingpangxian Ⅰ（MS8；lateral line 1 of vertex）

顶旁 2 线　頂傍 2 線（ちょうぼうにせん）　Dingpangxian Ⅱ（MS9；lateral line 2 of vertex）

颞前线　顳前線（しょうぜんせん）　Nieqianxian（MS10；anterior temporal line）

颞后线　顳後線（しょうこうせん）　Niehouxian（MS11；posterior temporal line）

枕上正中线　枕上正中線（ちんじょうせいちゅうせん）　Zhenshang Zhengzhongxian（MS12；upper-middle line of occiput）

枕上旁线　枕上傍線（ちんじょうぼうせん）　Zhenshang Pangxian（MS13；upper-lateral line of occiput）

枕下旁线　枕下傍線（ちんかぼうせん）　Zhenxia Pangxian（MS14；lower-lateral line of occiput）

耳廓分区

耳轮　耳輪（じりん）　erlun（HX；helix zone）

耳舟　舟状窩（しゅうじょうか）　erzhou（SF；scapha zone）

对耳轮　対耳輪（たいじりん）　duierlun（AH；antihelix zone）

三角窝　三角窩（さんかくか）　sanjiaowo（TG；triangular fossa zone）

对耳屏　対珠（たいじゅ）　duierping（AT；antitragus zone）

耳甲　耳甲（じこう）　erjia（CO；concha zone）

耳垂　耳垂（じすい）　erchui（LO；earlobe）

耳背　耳後（じこう）　erbei（P；posterior surface of ear

耳根　耳根（にこん）　ergen（R；ear root）

耳穴名称

耳中　耳中（じちゅう）　erzhong（HX1；ear center）

直肠　直腸（ちょくちょう）　zhichang（HX2；rectum）

尿道　尿道（にょうどう）　niaodao（HX3；urethra）

外生殖器　外生殖器（がいせいしょくき）　waishengzhiqi（HX4；external genitals）

肛门　肛門（こうもん）　gangmen（HX5；anus）

耳尖　耳尖（じせん）　erjian（HX6，7i；ear apex）

结节　結節（けっせつ）　jiejie（HX8；node）

轮 1　輪 1（りんいち）　lunyi（HX9；helix 1）

轮 2　輪 2（りんに）　luner（HX10；helix 2）

轮 3　輪 3（りんさん）　lunsan（HX11；helix 3）

轮 4　輪 4（りんよん）　lunsi（HX12；helix 4）

指　指（ゆび）　zhi（SF1；finger）

腕　腕（うで）　wan（SF2；wrist）

风溪　風渓（ふうけい）　fengxi（SF1，2i；wind stream）

肘　肘（ひじ）　zhou（SF3；elbow）

肩　肩（かた）　jian（SF4，5；shoulder）

锁骨　鎖骨（さこつ）　suogu（SF6；clavicle）

跟　踵（かかと）　gen（AH1；heel）

趾　趾（し）　zhi（AH2；toe）

踝　踝（くるぶし）　huai（AH3；ankle）

膝　膝（ひざ）　xi（AH4；knee）

髋　仙腸関節（せんちょうかんせつ）　kuan（AH5；hip）

坐骨神经　坐骨神経（ざこつしんけい）　zuogushenjing（AH6；sciatic nerve）

交感　交感（こうかん）　jiaogan（AH6a；sympathetic）

臀　殿部（でんぶ）　tun（AH7；buttock）

腹　腹（はら）　fu（AH8；abdomen）

腰骶椎　腰骶椎（ようていつい）　yaodizhui（AH9；lumbosacral vertebrae）

胸　胸（むね）　xiong（AH10；chest）

胸椎　胸椎（きょうつい）　xiongzhui（AH11；thoracic vertebrae）

颈　頚（くび）　jing（AH12；neck）

颈椎　頚椎（けいつい）　jingzhui（AH13；cervical vertebrae）

角窝上　降圧点（こうあつてん）　jiaowoshang（TF1；superior triangular fossa）

内生殖器　内生殖器（ないせいしょくき）　neishengzhiqi（TF2；internal genitals）

角窝中　角窩中（かくかちゅう）　jiaowozhong（TF3；middle triangular fossa）

神门　神門（しんもん）　shenmen（TF4；shenmen）

盆腔　盆腔（ぼんくう）　penqiang（TF5；pelvis）

上屏　上屏（じょうへい）　shangping（TG1；upper tragus）

下屏　下屏（かへい）　xiaping（TG2；lower tragus）

外耳　外耳（がいじ）　waier（TG1u；external ear）

屏尖　屏尖（びょうせん）　pingjian（TG1p；apex of tragus）

外鼻　外耳（がいじ）　waibi（TG1，2i；external nose）

肾上腺　腎上腺（じんじょうせん）　shenshangxian（TG2p；adrenal gland）

咽喉　咽喉（いんこう）　yanhou（TG3；pharynx larynx）

内鼻　内鼻（ないび）　neibi（TG4；internal nose）

屏间前　屏間前（びょうかんぜん）/ 带状回（たいじょうかい）　pingjianqian
　　（TG2₁；anterior intertragal notch）

额　額（がく）　e（AT1；forehead）

屏间后　屏間後（びょうかんご）　pingjianhou（AT1₁；posterior intertragal notch）

颞　顳（こめかみ）　nie（AT2；temple）

枕　枕（ちん）　zhen（AT3；occiput）

皮质下　皮質下（ひしつか）　pizhixia（AT4；subcortex）

对屏尖　対屏尖（たいびょうせん）/ 視床（ししょう）　duipingjian（AT1，2，4i；
　　apex of antitragus）

缘中　縁中（えんちゅう）　yuanzhong（AT2，3，4i；central rim）

脑干　脳幹（のうかん）　naogan（AT3，4i；brain stem）

口　口（くち）　kou（CO1；mouth）

食道　食道（しょくどう）　shidao（CO2；esophagus）

贲门　噴門（ふんもん）　benmen（CO3；cardia）

胃　胃（い）　wei（CO4；stomach）

十二指肠　十二指腸（じゅうにしちょう）　shi'erzhichang（CO5；duodenum）

小肠　小腸（しょうちょう）　xiaochang（CO6；small intestine）

大肠　大腸（だいちょう）　dachang（CO7；large intestine）

阑尾　闌尾（らんび）　lanwei（CO6，7i；appendix）

艇角　艇角（ていかく）　tingjiao（CO8；angle of superior concha）

膀胱　膀胱（ぼうこう）　pangguang（CO9；bladder）

肾　肾（じん）　shen（CO10；kidney）

输尿管　輸尿管（ゆにょうかん）　shuniaoguan（CO9，10i；ureter）

胰胆　膵胆（すいたん）　yidan（CO11；pancreas and gallbladder）

肝　肝（かん）　gan（CO12；liver）

艇中　艇中（ていちゅう）　tingzhong（CO6，10i；center of superior concha）

脾　脾（ひ）　pi（CO13；spleen）

心　心（しん）　xin（CO15；heart）

气管　気管（きかん）　qiguan（CO16；trachea）

肺　肺（はい）　fei（CO14；lung）

三焦　三焦（さんしょう）　sanjiao（CO17；triple energizer）

内分泌　内分泌（ないぶんぴ）　neifenmi（CO18；endocrine）

牙　歯（は）　ya（LO1；tooth）

舌　舌（した）　she（LO2；tongue）

颌　頷（がん／あご）　he（LO3；jaw）

垂前　垂前（すいぜん）　chuiqian（LO4；anterior ear lobe）

眼　眼（め／がん）　yan（LO5；eye）

内耳　内耳（ないじ）　neier（LO6；internal ear）

面颊　面頬（めんきょう／めんぼう）　mianjia（LO5，6i；cheek）

扁桃体　扁桃体（へんとうたい）　biantaoti（LO7，8，9；tonsil）

耳背心　耳背心（じはいしん）　erbeixin（P1；heart of posterior surface）

耳背肺　耳背肺（じはいはい）　erbeifei（P2；lung of posterior surface）

耳背脾　耳背脾（じはいひ）　erbeipi（P3；spleen of posterior surface）

耳背肝　耳背肝（じはいかん）　erbeigan（P4；liver of posterior surface）

耳背肾　耳背腎（じはいじん）　erbeishen（P5；kidney of posterior surface）

耳背沟　耳背溝（じはいこう）　erbeigou（PS；groove of posterior surface）

上耳根　上耳根（じょうじこん）　shang'ergen（R1；upper ear root）

耳迷根　耳迷根（じめいこん）　ermigen（R2；root of ear vagus）

下耳根　下耳根（かじこん）　xiaergen（R3；lower ear）

32检